消化内镜

微创治疗护理技术

夏瑰丽　蔡文智　主编

化学工业出版社

·北京·

内容简介

本书内容涵盖了消化内科多种内镜治疗护理技术。共分为十八章，包括消化道肿瘤、胆胰疾病、小肠疾病、门静脉高压等方面的诊疗护理技术，以及内镜止血等其他护理技术。各章节从手术多方面详细描述；每个章节从手术的适应证、禁忌证、术前准备、操作步骤、护理配合要点与技巧、并发症防治方面详细描述，重点阐述了消化内镜微创治疗的术式原理和操作过程中的护理配合细节与技巧，并总结相关实用经验。

本书配以320余幅临床图片。适合消化科临床医师、护士、技师阅读参考。

图书在版编目（CIP）数据

消化内镜微创治疗护理技术 / 夏瑰丽，蔡文智主编. 北京：化学工业出版社，2025. 6. -- ISBN 978-7-122-48032-3

Ⅰ. R570.5; R473.5

中国国家版本馆CIP数据核字第2025NY4111号

责任编辑：陈燕杰　　文字编辑：何　芳
责任校对：宋　玮　　装帧设计：王晓宇

出版发行：化学工业出版社
（北京市东城区青年湖南街13号　邮政编码100011）
印　　装：北京宝隆世纪印刷有限公司
710mm×1000mm　1/16　印张$16\frac{1}{2}$　字数284千字
2025年9月北京第1版第1次印刷

购书咨询：010-64518888　　售后服务：010-64518899
网　　址：http://www.cip.com.cn
凡购买本书，如有缺损质量问题，本社销售中心负责调换。

定　　价：69.00元

本书编写人员

主　编　夏瑰丽　蔡文智

副主编　董　玲　欧阳美平　黄凤桃

编　者　蒲　瑶　程　庆　雷正霞　李来贺
黄艳霞　李　珺　王玉龙　罗　成
谭珑玫　陈依平　曾依婷　贺尚平
李　琳　王莉慧　黄龙斌　郑清文
彭　阳　叶秀杰　唐美云

前言

PREFACE

随着医学技术的飞速发展，消化内镜微创治疗技术已成为现代消化病学领域的重要组成部分。它不仅为患者提供了更为安全、有效的治疗手段，而且极大地减少了手术创伤，缩短了恢复时间，提高了患者的生活质量。然而，技术的进步也对护理工作提出了更高的要求。护理人员不仅要掌握扎实的理论知识，还要具备精湛的护理操作技能和敏锐的临床判断力，以确保患者在治疗过程中的安全与舒适。本书旨在全面介绍消化内镜微创治疗护理技术，为护理人员提供一本实用的参考书籍。

本书共分为十八章，内容涵盖了消化内科广泛开展的内镜治疗护理技术，包括消化道肿瘤内镜微创治疗如黏膜下剥离术、黏膜切除术、STER、POEM 等微创手术的护理技术；胆胰疾病诊断及介入治疗如 ERCP 下取石、ERCP 下胆道支架置入、EUS-FNA、超声内镜引导胰腺假性囊肿穿刺引流术等诊疗的护理技术；小肠疾病诊疗如小肠镜、小肠镜下止血、小肠狭窄切开、小肠异物取出等护理技术；门静脉高压的内镜治疗如食管 - 胃底静脉曲张套扎治疗、硬化及组织胶注射治疗的护理技术；以及内镜下止血、消化道支架置入、内痔治疗、食管射频消融等护理技术。每个章节从手术的适应证、禁忌证、术前准备、操作步骤、护理配合要点与技巧、并发症几方面进行了详细描述，重点阐述了消化内镜微创治疗的术式原理和操作过程中的护理配合细节与技巧，并总结了作者的临床经验。

在编写过程中，我们力求内容的科学性、实用性和先进性，结合国内外最新的研究成果和临床指南，力求为读者提供权威、全面的信息。同时，我们还邀请了多位在消化内镜微创手术护理领域具有丰富经验的专家进行审稿和校正，以期为读者提供更加贴近临床实际的指导。我们期待本书能够成为消化内镜微创手术护理领域的一本重要参考书籍，为推动我国消化内镜微创手术护理技术的发展做出贡献。

由于作者的水平有限，不足之处在所难免，希望专家、同道和广大读者提出批评，以便我们不断改进和完善，共同推动消化内镜微创手术护理技术的进步。

编者

目录

CONTENTS

第一章

内镜黏膜下剥离术

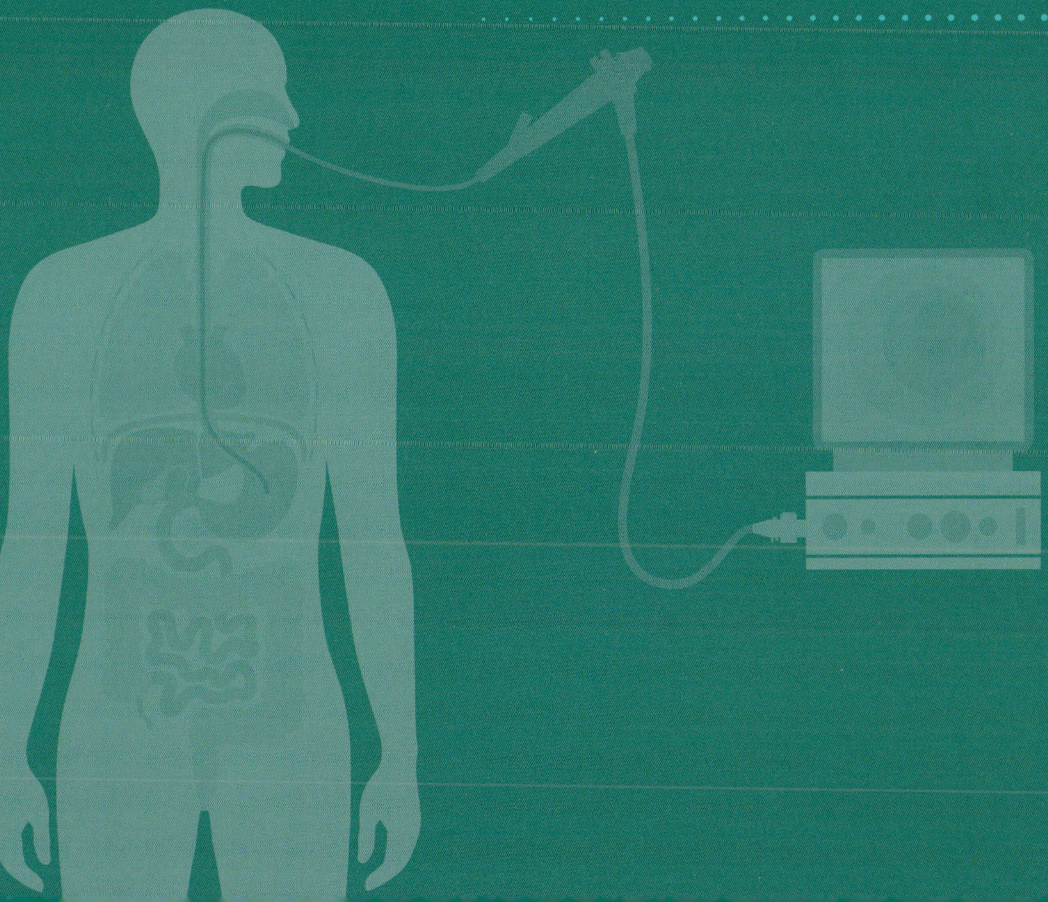

内镜黏膜下剥离术（endoscopic submucosal dissection，ESD）是目前治疗消化道早期肿瘤的重要手段。ESD 是一种内镜下切除术，主要通过电切或电凝设备，在内镜直视下，逐渐分离黏膜层与固有肌层之间的组织，以实现完整地切除病变黏膜，在临床应用中，按照病变切除部位又可分为内镜食管黏膜下剥离术、胃黏膜下剥离术、结直肠黏膜下剥离术。

ESD 强调一次完整剥离病变黏膜，完整切除（enbloc resection）是指内镜下切除后的病变应保持为一个整体，而非被分片切除，并且应力争达到 R0 切除，即手术切缘距离标记病变的边缘至少大于 5mm。在完整切除的概念中，确保所切标本在病理学水平达到水平切缘和垂直切缘均阴性，是减少肿瘤术后复发的关键。

ESD 的发展历程源自内镜黏膜下切除术（endoscopic mucosal resection，EMR），1973 年，Dyhle 等首次使用了注射生理盐水后切除结肠无蒂息肉的方法。1999 年 Gotoda T 首次使用 IT 刀进行病变的黏膜下整体切除，这种技术被正式命名为 ESD。我国于 20 世纪 90 年代开始内镜黏膜下切除术，当时主要用于息肉切除，逐渐演变为切除癌前病变与早期癌。

目前已在亚洲地区广泛使用，用于切除消化道癌前病变及早期癌，完整切除率高，并发症发生率较低，术后对患者生活质量影响较小。

第一节　食管黏膜下剥离术

一、概述

在食管中应用内镜黏膜下剥离术（ESD）切除病变的方法称为食管黏膜下剥离术。该手术通过将食管黏膜病变剥离，以去除癌变部分，并保留正常组织。这种手术方法可以保留食管的功能，减少手术后并发症的风险。食管黏膜下剥离术通常适用于食管癌早期患者，即肿瘤局限于黏膜层，且没有侵犯深层组织或淋巴结转移。

二、适应证与禁忌证

1. 食管黏膜下剥离术适应证

（1）早期食管癌（T1N0M0）　肿瘤限于食管黏膜层，没有侵犯肌层和淋巴结转移。这种手术方法可以保留食管功能，减少患者生活质量下降的发生。

（2）食管内膜高级别不典型增生（HGIN）或低级别不典型增生（LGIN） 食管内膜发生异型细胞增生，但尚未发展成癌变。食管黏膜剥离术可以去除这些异型细胞，预防癌变的发生。

2. 食管黏膜下剥离术禁忌证

（1）食管癌侵犯肌层或淋巴结转移 如果肿瘤已经侵犯食管的肌层或淋巴结有转移，食管黏膜下剥离术就无法完全去除癌细胞，此时可能需要考虑其他治疗方法，如食管切除术等。

（2）严重的心血管疾病或肺部疾病 由于食管黏膜下剥离术需要进行全麻手术，对于严重心血管或肺部疾病的患者，手术风险较大，可能无法承受手术创伤。

（3）孕妇 由于手术需要使用全麻，对于孕妇来说，全麻的风险可能会影响胎儿的安全，因此不推荐进行食管黏膜剥离术。

（4）其他严重的合并症 如严重的肝肾功能损害、免疫功能低下等，这些情况可能增加手术的风险，医生可能会考虑其他治疗方案。

三、术前准备

1. 术前诊断

（1）病变性质 使用内镜下活检标本的组织病理来明确病变的性质。

（2）病变深度 使用超声内镜确定病变深度。

（3）病变范围 食管病变常采用碘染色或者放大内镜联合色素内镜明确病变范围。

（4）转移情况 通过超声内镜、CT、MRI 或 PET-CT 排除早期癌的淋巴结转移。明确以上情况以确定是否有行 ESD 治疗的指征。

2. 患者准备

（1）术前完成血常规、生化、凝血等常规检查。

（2）要求患者术前至少 7 天未服用长效抗凝药与抗血小板药，常用的药物有阿司匹林、噻氯匹定、氯吡格雷、华法林等，评估凝血机制。对患者有其他原因不宜长期停用抗凝药物的患者，可在术前 7 天停用长效抗凝药物，改用短效抗凝药物低分子肝素皮下注射代替抗凝药物，术前 24 小时停用短效抗凝药物，术后抗凝药物恢复时间依照患者是否脱离出血危险而定。

（3）术前签署知情同意书，告知患者手术的过程、风险及预后，使患者达到充分的知情同意。

（4）手术当日禁食，建立静脉通道进行补液，术前 30 分钟口服祛泡剂（西甲硅油）和黏液溶解剂（链霉蛋白酶或乙酰半胱氨酸）。

3. 器械准备

（1）内镜系统　多采用治疗型内镜系统，包括主机及内镜、图文报告系统。

（2）相关设备　高频电发生器，氩离子凝固装置，内镜附送水装置，CO_2 装置。

（3）附件系统　一次性黏膜切开刀，圈套器，止血钳，闭合夹，透明帽（需与内镜匹配）。

四、操作步骤

（1）体位与麻醉　患者需行气管插管麻醉，常规手术体位为左侧卧位。

（2）确定病变边界　通过放大色素内镜及窄带成像技术（NBI）观察病变表面腺管开口及毛细血管网的变化，再进行碘染色，确定病灶边界（图 1-1-1A）。

（3）标记切除边界（图 1-1-1B）　在距离病变边缘外 0.3～0.5cm 处用高频电刀进行环形标记。对边界较为清晰的扁平病变可以使用 APC、Hook 刀等直接进行电凝标记。

（4）黏膜下注射（图 1-1-1C）　于病灶边缘标记点外侧进行多点黏膜下注射，使病变完全抬举，治疗过程中可以追加注射，使病灶与肌层完全分离。

（5）环形切开（图 1-1-1D）　于标记点外 0.3～0.5cm 处环周切开部分黏膜至黏膜下层。

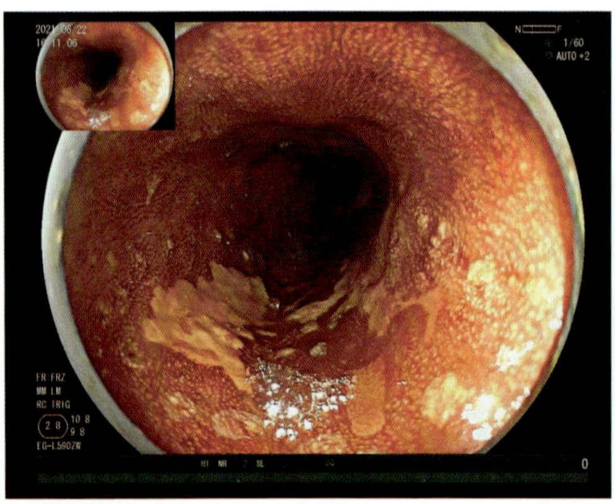

A

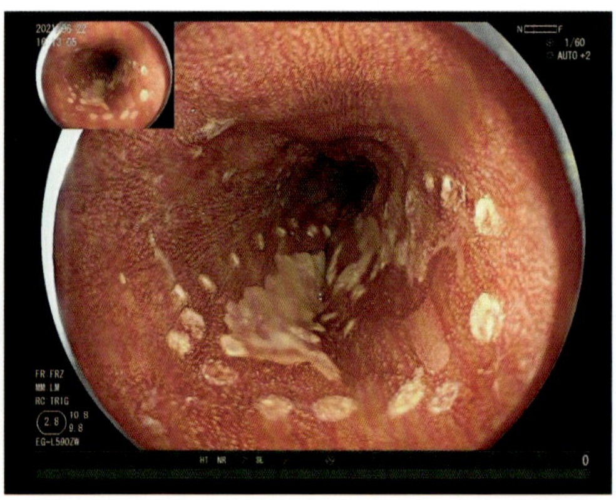

B

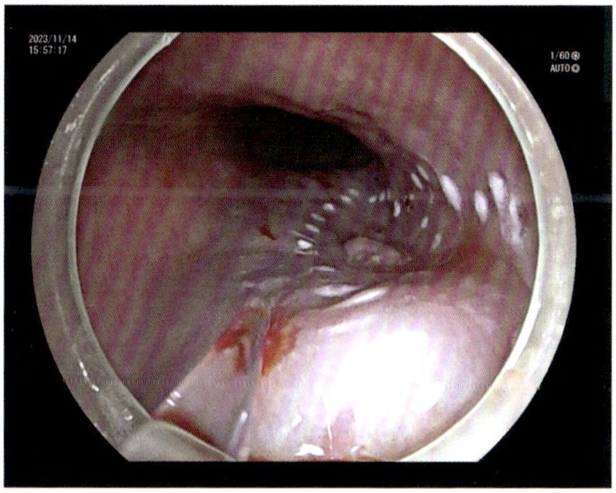

C

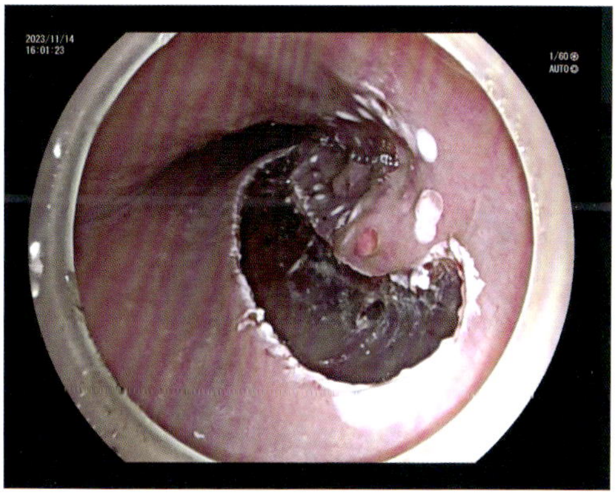

D

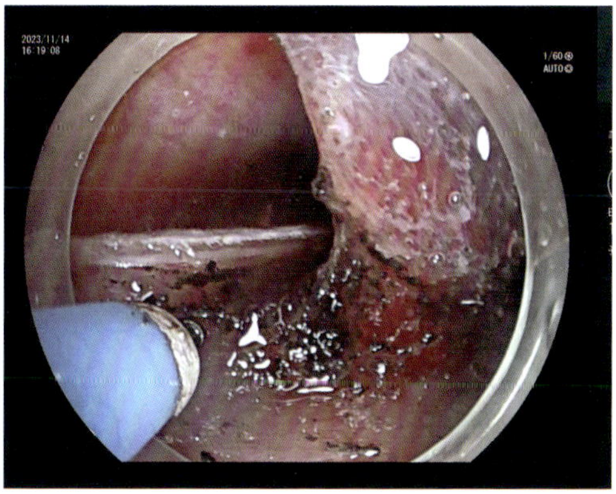

E

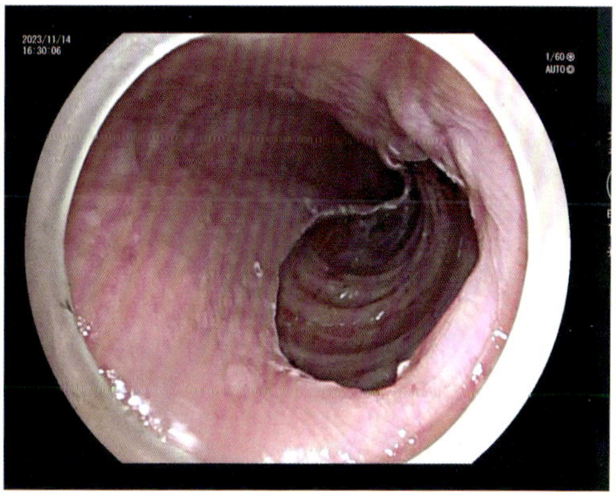

F

图 1-1-1　ESD 步骤

A. 碘染色；B. 标记；C. 注射；D. 环形切开；E. 黏膜下剥离；F. 创面处理

（6）黏膜下剥离（图 1-1-1E）逐渐将黏膜整块剥离。

（7）创面处理（图 1-1-1F）将创面裸露的血管电凝，预防迟发性出血。

（8）固定标本（图 1-1-2）将病变充分展平钉固，浸泡于中性福尔马林溶液中。

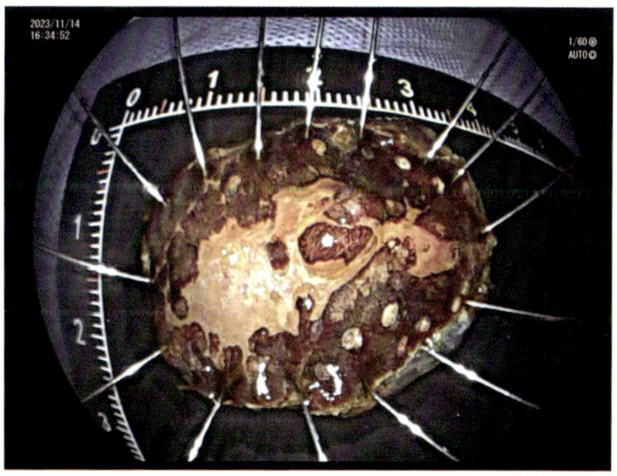

图 1-1-2　钉固标本

五、护理配合要点与技巧

1. 食管病变染色

1.5%～3% 的复方碘溶液 10～20mL（碘液与生理盐水按 1 ∶ 3～1 ∶ 4 配制）；喷洒时在食管腔内排气，喷洒完将喷洒管内残留碘液回抽至注射器内再将喷洒导管拔出，拔出时注意用纱布包住喷洒管最前端，避免将碘液飞溅到患者脸上或者眼睛。另外，根据术者要求提前准备碘液中和剂，中和剂配制：维生素 C 注射液 1 支 +15mL 生理盐水。

2. 标记应用工具

针形切开刀、Dual 刀、Flush 刀、APC；标记位置：病灶边界向外旁开＞3mm；电凝模式：柔和电凝，避免标记过深或误损伤肌层组织时，刀头处于收回状态。我中心的电凝模式设置：柔和电凝，效果 3，最大功率 60。

3. 注射

（1）选择合适型号的注射针，使用 23G、4mm 长度的注射针，因为 4mm 长度的注射针扎入后不易脱出。

（2）准备注射时，助手需将装有黏膜下注射液的 5mL 注射器连接注射针并排出空气后递给术者；注射液体为生理盐水、甘油果糖和透明质酸钠等。生理盐水与甘油果糖的混合液维持时间短，若病变范围较大，可选用甘油果糖与透明质酸的混合液，维持时间长。同时注射液中可加入肾上腺素和亚甲蓝（或靛胭脂），达到止血及标记的作用。

（3）在食管穿刺时针尖斜面朝上，要一边穿刺一边注射，这样会使针尖到达黏膜下层时液体快速注入形成隆起，降低注射针刺入壁外的风险。

（4）注射时第一下推注务必缓慢，防止血肿形成；确保黏膜下层隆起后再进行匀速推注，直至黏膜下隆起。

（5）一旦黏膜下隆起形成后，当高度不再增加时要及时停止注射，防止注入过多液体，同时准备下一个注射点，下一个注射点要在黏膜下隆起的根部进行，这是提高有效注射效率的最好方法。

4. 切开剥离

（1）开始的第一步是决定成败的关键，第一刀要在局部注射形成的隆起保持最好的时机下快速切开，因此，助手此时需快速将电刀的标记模式改为切开模式，我中心的设置为：电切 ENDO CUT Q 模式，效果 3，切割宽度 3，切割时间间隔 4，电凝模式选择快速电凝，效果 3，最大功率 50（图 1-1-3）。

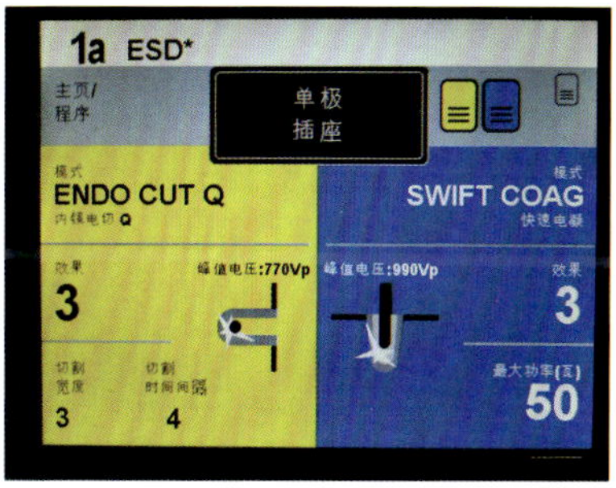

图 1-1-3　电刀参数

（2）时刻关注医生的操作，在收刀时及时回缩刀头，遇到术中血管丰富时，对暴露血管电凝处理，刀头粘上碳化组织时及时清理，保持电刀导电性。

（3）按与病灶基底切线方向剥离，病灶底部用透明帽推开黏膜下层结缔组织转反内镜、改变体位利用重力影响、使用牵拉夹等方法改善 ESD 的操作视野，以方便操作。

（4）沿标记点或标记点外侧缘切开病变周围部分黏膜。判断病灶抬举情况，必要时须反复黏膜下注射维持病灶充分抬举，将黏膜与固有肌层完全剥离，一次完整切除病灶。

（5）全程使用 CO_2 气体，关闭主机空气，当肌层损伤时，气体可透过食管外膜弥散至胸腔造成气胸，空气无法在体内吸收，应注意避免此类事件。

5. 创面处理

病变黏膜剥离一般不进行创面封闭，因为要尽可能避免术后创面狭窄。要用热活检钳充分处理创面，预防迟发性出血，充分电凝出血部位、血管断端和小血管。注意：配合护士应积极备好各种止血钳及止血夹，应对各种突发性出血情况；退镜前观察患者胸部有无气胸、皮下捻发感，到胃内将气体尽量抽出，减轻患者因肠胀气带来的痛苦。

6. 标本固定

（1）切除完毕，将切除的病灶固定并查看剥离完整性。

（2）标本固定前用生理盐水冲洗病变，切勿用手揉搓，避免将病变表层黏膜破坏；若黏液较多，可用专用软毛刷进行轻柔刷洗。

（3）固定时充分暴露切缘，将标记点露出并将标本展平，用昆虫钉钉固，避免过度牵拉和舒展不平；如果断端距离病变处 3mm 以内，禁止在此处下钉，以免对病变造成机械性破坏，影响病变切缘评估（图 1-1-4）。

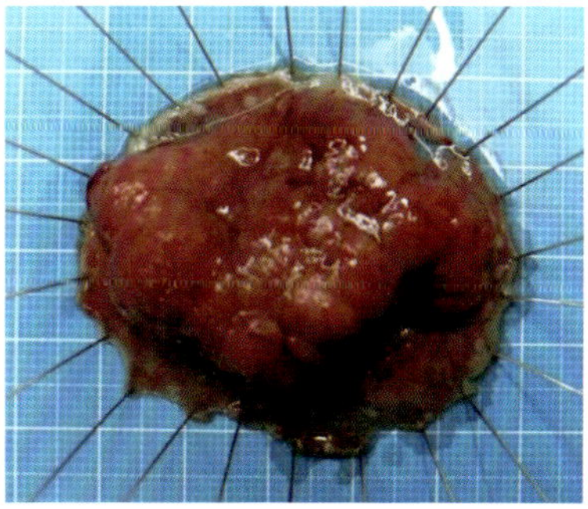

图 1-1-4　标本钉固

（4）固定液选择 10% 中性缓冲福尔马林

溶液，溶液体积至少为病变的5倍，标本要浸没在溶液中。根据标本大小和厚薄，直径小于5cm、厚度小于1cm者固定12～24小时，直径≥5cm或者厚度≥1cm者固定48小时。

六、并发症

1. 术后狭窄

狭窄一般发生在切除较大面积的病变后，食管是ESD术后狭窄常见部位。ESD术后食管狭窄的发生率为6%～26%，当病变大于3/4环周时食管狭窄的发生率会更高。

食管狭窄常用的治疗方法有内镜下球囊扩张（balloon dilation，BD），口服激素联合BD，局部注射激素，局部敷用激素凝胶。此外，2009年，令狐恩强等开创了放置食管全覆膜可回收金属支架预防治疗食管环周黏膜剥离后的食管狭窄的方法，国际上也逐渐得到了认可。局部注射激素有发生穿孔的风险，局部敷用激素凝胶的效果优于局部注射激素。对于食管狭窄环比较小的患者，可以进行内镜下放射状切开的方法治疗食管狭窄。对于面积超过4/5的食管环周病变，术后即刻放置自覆膜金属支架预防食管狭窄，术后3个月依据创面愈合情况，判定是否取出支架。

2. 出血

有报道术后出血率为1.8%～8.2%，大多数出血发生在术中或术后24小时内。

内镜下治疗时可以通过调整电凝电切功率及模式对裸露的血管进行预防性止血处理，对于较粗的血管可以选用止血钳钳夹后电凝，对于小血管或者渗血部位可使用各种切开刀或氩等离子体凝固术（argon plasma coagulation，APC）直接电凝。上述止血方法如失败，可采用金属夹夹闭出血点，但往往影响后续的黏膜下剥离操作。术后对症使用止血药物，并可给予质子泵抑制剂。

除了术中存在出血风险，操作后第1天也是出血最易发生的时段。少数患者会在术后1周至1个月时间中发生出血，但大多为少量出血，通过内镜下电凝或止血夹即可止血。

3. 穿孔

有报道ESD术后穿孔发生率为4%～10%，多发生在胃，发生在食管的穿孔较为少见。小的穿孔可以保守治疗仅给予临床密切观察；局部剥离较深或肌层有裂隙者应用止血夹夹闭穿孔；术后胃肠减压，予以禁食和抗炎等治疗，严密观察胸、腹部体征，镜下或保守治疗无效者，应立即予以腹腔镜或外科开腹手术修补穿孔。ESD 操作过程中必须时刻注意抽吸消化道腔内气体，防止较大的消化道腔内压力使较小的肌层裂隙扩大为穿孔。

ESD 术前评估时，对于范围大、操作时间长和可能引起消化道穿孔，可以考虑预防性使用抗生素。

4. 纵隔积气

纵隔积气见于食管病变的内镜下切除。食管 ESD 术后 X 线下发现的纵隔积气的发生率为 6.6%，CT 下为 62.9%，纵隔积气绝大多数没有临床处理，仅予临床观察。术中采用 CO_2 气体灌注可以降低纵隔积气的发生率。

第二节　胃黏膜下剥离术

一、概述

胃癌是危害我国人民健康的重大疾病之一。胃癌的预后与诊治时机密切相关，进展期胃癌即使接受了以外科手术为主的综合治疗，5 年生存率仍低于 30%，而大部分早期胃癌经内镜下规范诊疗后，5 年生存率可超过 90%。与传统外科手术相比，消化内镜治疗早期胃癌具有创伤小、并发症少、恢复快、费用低等优点，目前国际上多项指南和共识均推荐内镜下切除为早期胃癌的首选治疗方式。然而，ESD 治疗早期胃癌易出现出血、穿孔等并发症，对内镜操作技术要求较高。因此，在进行 ESD 之前，医生应对患者进行全面评估，包括病变的类型、位置和大小，以及患者的整体健康状况，以确定是否适合进行 ESD 手术。

二、适应证与禁忌证

1. 适应证

（1）早期胃癌　ESD 可以切除组织内深度较浅的早期胃癌。它比传统的内镜黏膜下切除术（EMR）更适用于较大、较难切除的病变。

（2）高风险的胃息肉　ESD 可用于切除高风险的胃息肉，如直径超过 2cm 的息肉、有高度不典型增生的息肉等。

2. 禁忌证

（1）进展期胃癌　如果患者的胃癌已经进展到更深的组织层次（如肌层或浆膜层），则 ESD 不适用。

（2）严重心血管疾病　严重心血管疾病患者可能无法承受 ESD 手术期间的麻醉和手术压力，因此应谨慎使用。

（3）严重出血倾向　如果患者存在严重出血倾向，ESD 可能会增加出血风险。

（4）严重器官功能障碍　如肝脏、肾脏等严重功能障碍的患者，可能无法耐受 ESD 手术的创伤和麻醉。

需要注意的是，这些适应证和禁忌证只是一般情况下的指导，具体的医学决策仍应由专业医生根据患者的具体情况和病变特点来决定。

三、术前准备

常见病发症包括出血和穿孔，见本篇第一章并发症中所述。

四、操作步骤

操作步骤与食管 ESD 基本相同，为染色精查—标记边界—黏膜下注射—环形切开—黏膜下剥离—处理创面—钉固标本等几个步骤，不同的是食管使用卢戈液染色，胃部病变使用靛胭脂染色（图 1-2-1）。

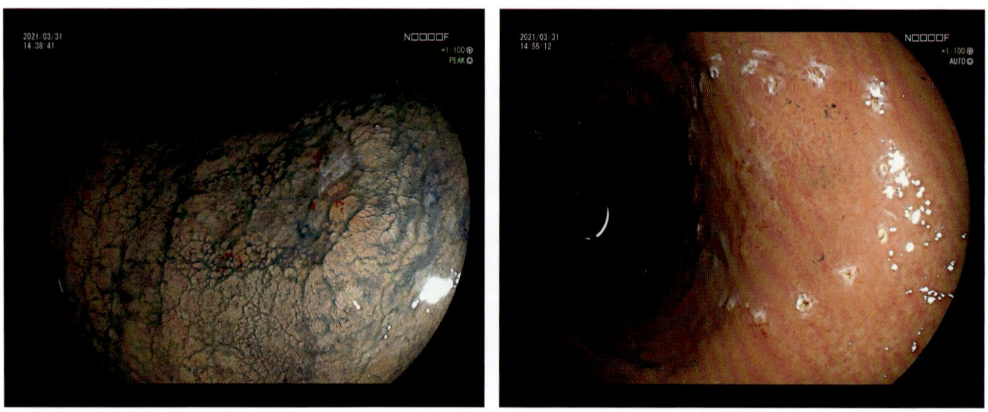

A　　　　B

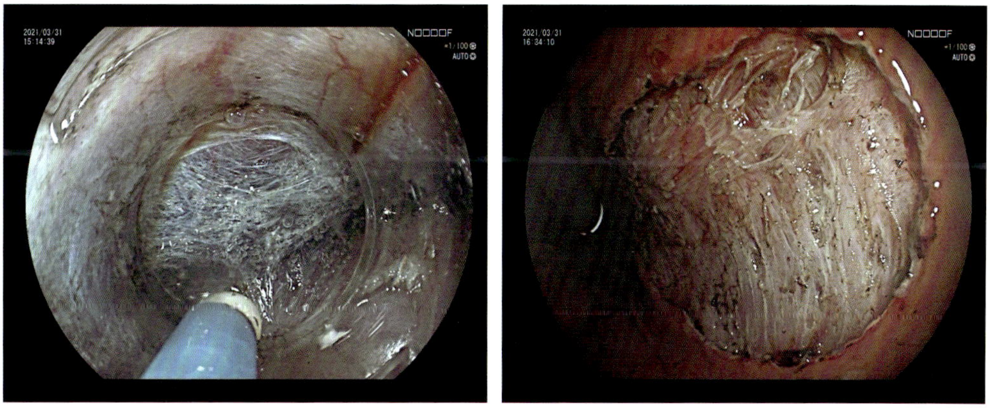

C　　　　　　　　　　　　　　　　D

图 1-2-1　操作步骤

A. 染色；B. 标记；C. 黏膜下剥离；D. 处理创面

五、护理配合要点与技巧

1. 麻醉和预防性用药

术前专业麻醉医师对患者进行麻醉风险评估后决定采用麻醉方式，如果预计内镜下操作时间相对较长，清醒状态下患者难以耐受，一般在静脉麻醉和气管插管状态下进行 ESD 较为安全。上消化道病变一般采用麻醉状态下进行内镜治疗，近端胃的病变切除，必须在气管插管全麻下进行手术，远端胃可根据情况选用全麻插管或镇静条件下进行手术，术中必须高度警惕误吸事件的发生。采用术中 CO_2 气体灌注能够降低胃肠道气体积聚、腔隙间积气的发生率。术中可选择使用蠕动抑制剂，以更好地观察和切除病变。

2. 治疗体位

主张采用左侧卧位或右肩抬高位，后者介于左侧卧位与仰卧位之间，颈部扭曲小，患者口部直接面向操作者。

3. 明确病变位置及边界

白光胃镜下确定病变位置，采用放大内镜观察或靛胭脂染色等方法确定病变的边界（图 1-2-2）。

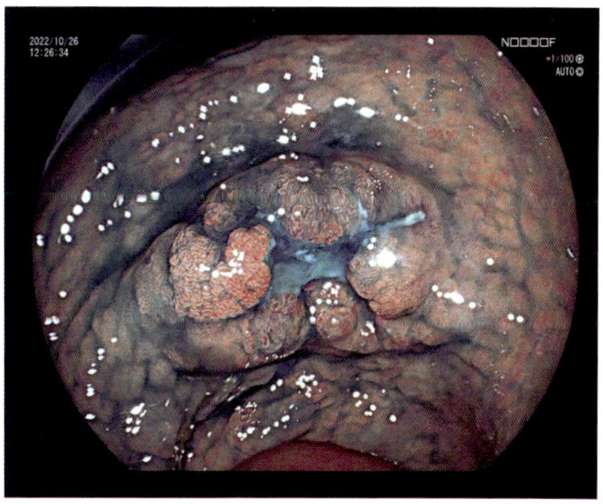

图 1-2-2　靛胭脂染色勾勒病变边界

4. 病变标记

在距离病变边缘外 3～5mm 处用高频电刀环形标记，一般手术切除的边界距离病变外缘 5～10mm。

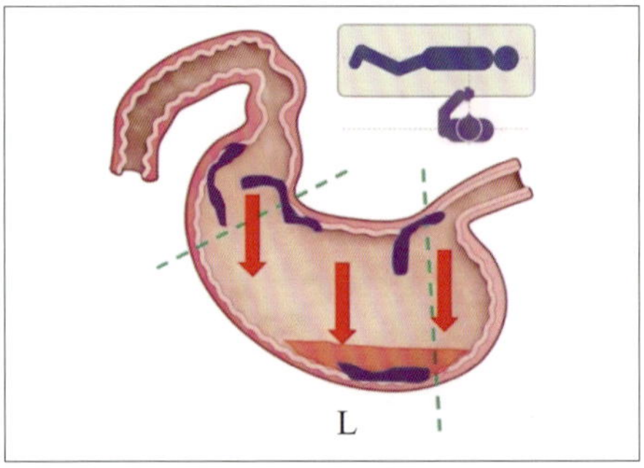

图 1-2-3　胃部重力方向

5. 术中监测

ESD 治疗时应密切观察患者，并全程进行氧饱和度及心电监护。患者出现严重不适不能继续 ESD 治疗或心电监测提示严重心律失常时，应立即终止治疗，并紧急处理。

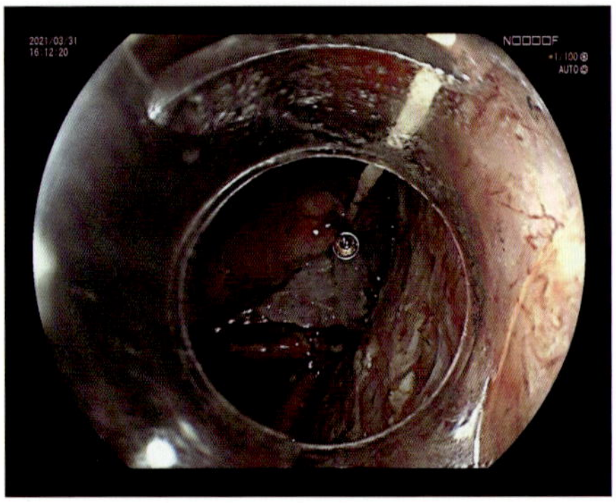

图 1-2-4　牙线辅助牵引

6. 病变剥离

黏膜下注射液体为生理盐水 / 甘油果糖和透明质酸钠配比液，于病灶边缘标记点外侧进行多点黏膜下注射，使病变完全抬举，治疗过程中可以追加注射，使病灶与肌层完全分离。根据病灶基底切线方向剥离，对于暴露困难的病变部位，可利用透明帽推开黏膜下层结缔组织、旋转反转内镜、改变体位利用重力影响（图 1-2-3）、使用金属夹挂线牵拉等方法改善 ESD 的操作视野（图 1-2-4），以方便操作。

7. 标本固定

术后将整块切除的标本用昆虫钉固定、展平、染色、测量大小、拍照后浸泡于福尔马林溶液（图 1-2-5、图 1-2-6）。

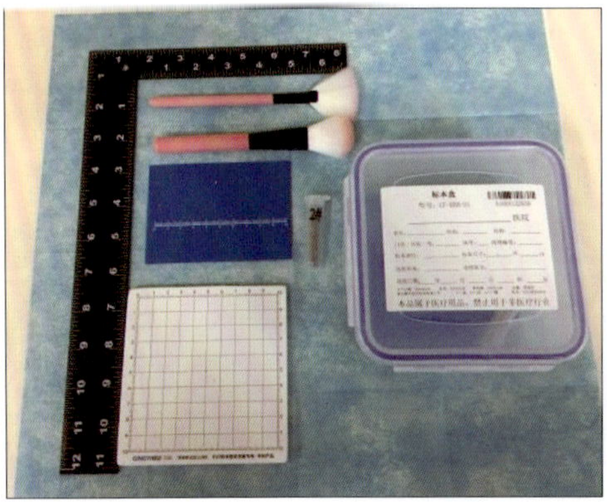

图 1-2-5　标本处理工具

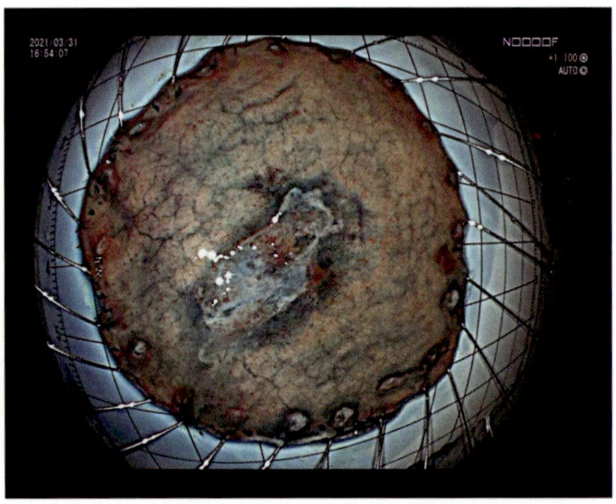

图 1-2-6　标本钉固

六、并发症

见第一章第一节。

第三节 结直肠黏膜下剥离术

一、概述

相较于早期胃癌，ESD 技术应用于结直肠病变则开展相对较晚。由于结直肠肠壁相比胃壁而言较薄且柔软，肠管走向变异度大，位置不固定，有伸缩性，易在腹腔内弯曲，不同的部位需要采用不同的体位和手法，这些因素对结直肠 ESD 治疗造成了一定的困难，使其发展显著受制于其本身的技术难度以及较高的穿孔风险。但经过多年的发展，目前结直肠病变 ESD 已经能够达到 96% 的整块切除率与 88% 的完整切除率，而其出血与穿孔两大术后并发症发生率仅为 2% 与 4%，其中需要手术治疗者仅为 1%。结肠镜筛查是早期诊断的主要手段，而在早期治疗方面，由于 ESD 技术的及时开展，结肠镜下切除目前已可取代外科手术治疗绝大部分的结直肠息肉，尤其是侧向发育型肿瘤（LST）和早期癌变。

由于结直肠肠壁非常薄，肠管走向变异度大，位置不固定，并且存在弯曲、结肠袋、蠕动及逆向蠕动等特点，使结直肠病变 ESD 的操作难度高，穿孔等并发症发病率也高。与胃部的 ESD 相比，结直肠部位的 ESD 具有以下特点。

1. 不利因素

并发症的后果较为严重。由于结直肠内的细菌量和毒力比胃部要多、要强，一旦发生穿孔，容易导致严重的腹膜炎，往往只能采取开腹手术进行修补，甚至需要造口。

2. 有利因素

（1）结直肠黏膜相比其他脏器黏膜较薄，容易切开，其黏膜下层也比较疏松，容易进行剥离。且相比胃部，黏膜下层血管较少，易于控制出血。同时，可以变换体位，利用重力来改善操作条件。

（2）结直肠治疗对咽喉部及呼吸道刺激影响较小，因而上消化道分泌物较少，只需使用轻量镇静药或静脉麻醉即可。

二、适应证与禁忌证

1. 适应证

（1）无法通过 EMR 实现整块切除的 > 20mm 腺瘤和结直肠早期癌。术前需通过放大内镜或 EUS 评估是否可切除。

（2）抬举征阴性（non-lifting sign positive）的腺瘤和早期结直肠癌。

（3）大于 10mm 的 EMR 残留或复发病变，再次 EMR 切除困难的病变。

（4）反复活检仍不能证实为癌的低位直肠病变。

2. 禁忌证

严重的心肺疾病、血液病、凝血功能障碍以及服用抗凝剂的患者，在凝血功能未纠正前严禁行 ESD。病变浸润深度超过黏膜下层为 ESD 的相对禁忌证。

三、术前准备

内镜下结直肠黏膜剥离术术前准备包括以下几个方面。

（1）术前评估　评估患者的一般状况、病史、药物过敏史等，以确定患者是否适合接受内镜下结直肠黏膜剥离术。

（2）肠道准备　术前需要进行肠道准备，包括饮食控制、肠道清洁等，以确保手术过程中视野清晰，减少并发症的发生。

（3）麻醉准备　根据患者的具体情况，选择合适的麻醉方式，并进行相应的麻醉准备。

（4）器械准备　准备治疗内镜、电刀、CO_2 装置、切开刀及止血附件。

（5）术前沟通　与患者进行充分的术前沟通，告知患者手术的目的、过程、风险和注意事项等，以取得患者的理解和配合。

四、操作步骤

（1）体位摆放　取左侧卧位，床位方向根据术者操作习惯调整。根据病变部位选择合适的麻醉 / 镇静方式。

（2）确定病变边界　观察病变范围、性质和浸润深度，必要时采用靛胭脂染色，确定病灶边界。

（3）黏膜下注射　直肠黏膜病变一般无需标记，于病灶边缘外侧约 0.5cm 进行多点黏膜下注射，使病变完全抬举，治疗过程中可以追加注射，使病灶与肌层完全分离。

（4）切开　于病灶边缘外侧 0.5～1cm 处环周切开部分黏膜至黏膜下层，肠道病变切开时最好制作黏膜瓣。

（5）黏膜下剥离　逐渐将黏膜整块剥离。根据病灶具体情况选择合适的治疗内镜和切开刀。

（6）术后创面处理　电凝创面裸露血管及渗血部位，缝合创面。

见图 1-3-1。

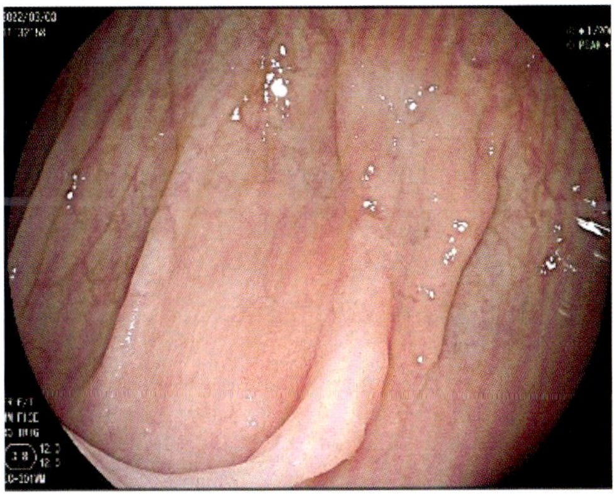

A

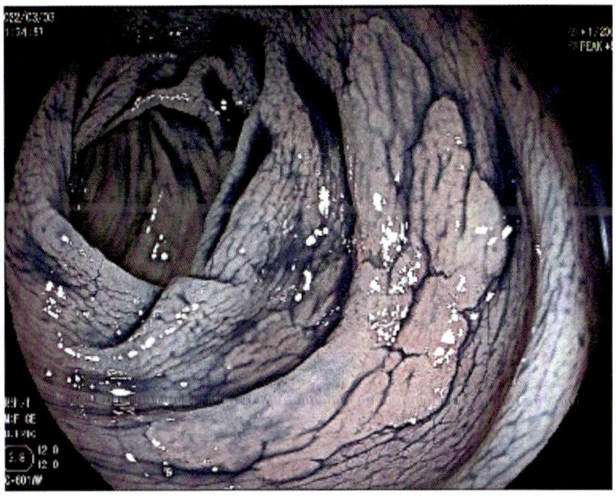

B

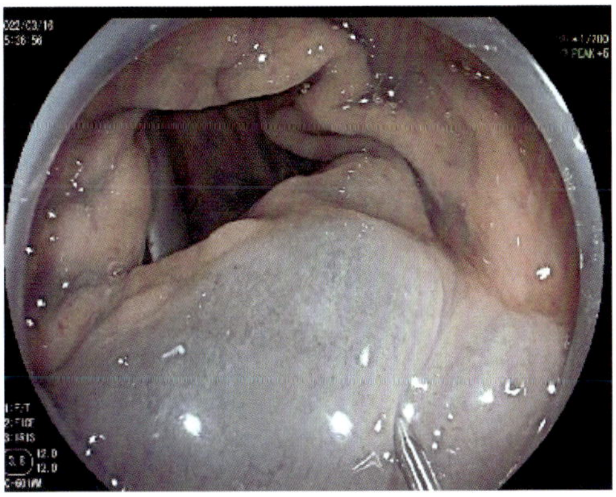

C

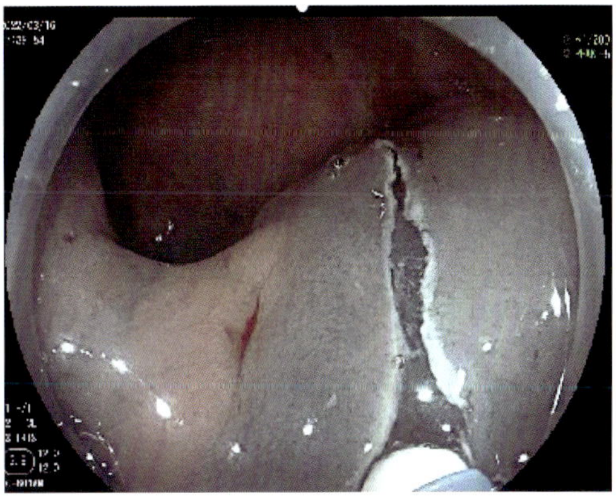

D

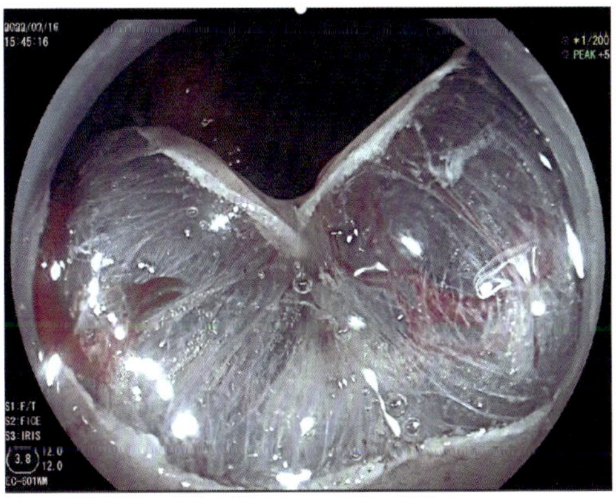

E

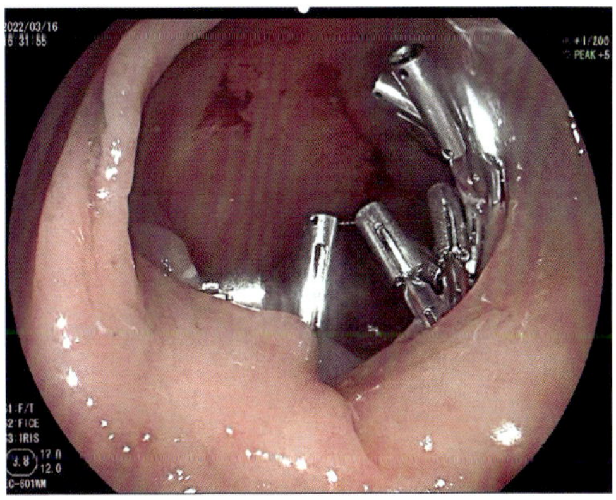

F

图 1-3-1　操作步骤

A. 白光；B. 染色；C. 注射；D. 切开；E. 剥离；F. 缝合创面

五、护理配合要点与技巧

（1）麻醉方式选择

病变部位	麻醉方式	原因
右半结肠	插管	减少腹式呼吸对操作时肠道摆动幅度大，控刀操作不稳的影响
左半结肠	清醒	利于体位的变换
直肠	静脉麻醉或清醒	利于体位的变换
直肠累及齿状线	静脉麻醉	清醒时肛门紧，操作空间狭窄

（2）体位选择　手术时把病变置于高位，有利于视野保持和层次的显露，巧用重力或牵引技术如变换体位、牙线辅助法、牙线滑轮法等。

（3）黏膜下注射　结直肠黏膜壁薄，且肠道游离不易固定，注射时需注意以下几点。

① 注射到正确的层：常规注射时，采用的方式是穿刺后一边拔针一边注射到黏膜下层，壁薄的时候，应该一边注射一边穿刺黏膜，当针尖到达黏膜下层时注射液被注入，避免扎深。

② 注射角度：穿刺针位置并不是形成最隆起的部位，取决于针的长度和进针角度。所以要先预判在哪里形成最高的隆起，使针尖到达最想隆起的部位，而非从最想隆起的部位穿刺，如图 1-3-2。

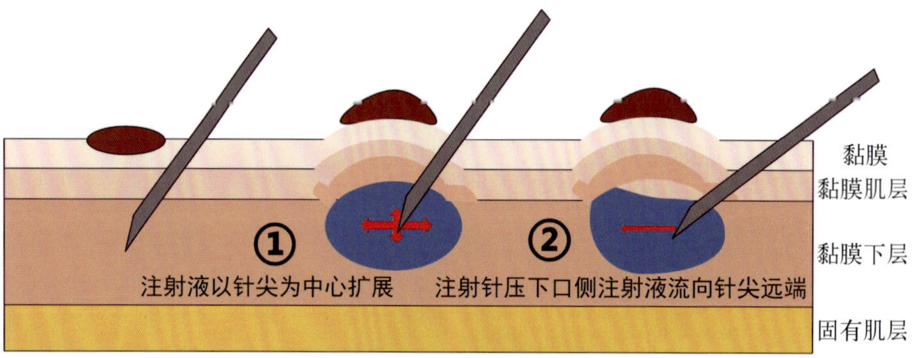

图 1-3-2　注射角度示意

③ 追加注射：在隆起的根部追加注射，可以提高注射效果，如注射到黏膜下层而不利用其根部却重新在另一个地方再次注射是无效动作。

④ 气量控制：如果在注射过程中不能形成高的隆起，应提醒术者控制气量，过量充气会使管腔过度伸展，难以获得高的隆起，同时过量充气会使注射针对黏膜造成压力，容易穿孔。拔针后也要避免充气过量，避免隆起变扁，追加注射时进一步吸气，可以打出更高隆起。

（4）切开　在肠道中的切开，要利用好黏膜的牵拉，开始要U形切开黏膜，做个黏膜瓣（图1-3-3），再做大U切开，大U黏膜瓣的制作方法是用小的U形成黏膜瓣，追加切开左右两侧。在切开的过程中，助手要调节好电刀模式，本中心的设置为：电切ENDO CUT Q模式，效果3，切割宽度3，切割时间间隔4，电凝模式选择快速电凝，效果3，最大功率50。

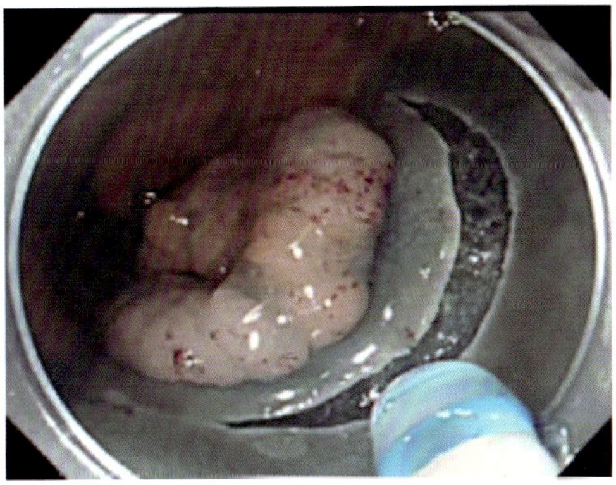

图1-3-3　U形瓣制作

（5）剥离　剥离时成功钻入黏膜下层是第一步，注气过多时难以钻入，通过调节空气量创造钻进去的空间。同时，电刀模式的选择也很关键，只用凝固模式剥离会引起病变侧黏膜收缩，剥离很长时间也无法到达黏膜下层，尤其在结肠更明显。如果进到合适深度，血管并不会很丰富，因此不需要常规使用凝固模式。剥离过程中要认清哪里是妨碍剥离的纤维，要充分处理好边缘，比如把黏膜下层比作扇贝柱一样的纤维（图1-3-4），不能垂直切全部纤维，要一根一根垂直切，这样会大大提高剥离的效率，如图1-3-5。

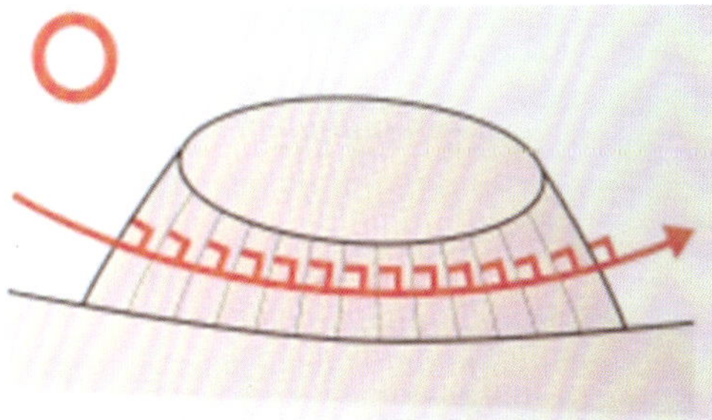

图1-3-4　扇贝柱纤维

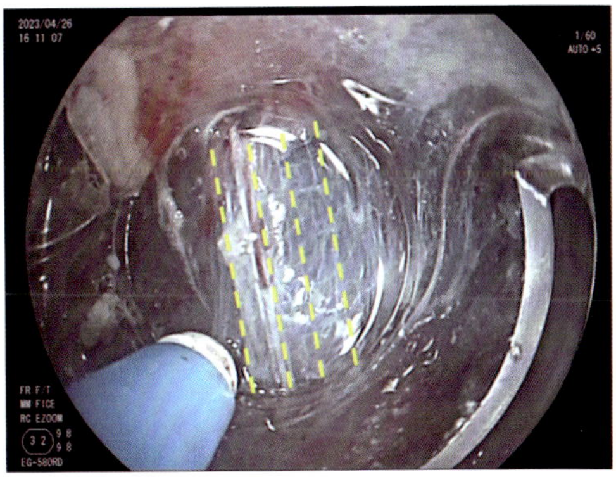

图1-3-5　纤维束

（6）创面处理　病变完全切除后，可应对创面所有小血管电凝，必要时也可应用止血夹夹闭血管，肠道的创面能缝合的建议缝合，无法缝合的建议将可疑伤及肌层处夹闭。如果是剥离过程中发现较小的黏膜下层血管，可以直接电凝；对于较粗的黏膜下层血管，用热活检钳钳夹血管后使用柔和电凝血管，若上述方法不能成功止血者，可采用止血夹夹闭出血点，但会影响后续ESD操作。

（7）术中穿孔　多数病例可通过钛夹夹闭裂口进行修补，一旦腹腔内大量积气，应用空针经皮穿刺抽气，以缓解腹腔压力；ESD中采用CO_2代替空气注气可减少ESD穿孔导致气腹症的发生率，同时CO_2注气可预防气腹症引起的呼吸、循环不稳定，并减轻术后呕吐、腹胀等症状，同时预防空气栓塞发生。

六、并发症

常见并发症包括出血和穿孔，见本篇第一章并发症中所述。

第四节　辅助技术

一、概述

内镜下辅助技术是指在内镜检查或治疗过程中，通过特定的设备和方法来提高操作的准确性和安全性。这类技术主要包括内镜下牵引技术和内镜下缝合技术。

内镜下牵引技术是一种在消化道早癌剥离术中常用的辅助技术，主要用于暴露病变部位，克服重力的不利影响，并提高手术视野的清晰度。这种技术通过给予病变足够的组织张力和清晰的剥离面能见度，有助于减少手术并发症，缩短操作时间，并促进术后康复。

内镜下缝合技术则是指在内镜操作过程中，通过使用专门的缝合器械，对组织或器官进行缝合，以达到止血、修复组织缺损或关闭创口的目的。这种技术可以避免传统的开腹手术，减少患者的痛苦和恢复时间。例如，在内镜下切除消化道息肉后，可以通过缝合技术将创口封闭，防止出血和穿孔的发生。

总的来说，内镜下辅助技术在现代内镜检查和治疗中发挥着重要作用，通过牵引技术和缝合技术的应用，可以显著提高手术的成功率和安全性，减轻患者的痛苦。

二、牵引技术

内镜下牵引技术有多种方法，包括橡皮绳辅助牵引、和谐夹联合牙线牵引法、和谐夹联合弹力圈牵引、8 字夹牵引等。橡皮绳辅助牵引技术是通过将两枚金属夹之间连接橡皮环，利用张力进行对抗牵引，使手术视野更加清晰，精准高效地剥离病变部位。和谐夹联合牙线牵引法则利用牙线作为一个强有力的“第三只手”，扩大操作视野和空间，方便内镜操作，并缩短手术时间。而和谐夹联合弹力圈牵引技术则是一种体内牵引技术，通过弹力圈的自身延伸提供作用力，特别适用于 ESD 手术操作困难的位置。

内镜下牵引技术在 ESD 手术中发挥着重要作用，能够提高手术效率，减少并发症，促进患者康复。在实际操作中，医生应根据具体病情和手术需求选择合适的技术方法。

（一）重力牵引

重力牵引技术主要利用组织重力来提供牵引力。当内镜进入消化道并接触到病变组织时，病变组织由于重力作用会向下垂落，这样内镜就可以通过调整角度和位置，利用重力牵引病变组织，使其更好地暴露于视野中。这种技术不需要额外的装置，操作简单，成本低廉，因此在临床上得到广泛应用。在一些特殊的位置可以巧用重力牵引来暴露，比如窦体交界、胃体小弯、胃底后壁、横结肠、降结肠等部位，如图 1-4-1。

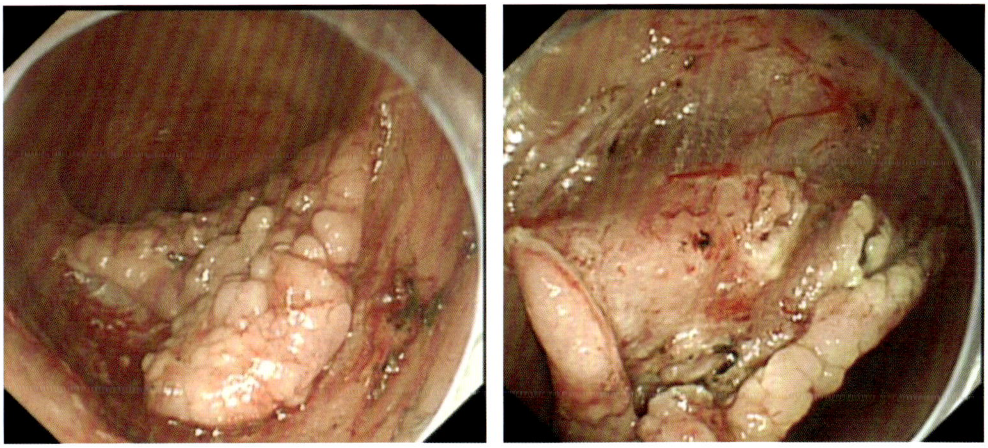

A　　　　　　　　　　B

图 1-4-1　重力牵引

A. 左侧卧位；B. 右侧卧位

然而，重力牵引技术并非适用于所有情况。对于某些特殊部位或特殊类型的病变，可能需要结合其他牵引技术或辅助工具来达到更好的效果。

（二）外牵引

1. 牙线牵引

牙线牵引其核心在于使用牙线作为牵引线，帮助暴露手术视野，并调整黏膜下层的暴露方向，以便进行内镜操作。牙线牵引技术可视为一种“第三只手”，极大地扩大了操作视野和空间，从而简化了手术过程，并缩短了手术时间。

在内镜下全层切除术（EFTR）中，牙线牵引技术发挥着重要作用。通过使用牙线做滑轮辅助牵引，可以充分暴露瘤体，扩大术中视野，从而完整切除病灶，避免残留。同时，这种技术还可以尽可能保留消化道的正常生理结构和功能，避免外科手术，使患者的术后恢复时间更快，平均住院时间更少，费用更低。

内镜下牙线牵引的操作方法主要包括以下步骤。

（1）使用钛夹从内镜活检孔道伸入，并打开钛夹。

（2）取合适长度的牙线，将牙线在内镜镜身外面捆绑固定在钛夹的一个脚上，如图 1-4-2。

（3）关闭钛夹，并将其退回内镜活检孔道，使牙线位于内镜镜身外。

（4）再次进镜，在消化道腔内伸出钛夹，打开，并夹住预切开的病变黏膜边缘，然后释放钛夹。

（5）在体外轻拉牙线，将黏膜拉起，从而显露黏膜下层（图 1-4-3）。

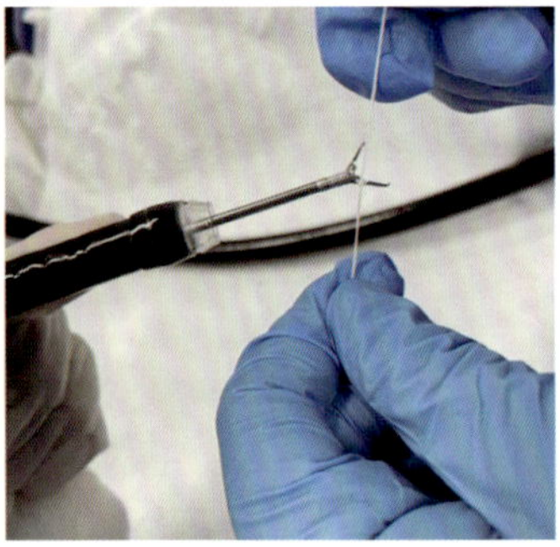

图 1-4-2　在钛夹上捆绑牙线

内镜下牙线牵引的操作方法可能因个体差异和具体病情而有所不同，因此在实际操作中应根据患者的具体情况进行调整。同时，在进行内镜下牙线牵引操作时，应确保患者的安全和舒适性，避免并发症发生。

2. 圈套器牵引

内镜下圈套器牵引技术常用于黏膜病变的切除，尤其在处理食管和肠道黏膜病变时表现出色。由于黏膜下肿瘤大多数起源于固有肌层，这种技术能够通过其强大的牵拉力和推送力灵活调整牵拉方向，有效暴露手术视野，从而提高切除效率。

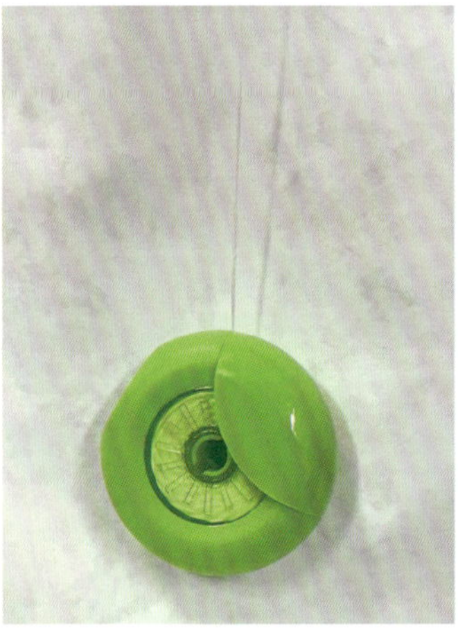

图 1-4-3　牙线盒垂吊牵拉

在圈套器联合钛夹牵引法中，首先会环周切开并切除瘤体表面黏膜，充分暴露瘤体。然后，采用不保留黏膜的牵引方式，利用钛夹将圈套器直接固定于瘤体，这样就有足够的力量牵拉瘤体，使其更适合于固有肌深层，特别是腔外生长的瘤体。

圈套器牵引的操作方法主要包括以下步骤。

（1）将圈套器前端 30cm 反插入操作通道。

（2）随内镜到达病灶后利用活检钳或将圈套器推出至病灶远端。

（3）用止血夹将圈套器固定在已剥离的黏膜病灶边缘。

（4）通过伸缩圈套器实现术中牵引。

在此基础上，也有报道称可使用多个止血夹将圈套器固定在病灶不同位置，可以实现多方向牵引。然而，在某些特殊情况下，由于肿瘤位置的影响，牵拉效果可能会受限。此时，可以通过内牵引调整牵引方向。但需要注意的是，内牵引相对于外牵引更为复杂，外牵引的方向是向贲门方向牵拉。

（三）内牵引

1. 夹子牵引

此方法操作简单，适用于较小病变的牵引，如图 1-4-4。

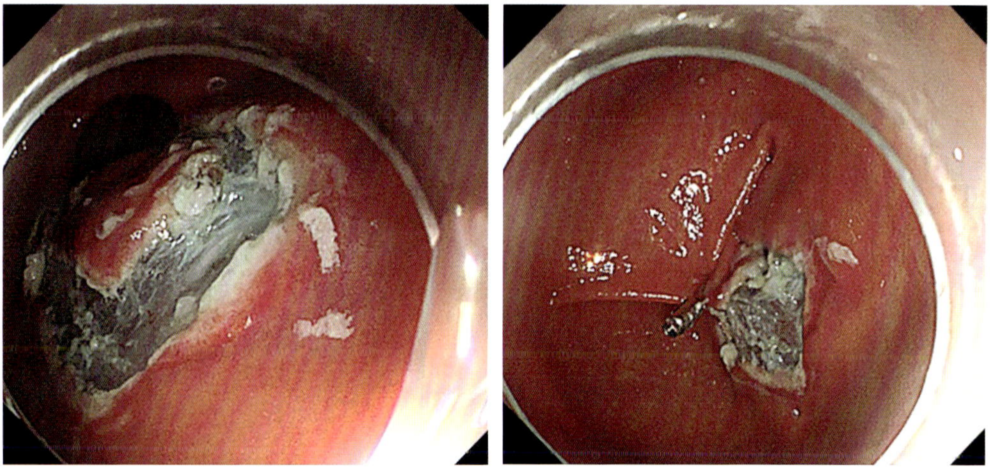

图 1-4-4 用钛夹将黏膜翻夹在对侧胃壁

2. 线圈牵引

此方式原理是术前预先用丝线制作出不同直径的线圈，固定于止血夹一侧臂；完成部分剥离后，用止血夹将其固定于已剥离病灶边缘，然后将另一侧固定于病灶对侧正常黏膜上，完成牵引；可通过多点固定实现多方向牵引，同时可根据病灶大小及特点选择不同直径的线圈。由于肠腔狭窄，术中所需的小直径线圈制作简单便捷，且不影响内镜操作，故此方法被广泛应用于结直肠 ESD 术中，亦有术者通过将单个线圈改良成多个串联或并联线圈等实现多方向牵引。

3. 橡皮圈牵引

操作过程同线圈牵引法，区别在于牵引材料。因橡皮圈具有弹性，牵引力度较线圈更大，且取材容易、成本低廉，在结直肠 ESD 中优势更明显，尤其在侧向发育型肿瘤、侵犯阑尾内口的结肠肿瘤以及合并有严重纤维化的结肠病变中应用广泛。橡皮圈有多种样式，可就地取材自制橡皮圈，如图 1-4-5，也可使用市面上的产品牵拉夹（自带 8 字橡皮环），如图 1-4-6。

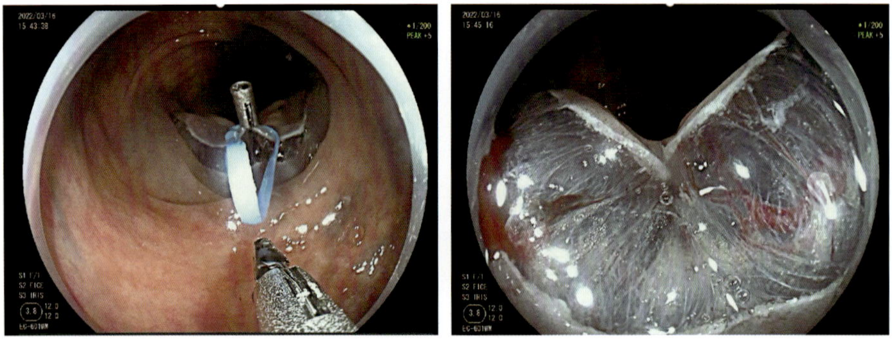

A　　　　B

图 1-4-5　橡皮圈牵引操作

A. 橡皮圈牵引；B. 暴露视野

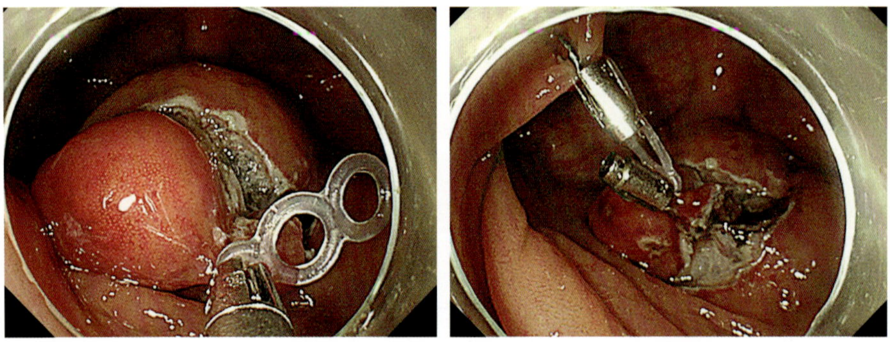

A　　　　B

图 1-4-6　牵拉夹牵引操作

A. 牵拉夹牵引；B. 暴露视野

三、缝合技术

消化内镜缝合技术的主要优势在于其微创性，可以显著减少患者的痛苦和恢复时间。本中心常采用以下几种缝合方式。

（1）链式缝合　是目前内镜下闭合黏膜缺损应用最广泛的技术，适用 EMR 及 ESD 较小的创面。

操作方法：对齐两侧创面附近的正常黏膜后闭合夹子。缝合顺序一般从远端向近端缝合，亦可从中间向两端缝合。对较大的不能直接缝合的创面，可采用吸引腔内气体的方法，使管腔处于半开放状态，创面自然变小，再采取该方法缝合。如图 1-4-7。

（2）牙线 Z 形收口缝合　在 ESD 手术时，常遇到创面较大或手术视野暴露不佳的情况，用金属夹直接缝合操作难度大，故线夹缝合术应运而生。其操作简单、缝合牢固，利用牵引作用可将手术部位变为易操作位置。适用于 ESD 较大及视野暴露欠佳的创面。

操作方法：将一根线夹置于创面的远端边缘，插入另 1 枚金属夹将线固定在边缘的另一侧；拉动线的游离端，收紧缺损的两侧，如图 1-4-8；放置额外的金属夹闭合创面；用静电剪剪断牵引线。

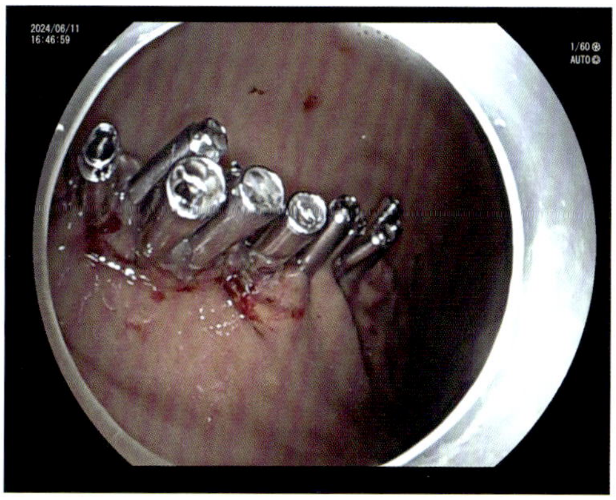

图 1-4-7　链式缝合

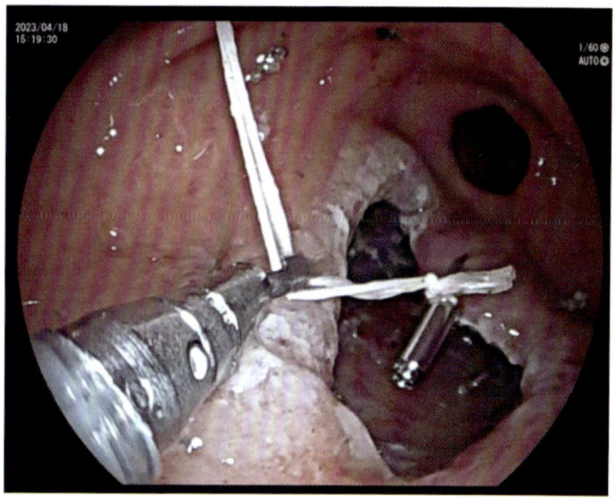

图 1-4-8　牙线 Z 形收口

（3）荷包缝合　临床证明该方法对 EFTR、ESD 较大创面或穿孔、消化性溃疡出血有显著的效果，操作简单、缝合牢固。

操作方法：从内镜活检钳道伸入金属夹，夹紧张开的尼龙绳，将尼龙绳推送器跟随内镜从腔外进镜到创面处，保持尼龙绳手柄不动，继续张开尼龙绳；缓慢后退内镜，同时推送尼龙绳，直到尼龙绳完全暴露于视野内；调整金属夹角度，携尼龙圈套至创面远端边缘正常组织夹闭固定；继续用金属夹将尼龙绳夹持固定在创面其余边缘；慢慢收紧手柄，并将倾倒的金属夹扶正；提拉尼龙绳，收紧闭合创面，释放尼龙绳；检查创面，必要时追加金属夹至完全闭合创面，如图1-4-9。

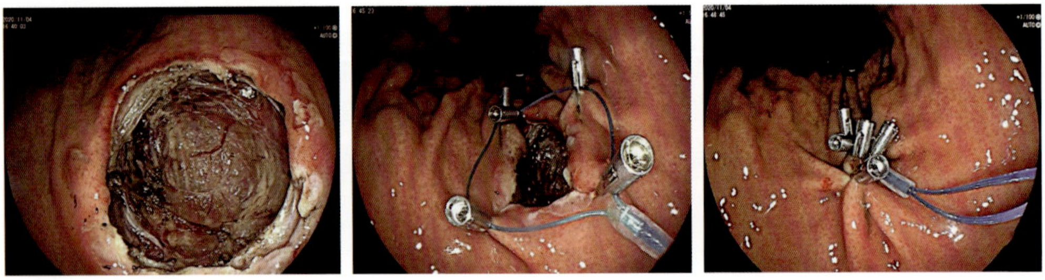

A　　B　　C

图 1-4-9　荷包缝合

A. 观察创面大小；B. 固定尼龙绳；C. 收紧尼龙绳

（4）耙状金属夹缝合系统（over-the-scope clip，OTSC）2008 年德国 Ovesco Endoscopy AG 公司研发的一种全厚度缝合装置，由治疗帽、固定夹、手轮和取线器构成。它具有 12mm 的翼展，可咬合更多组织，能有效闭合直径在 3cm 以下的穿孔，能有效止血或封堵消化道瘘。

操作方法：将耙状夹预先张开嵌于外盖上，外盖套在内镜镜头外侧；根据缺损情况使用简单抽吸或辅助钳（双臂抓取钳和内镜锚）抓持组织；旋转手柄转轮，通过手柄操控牵引线牵拉套管，使套管回缩，释放金属夹，达到缺损关闭，如图 1-4-10。

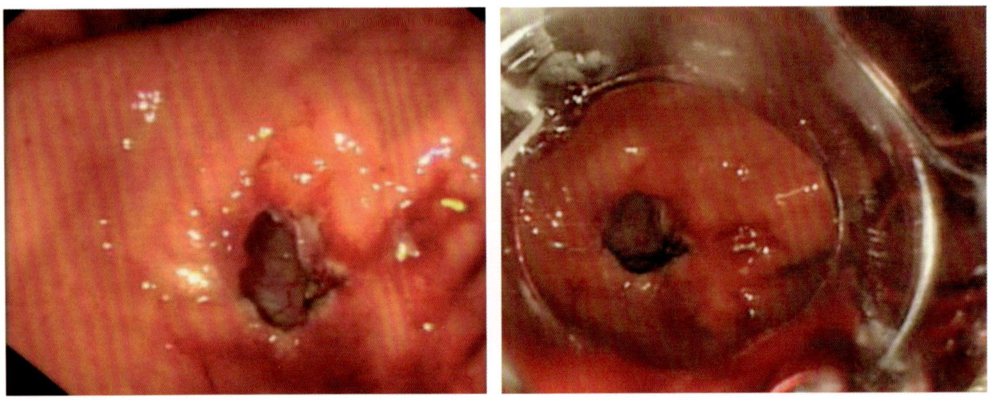

A　　B

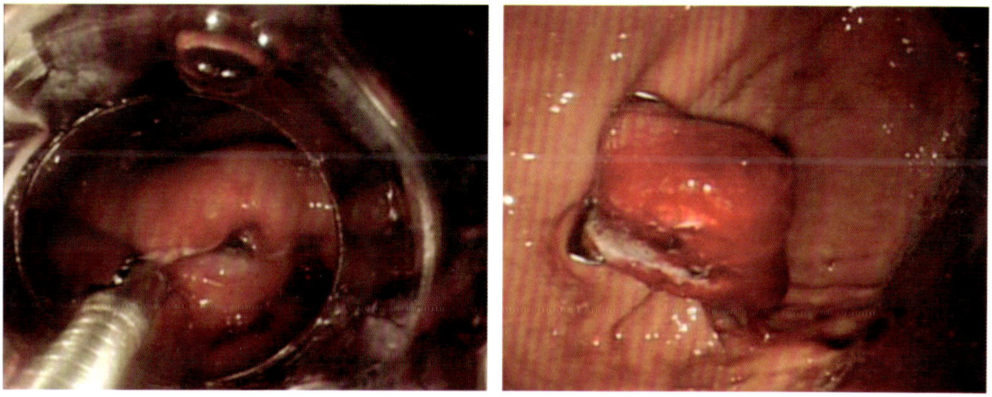

C D

图1-4-10 OTSC缝合

A. 观察创面；B. 体外安装耙状夹后进镜；C. 双臂钳抓取创面双侧组织；D. 释放耙状钳

（5）OverStitch缝合装置 由Apollo Endosurgery公司研制的一种弯针缝合装置，安装在双通道内镜上，允许全厚度放置永久或可吸收缝合线。由控制手柄、针帽系统和固定交换臂组成。相比金属夹缝合困难，但可闭合更大的缺损。该方法能实现组织的全层、连续和间断缝合。现已用于ESD穿孔缝合、消化道瘘管闭合、POEM隧道开口关闭及胃旁路术后内镜下胃减容等内镜治疗。

操作方法：将装置置于双钳道内镜头端，将持针器上的针帽靠近组织远侧边缘并穿过；用固定交换臂夹住针帽，使针帽与持针器分离；将持针器弯向固定交换臂，重新嵌合针帽，在组织近侧边缘重复上述步骤；按下控制手柄上的蓝色按钮，松开固定交换臂中的针帽，换上固定器，经内镜靠近创面，收拢拉紧缝线，使边缘贴靠；释放固定器，完成一次缝合，如图1-4-11。

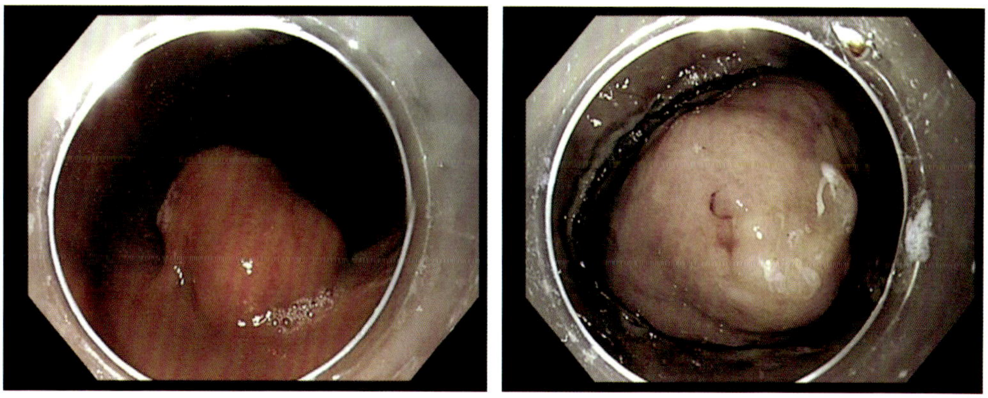

A B

图1-4-11

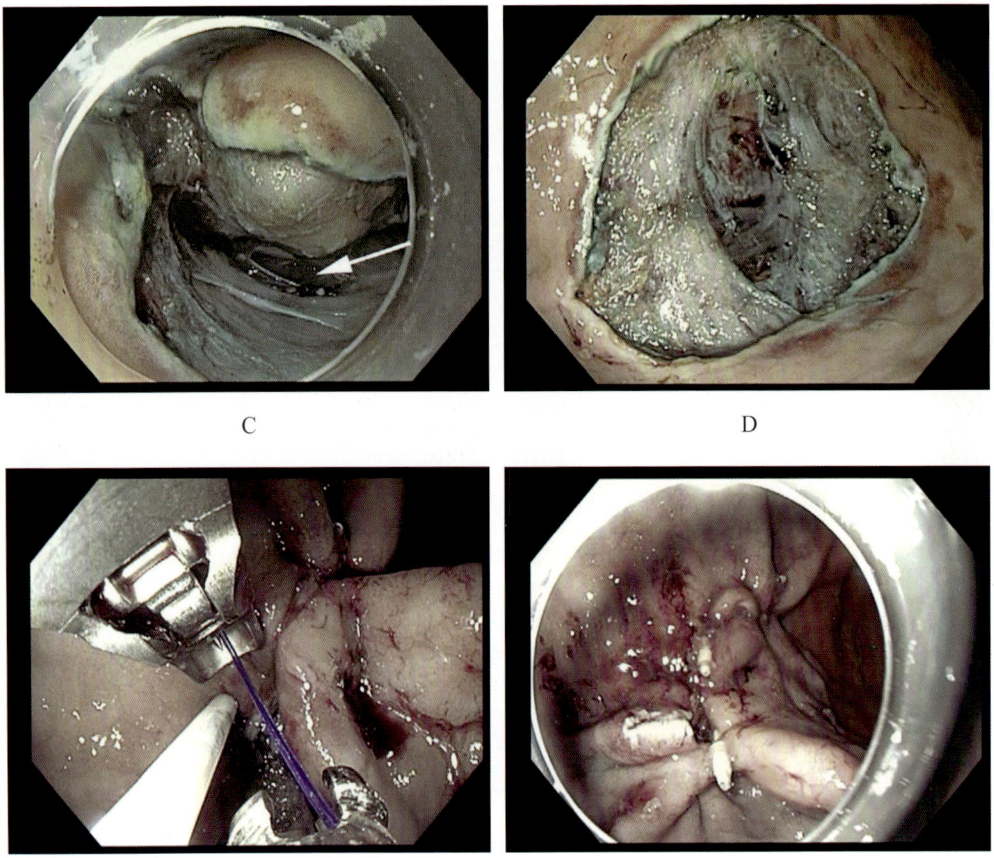

C　　D　　E　　F

图1-4-11　OverStitch 缝合

A. 寻找病变；B. 切除病变；C. 观察创面缺损；D. 暴露创面边缘；
E. 安装装置缝合；F. 完成创面缝合

综上所述，内镜缝合术是一种安全有效的微创缝合方法，可以在所有厚度的消化道缺损处获得闭合，其成功率高、并发症低，是值得临床推广的微创缝合技术方法。

（董玲　李琳　黄龙斌）

第二章

内镜全层切除术

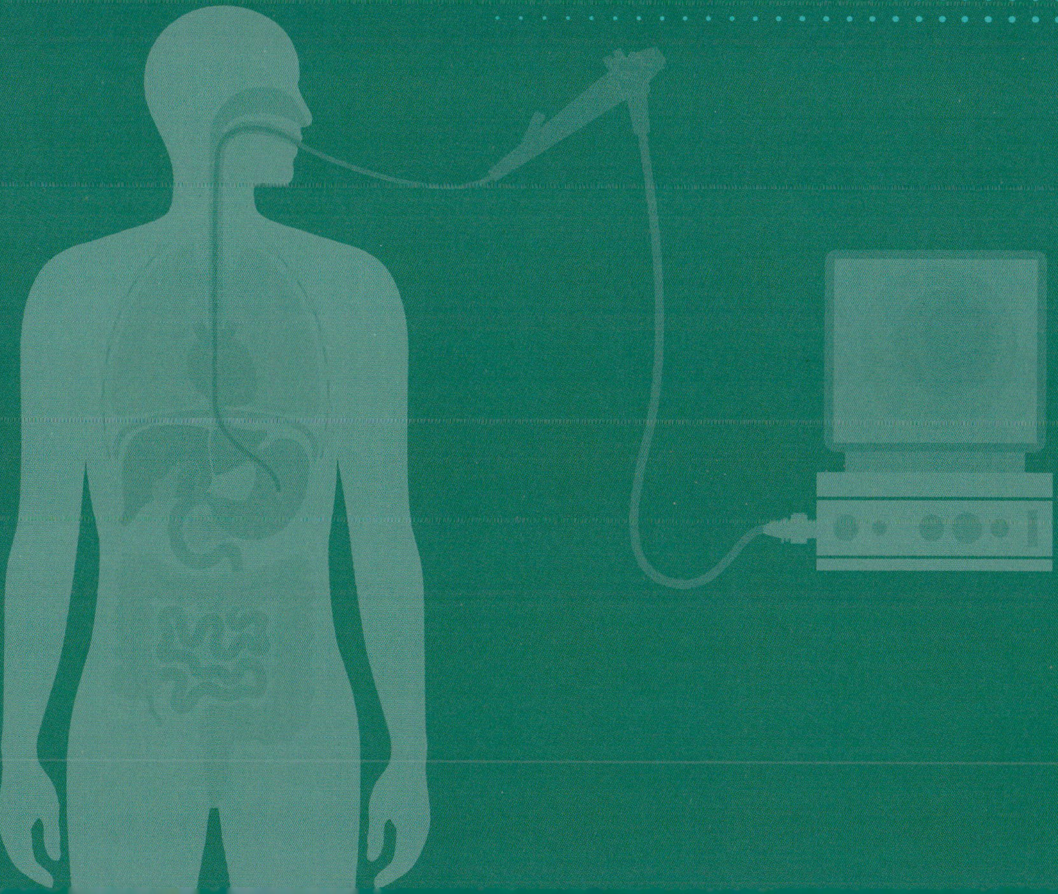

一、概述

内镜全层切除术（endoscopic full thickness resection，EFTR）是在内镜下黏膜下层剥离术的基础上发展而来的一种手术方法。它主要针对黏膜下或向消化道腔外生长的病变，如起源于固有肌层的肿物，尤其是那些突向浆膜下生长并与浆膜层紧密粘连的肿物。为保证病变的完整切除，内镜全层切除术需要突破消化道壁，这等于人工穿孔。这种手术方法具有创伤小、恢复快、医疗费用低、住院时间短等优点，并能提供完整的病理信息，避免外科手术治疗。

透明帽辅助胃壁全层切除术（cap-assisted submucosal layer dissection，CASL），属于全层切除术的一种。该技术是利用透明帽吸引将大小约 1cm 的胃间质瘤、神经内分泌瘤（类癌）吸引进透明帽，用圈套器全层切除病变，然后用钛夹或者 OTSC 系统缝合的新技术。相对于常规的 ERTR 技术，该技术操作时间更短，患者花费更小。

然而，无论是 EFTR 还是 CASL，手术技术要求都很高，应由内镜治疗经验丰富的高级职称医师开展。此外，手术也有一些禁忌证，如手术风险较高、麻醉相关禁忌证、淋巴结转移风险较高或癌细胞容易扩散的上皮性肿瘤等。

二、适应证和禁忌证

（一）内镜全层切除术

1. 适应证

（1）超声内镜和 CT 检查发现起源于固有肌层或肿瘤突向浆膜下及部分腔外生长的直径＜ 5cm 的黏膜下肿瘤（SMT）。

（2）EMR、ESD 术中发现瘤体与浆膜层紧密粘连而无法分离、腹腔镜难以操作的部位。

（3）EMR、ESD 术后瘢痕或术后吻合口处再发上皮性肿瘤，早期癌及癌前病变、无需淋巴结清扫者。

（4）少部分抬举征阴性的消化道早癌。

（5）少部分病变位于困难解剖部位，如阑尾口、憩室内。

2. 禁忌证

（1）手术风险较高，如合并严重心肺疾病、血液系统疾病、凝血功能障碍性疾病、服用抗凝药或抗血小板药物而不得停药者、一般情况差、无法耐受内镜手术者及孕妇。

（2）麻醉相关禁忌证。

（3）淋巴结转移风险较高或癌细胞容易扩散的上皮性肿瘤。

（4）术前影像或组织学评估侵袭风险较高的黏膜下肿瘤。

（5）明确发生淋巴结或远处转移的病变。

（二）透明帽辅助胃壁全层切除术

1. 适应证

（1）胃黏膜下肿瘤　直径≤ 10mm 的胃内黏膜下肿物，包括固有肌层起源的肿物，如平滑肌瘤、间质瘤等。

（2）直径 1cm 以内的直肠神经内分泌肿瘤。

2. 禁忌证

（1）晚期胃癌　当胃癌已经侵犯到肌层或更深层时。

（2）胃壁增厚或僵硬　这可能是由于长期的慢性炎症或其他原因导致的。

（3）其余同内镜全层切除术。

三、术前准备

同 ESD 术前准备。

四、操作步骤

1.EFTR（图 2-0-1）

（1）标记病灶。

（2）黏膜下注射抬举黏膜。

（3）暴露病灶　预切开黏膜层和黏膜下层，逐步剥离暴露瘤体。

（4）沿病灶边缘剥离固有肌层至浆膜层。

（5）吸尽消化道管腔内液体，沿肿瘤边缘切开浆膜，造成“人工穿孔”，完全切除病灶。

（6）为避免切除的瘤体落入腹腔，可利用圈套器或抓取钳等方法固定及取出病灶。

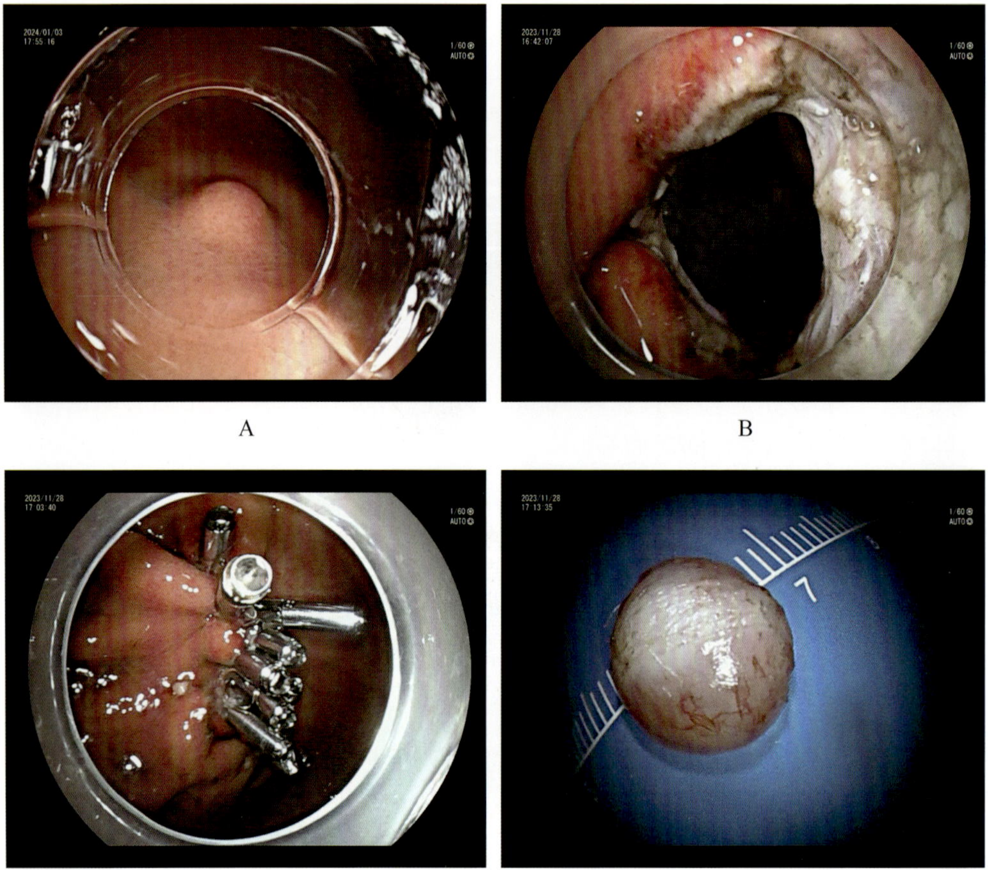

A　B　C　D

图 2-0-1　EFTR 步骤

A. 病变；B. 全层切除；C. 夹闭创口；D. 取出瘤体

（7）创面闭合　根据创面大小可采取内镜下钛夹夹闭、荷包缝合术、网膜修补术等方法闭合创面；手术后，患者可能需要留置胃管以持续胃肠减压，并使用抗生素预防感染。

2.CASL（图 2-0-2）

（1）通过超声内镜了解黏膜下肿物基底部的情况，观察肿物的大小、部位并标记。

（2）选择合适的透明帽，并通过圈套器在透明帽前端形成一环状并紧贴透明帽内壁。

（3）透明帽连同圈套器移向肿物，对准肿物后负压吸引。

（4）待肿物完全进入透明帽后，收紧圈套器切除病灶。

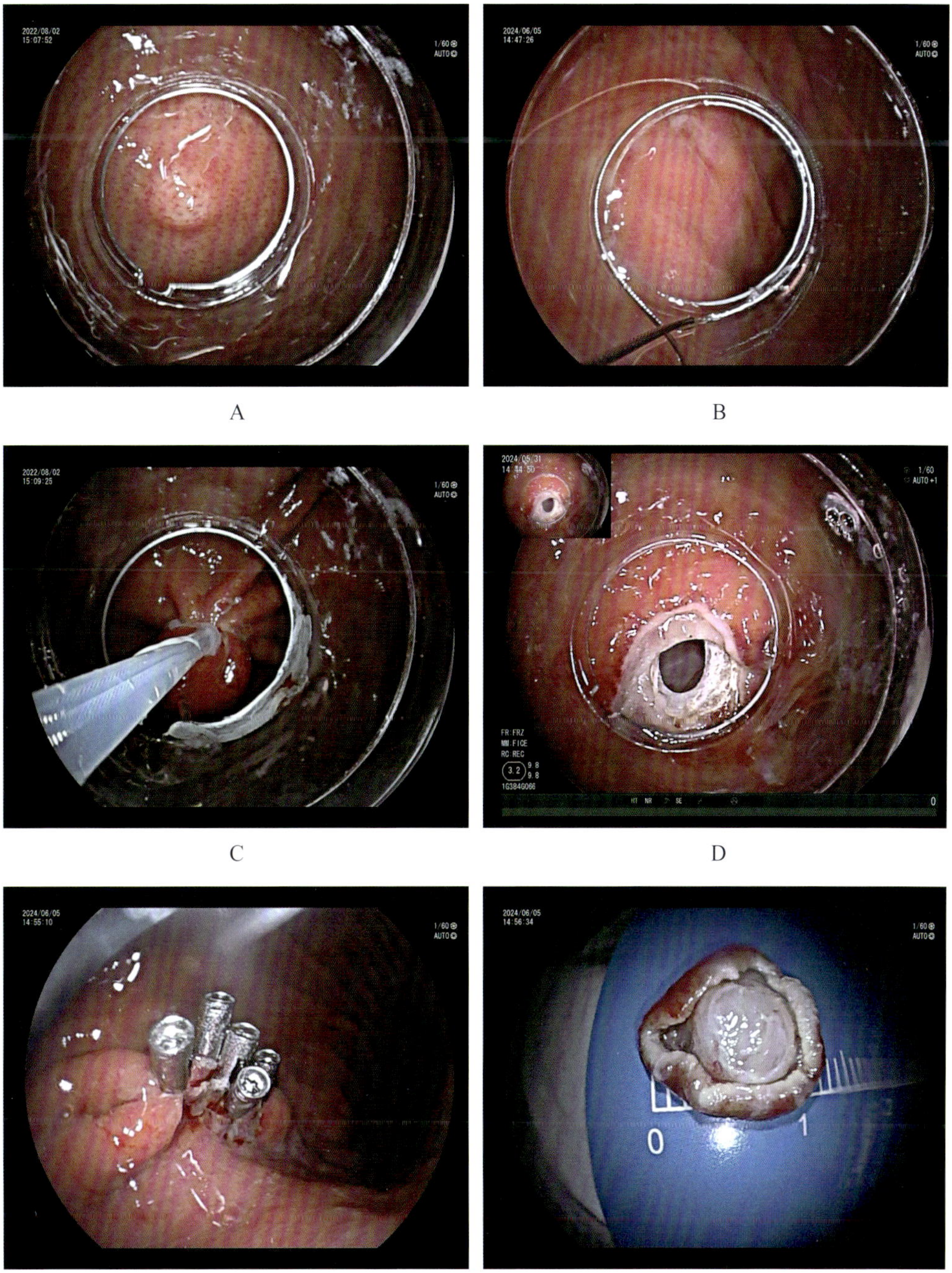

图 2-0-2　CASL 步骤

A. 佩戴透明帽；B. 圈套器透明帽内壁盘圈；C. 吸引病变套圈勒紧；D. 电切病变；E. 夹闭创面；F. 取出病变

（5）创面闭合：见 EFTR。

五、护理配合要点与技巧

1. 术前准备

检查并确保所有内镜设备、附件和手术器械都齐全且功能正常，包括内镜、切割器械、止血设备、吸引器等。

2. 手术配合

（1）熟知手术的步骤，及时传递所需的器械，协助医生调整内镜的角度和位置，确保手术视野的清晰。

（2）在 CASL 手术过程中，常使用奥林巴斯 SnareMaster 圈套器，此圈套器更易于凹槽透明帽内成圈；成圈时注意圈套器末端外鞘应与盘圈钢丝在同一平面，保持透明帽对准肿物，并随着内镜的移动，圈套器要保持原有的形状及位置。

（3）出血的处理　与 ESD 出血相比，全层切除术与 CASL 具有不可预测性，止血难度也更大，切除后发现较小的血管出血，可以直接用电刀或圈套器头端电凝；对于较粗的血管出血，用热活检钳钳夹血管后使用柔和电凝血管；止血过程中，应保持视野清晰，及时对创面进行冲洗；上述方法不能成功止血者，可采用止血夹夹闭出血点。

（4）无菌操作　全层切除相较于 ESD 来说，需要对消化道管壁进行主动穿孔，因此手术内镜应经过灭菌处理，在操作过程中尤其要注意无菌操作，避免因人为的原因将污染的体液或器械带入腹腔引起感染，必要时术前 30min 静滴抗生素。

（5）肿物切除后，需要对切除的病灶进行病理检查，以确认病变组织的性质和完整性。

3. 术中监测

对于上消化道的 EFTR 操作，最好进行全麻气管插管处理；对于下消化道，必要时也要采用全麻气管插管，术中根据需要进行必要的解痉处理，因为结肠全层切除时，随着肠道痉挛，可能无法展示良好的手术视野。术中密切观察患者腹部变化情况，全层切除为主动穿孔，因此必须采用 CO_2 气体灌注，必要时可采用穿刺排气缓解气腹。

六、并发症

EFTR 和 CASL 术后并发症以消化道瘘及迟发性出血为重，需严密观察，及时处理。

（1）消化道瘘和继发性胸腹腔感染 原因可能为闭合方式选择不当，闭合不确切，或因创面较大，闭合张力过高引起。如果发生消化道瘘，患者会出现发热、寒战、胸闷等症状；体征表现为腹膜刺激征、呼吸音降低、氧饱和度下降；影像检查可见纵隔、胸腹腔积液及对比剂外渗；严重者可发展成感染性休克、呼吸衰竭。因此，针对此并发症，术中一定要做好创面缝合和术后减压，同时，术后要密切观察患者，及早识别并发症及早干预处理，切不可拖到情况恶化。

（2）迟发性出血 术后患者出现呕血、黑便，或从鼻胃管引出鲜红色液体，出现腹痛、腹胀、腹水表现；或心率增快、血压进行性下降、血红蛋白进行性降低这些情况时，提示患者发生了术后迟发性出血。原因可能为黏膜下肿块血供丰富，止血不确切，特别是浆膜侧血管处理不满意，或者是消化液腐蚀血管导致出血。

对于 EFTR 的患者，最严重的并发症就是浆膜面血管出血导致的迟发性腹腔内出血，因为临床症状隐匿，不会有呕血、黑便或胃管内引流出血性液。可能仅表现为轻微的腹痛腹胀，如果不注意监测，发现时往往都是大量出血后有休克前的表现。所以，EFTR 术后一定要密切观察生命体征，心电监护，监测心率和血压。一旦发现应及时进行外科干预，千万不要拖到患者休克。

（董玲 李琳 黄龙斌）

第三章

消化内镜隧道技术

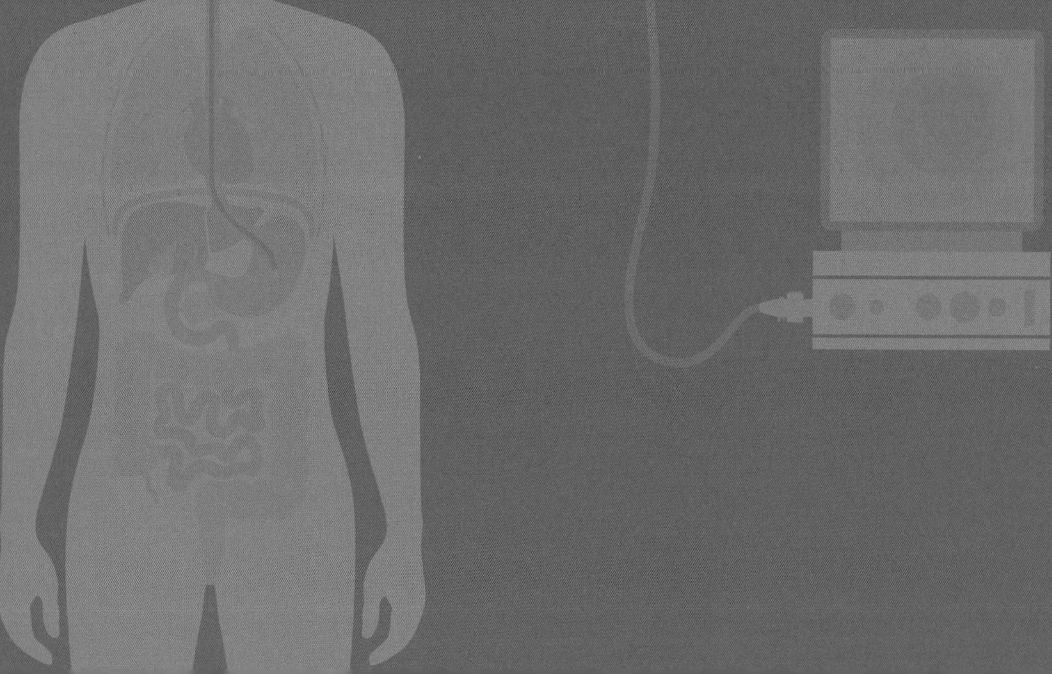

消化内镜隧道技术是利用内镜在消化道黏膜下建立一条位于黏膜肌层与固有肌层之间的通道，通过该通道进行黏膜层侧、固有肌层侧及穿过固有肌层到消化管腔外的诊疗技术。

消化内镜隧道技术的原理较为简单，就是将消化管道管壁由1层变成2层（黏膜层和固有肌层），利用黏膜层或固有肌层的完整性隔离消化道管腔与人体的其他腔隙，避免气体和消化液的进入，在治疗的同时保证人体结构的完整。

目前，隧道技术的应用领域包括以下几个方面。

（1）对黏膜层疾病的治疗，如食管大面积或环周型早期癌及癌前病变的切除（ESTD）。

（2）对固有肌层病变的治疗，经口内镜下肌层切开术（POEM）和经黏膜下隧道切除固有肌层来源肿瘤（STER）等。

（3）对消化腔外疾病的诊断与治疗，如纵隔或腹腔淋巴结切除、良性肿瘤切除等。

第一节　隧道法内镜黏膜下剥离术

一、概述

隧道技术在黏膜层病变中的应用即隧道法内镜黏膜下剥离术（endoscopic submucosal tunnel dissection，ESTD），主要适用于大于食管1/3周且符合食管早癌及癌前病变内镜切除适应症的病变。在胃和结直肠中，由于其腔隙不是直筒状，构建完整的黏膜下隧道十分困难，因此，ESTD在胃和结直肠中的应用目前开展较少。

ESTD根据隧道的数量可分为单隧道ESTD和双隧道ESTD。为了在建立黏膜下隧道过程中方便快捷，一般一条隧道宽度在2cm左右，因此小于食管1/2周的病变推荐单隧道ESTD，大于1/2周的病变推荐双隧道ESTD。

ESTD实现了不开胸、不开腹治疗环周型早期食管癌，但是该技术对于术者而言仍然具有很高的要求，需要术者有丰富的内镜治疗经验。在进行ESTD的治疗时，要尽量保证固有肌层的完整性。另外，在黏膜下层中部1/3下刀，即可不损伤固有肌层又可以完整切除病变。ESTD较传统ESD技术相比，因ESTD剥离速度快，手术时间大大缩短；同时ESTD手术并发症少，住院费用低；ESTD肿瘤根治性切除率高。

二、适应证与禁忌证

1. 适应证

（1）病变面积大于食管 1/3 周且符合食管早癌及癌前病变内镜切除适应证。

（2）胃、肠横径 2cm 以上，且符合早癌及癌前病变内镜切除适应证。

2. 禁忌证

同 ESD 禁忌证。

三、术前准备

同 ESD。

四、操作步骤

如图 3-1-1。

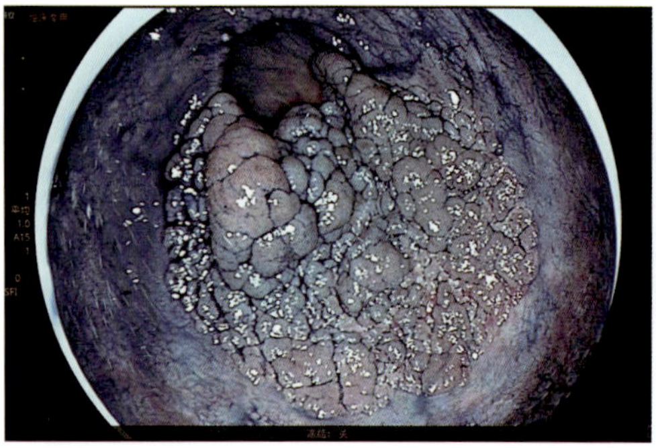

A

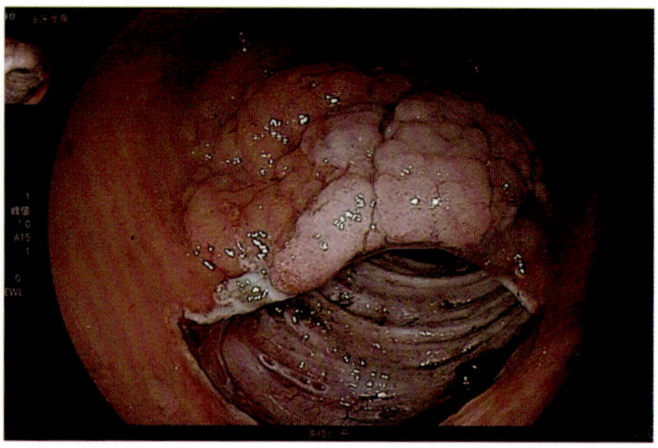

B

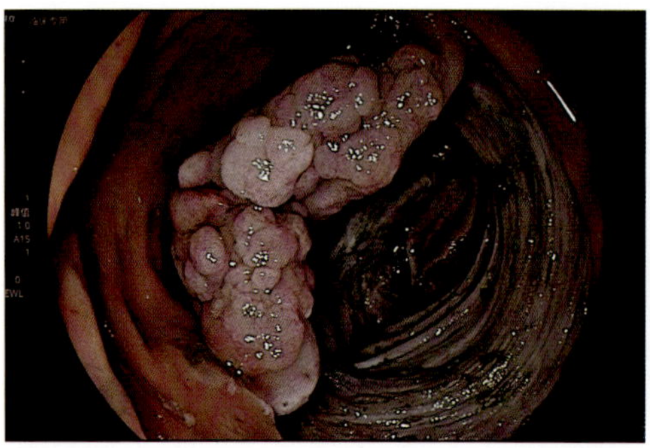

C

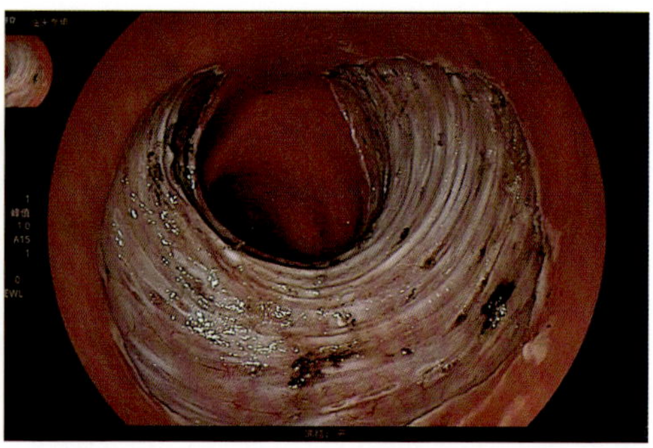

D

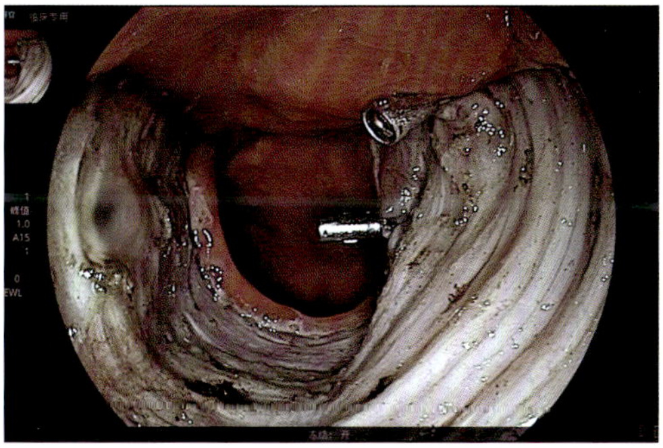

E

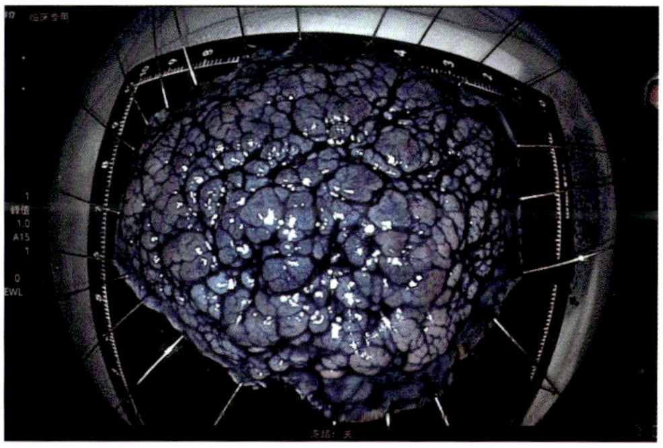

F

图 3-1-1　隧道式黏膜下剥离术

A. 观察病变边界；B. 建立隧道；C. 贯通隧道；D. 剥离病变后观察创面；E. 处理创面；F. 固定标本

（1）标记病变。

（2）黏膜下注射。

（3）在远端和近端分别开口。

（4）建立隧道（边注射、边剥离）。

（5）创面处理。

（6）钉固完整病变。

五、护理配合要点与技巧

同 ESD。

六、并发症

同 ESD。

第二节　隧道法内镜黏膜下肿物切除术

一、概述

隧道法黏膜下肿物内镜切除术（submucosal tunneling endoscopic resection，STER）是一种通过在消化道管腔建立黏膜下“隧道”来切除固有肌层来源肿瘤的方法。消化道固有肌层肿物既往需要外科手术或者腔镜手术切除，对患者创伤较大。随着内镜治疗技术的不断进步，内镜黏膜下挖除术（endoscopic submucosal excavation，ESE）、内镜全层切除术（endoscopic full-thichness resection，EFTR）的出现使内镜下切除固有肌层肿物成为可能。但由于食管壁外无浆膜层包裹，以 ESE 或 EFTR 切除食管固有肌层肿物出现穿孔极难处理，对患者危害非常严重。STER 的出现很好地解决了切除固有肌层肿瘤后穿孔的问题。

二、适应证与禁忌证

1. 适应证

食管及贲门固有肌层肿瘤。

2. 禁忌证

（1）没有建立隧道的余地或与黏膜层粘连分离困难的肿瘤。

（2）患者由于严重心肺功能障碍不能进行内镜操作。

（3）凝血功能障碍。

（4）隧道部位有大面积瘢痕或存在吻合口。

（5）固有肌层肿瘤表面黏膜破溃或怀疑恶性。

三、术前准备

1. 术前评估

来源固有肌层的肿物术前应常规进行 EUS、增强 CT 等影像学检查，评估病变大小、血供及其毗邻情况。

2. 患者准备

同本章第一节。

3. 物品准备

同本章第一节。

四、操作步骤

如图 3-2-1。

（1）肿瘤定位　通过内镜寻找到肿瘤并准确定位。

（2）注射　在距离肿瘤近口侧直线距离 5cm 处开始进行黏膜下注射，使黏膜层与固有肌层分离。

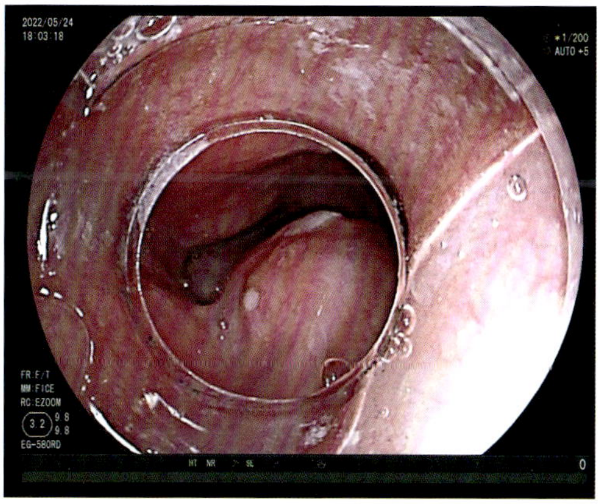
2022/05/24
18:03:18

A

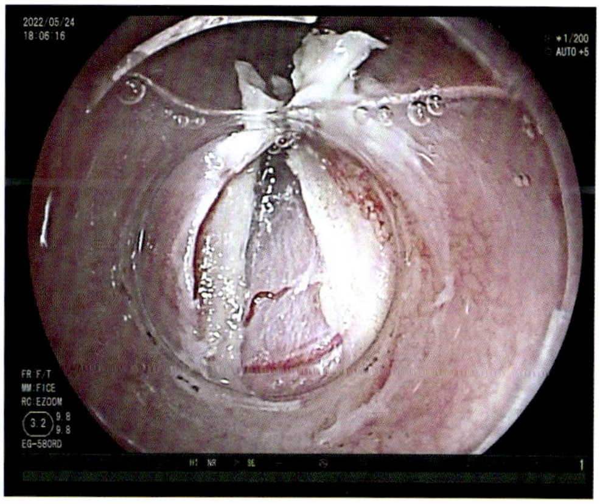
2022/05/24
18:06:16

B

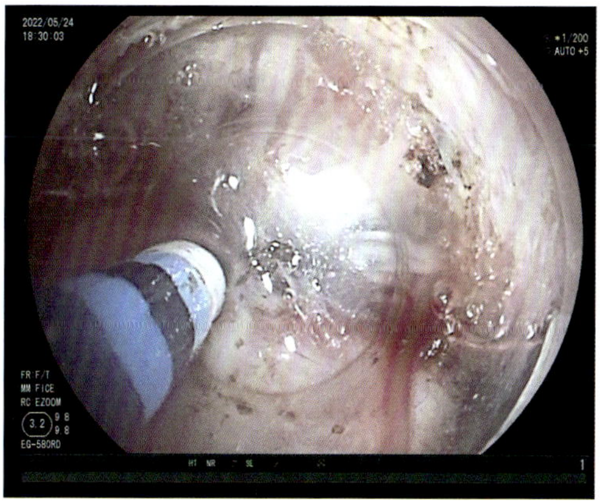
2022/05/24
18:30:03

C

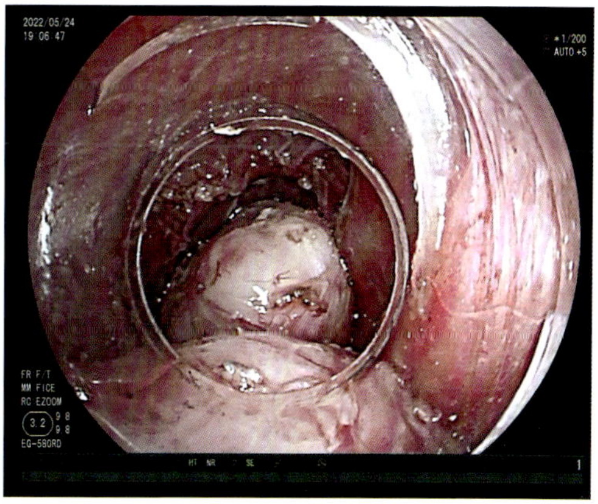
2022/05/24
19:06:47

D

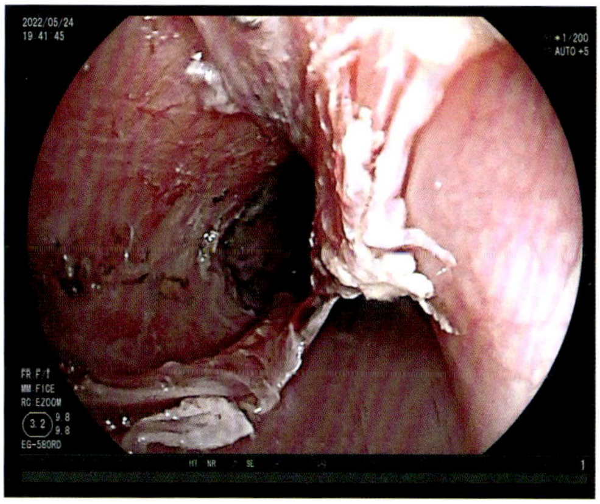
2022/05/24
19:41:45

E

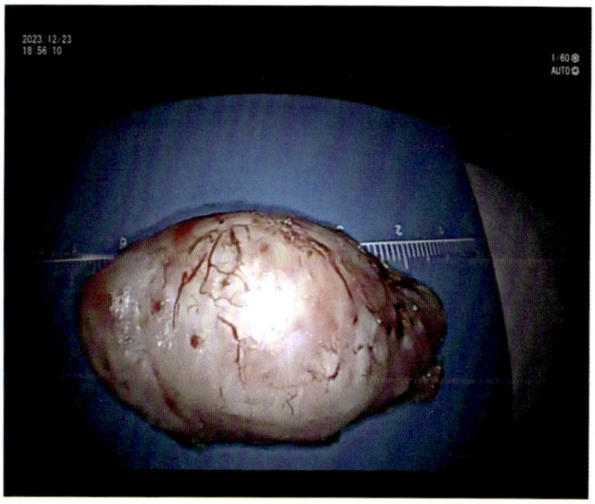
2023/12/23
18:56:10

F

图 3-2-1

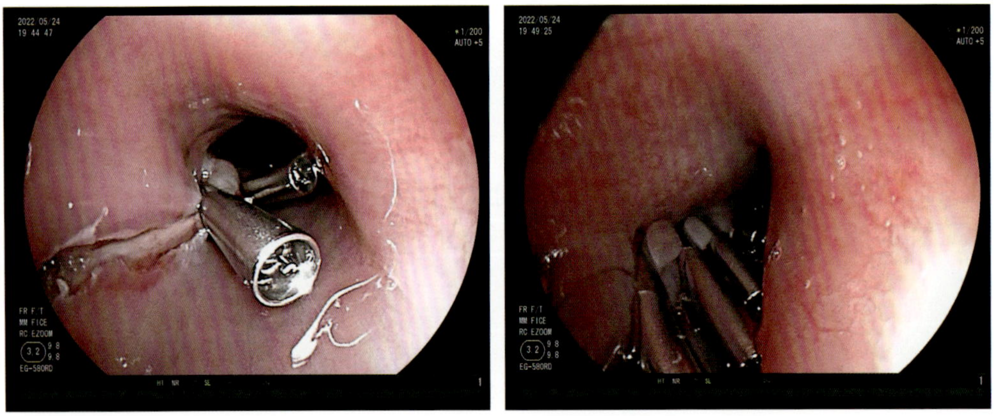

G　　　　　　　　　　H

图 3-2-1　STER 操作步骤

A. 定位病变；B. 建立隧道口；C. 开始剥离病变；D. 环周剥离病变；E. 取出病变；F. 观察病变完整性；G. 链；H. 夹闭隧道口

（3）建立黏膜下隧道　然后使用切开刀切开黏膜，逐步分离黏膜下层及肌层，于黏膜下层及肌层之间形成一纵行隧道，分离直至跨过瘤体 1～2cm，充分显露肿瘤。

（4）剥离固有肌层病变　沿病变边缘用电刀逐渐离断与病变相连的肌纤维，完整暴露固有肌层的病变，沿病变边缘逐渐剥离至完整切除。

（5）病变切除　在直视下，使用切开刀沿瘤体周边分离瘤体与周围组织，将瘤体自固有肌层剥离，直径小于 1.5cm 的病变可用透明帽直接吸出，较大的病变应用圈套器或网篮取出。

（6）止血和夹闭隧道口　创面止血后，使用多枚钛夹夹闭黏膜层隧道口。必要时，胃镜直视下放置胃肠减压管。

五、护理配合要点与技巧

1. 患者体位

建立隧道时患者体位的选择要安全易行，常用的体位包括左侧卧位、仰卧位和仰卧右肩抬高位。术者可以根据病变部位选择最佳体位进行手术操作。

（1）左侧卧位　胃镜检查常用体位，内镜医师易于辨认食管壁方位，但内镜下常规器械出来方向在六点位，如果选择食管右后壁建立隧道，操作时需要旋转内镜调整方向。

（2）仰卧位　该体位有利于选择食管近后壁进行操作，但患者头部扭曲角度较大，内镜推送有难度。而且该体位下由于重力原因食管后壁是液体存留部位，术中食管腔内的液体会浸泡隧道入口，影响内镜手术视野。

（3）仰卧右肩抬高位　该体位介于左侧卧位和仰卧位之间，患者头颈部扭转角度较小，而且内镜自然松弛状态下器械出来的方向就在食管近后壁，方便进出内镜及手术操作。相关文献显示，该体位最主要的优点在于，此体位下食管右后壁不是最低点，管腔内的液体不聚集于此，不影响手术视野。

2. 隧道开口及封闭方法

隧道开口是内镜进入隧道的门户，关系到进出隧道的方便性，影响隧道腔内压力及术后隧道封闭的难易程度，目前最常见的开口方式主要包括以下三种。

（1）纵开口　纵行切开食管黏膜，长度 1.8～2.0cm，术后用金属夹由远及近依次夹闭开口。纵开口便于封闭创面，但所需钛夹相对较多，而且内镜进入隧道相对较困难，隧道口紧紧包绕内镜，隧道内气体压力相对较高。

（2）横开口　横向切开食管黏膜，横向长度约 1.2cm，主要问题是术后封闭创面较困难，需要在切口肛侧端正中缝合第一枚金属夹，此金属夹可称为“锚”，以此金属夹为基准，依次纵行缝合。

（3）倒 T 形开口　倒 T 形开口横宽约 0.5cm、纵长约 1.0cm，隧道开口像一个倒写的字母“T”，方便进镜及关闭创面，隧道口较宽，有利于隧道内气液排出，一定程度上减少了隧道技术气体相关并发症。

3. 术中应变

（1）器械的选择　术前跟术者沟通，确定切割器械的选择，切开刀的类型可分为带注水功能和不带注水功能，常规的黏膜切开刀可选择 Dual 刀、勾刀等，带注水功能的一般选择 I 型海博刀，I 型海博刀更利于肿瘤的精准剥离，同时，海博刀可以边注射边切割，可大大提高剥离效率。

（2）预防感染　当病变位于食管贲门固有肌层时，手术麻醉前，交代患者用无菌水或生理盐水反复漱口；麻醉后要应用无菌水冲洗清理食管及胃腔，确保食管内清洁，减少细菌数量；严格消毒胃镜，术中应用一次性无菌器械，应用无菌水进行内镜下冲洗；术中操作要谨慎，主动及时地处理血管，预防出血，避免损伤食管壁外正常组织器官；术毕，尽量吸除食管腔及隧道腔内的液体，确保金属夹完整封闭隧道入口。

（3）由于贲门固有肌层肿瘤形态多呈多脚形或生姜样，隧道内离断肌纤维时应沿病变的各个脚分离，如病变体积较大影响隧道内视野，可部分分离后圈套器切除，再分离再圈套切除直至病变完全切除。

（4）位于贲门胃底侧的病变，病变往往较深，呈腔内生长型，有时在隧道内寻找困难，应用亚甲蓝在病变口侧进行黏膜下注射标记定位，有利于术中迅速发现病变，可有效缩短手术时间，减少并发症的发生率。

（5）STER 在胃及结直肠固有肌层肿瘤中的应用　胃肌层缺损内镜下修补方法逐渐成熟，大多数胃固有肌层肿瘤采用 ESE 或 EFR 即可切除。胃窦部建立隧道相对容易，对于胃窦部黏膜下肿瘤采用 STER 方式剥离有待进一步研究。由于结肠皱襞深大，半环形结构多，构建完整的隧道非常困难，不适合 STER。

六、并发症

操作中使用 CO_2 气体，术后常规放置胃肠减压管。内镜医师要有丰富的 ESD 手术经验，并具有确切止血、剥离技术、金属夹夹闭等基本操作技能，才能胜任以减少并发症的发生。STER 常有以下并发症。

（1）气体并发症　气体相关并发症包括皮下（面颈部、胸壁等）气肿、纵隔气肿、气胸及气腹等。内镜治疗中应用 CO_2 气体，可显著减少严重气体相关并发症的发生。轻度皮下气肿及纵隔气肿常无需特殊处理，气体可自行弥散吸收。大量气胸者应行胸腔穿刺及胸腔闭式引流，否则可影响患者的生命体征。发生气腹者，可采用 10mL 注射器吸取 5mL 生理盐水，拔出注射芯后，在患者右侧腹中部行腹腔穿刺排气。

（2）胸腔积液　积液量少、无发热者，可自行吸收，无须特殊处理；对于积液量较大、影响呼吸、高热者，可在超声引导下尽快置管引流。

（3）出血　术后出血者可出现呕血、黑便或便血，严重者可发生失血性休克，与术中血管处理不到位、胃酸腐蚀及手术部位相关。为防止发生术中大量出血及术后迟发性出血，术中应充分暴露较大的血管，应用止血钳电凝或钛夹夹闭治疗，术中切开或剥离过程中对裸露的血管也应行预防性止血，术毕撤出内镜前充分检查创面。若术后出血经保守治疗无效，怀疑有活动性出血者，应行内镜检查和止血治疗。若内镜下止血困难或止血失败者，应行手术或介入栓塞治疗。

（4）穿孔　术后穿孔者，可出现发热、腹痛、腹胀及腹膜炎的体征，与过早活动或进食、创面闭合不佳及胃酸腐蚀等因素相关。对于手术创面较大且深者，可留置胃肠减压，适当延长禁食禁水及开始活动的时间，规律应用抑酸剂。穿孔较小者，多可经禁食、抑酸及抗感染等治疗后好转，必要时可行胸腹腔置管引流。经保守治疗未见明显好转者，应行内镜检查及治疗。内镜下治疗（钛夹、OTSC 及自膨式金属支架）消化道急性穿孔（24h 内）的成功率可达 90.2%。若内镜下治疗失败或已合并严重腹膜炎者，应积极行外科干预治疗。

（5）感染　主要包括黏膜下“隧道”感染、纵隔感染和肺部感染，是隧道内镜微创手术后可能发生的严重并发症。为避免严重感染，术前应充分冲洗清洁食管胃腔，预防性使用抗生素；气管插管过程中防止误吸；对术中创面进行严密止血，确保隧道入口夹闭严密，防止钛夹过早脱落，防止过早进食，食物进入隧道。对于术后肺部炎症、节段型肺不张者，可加强化痰，并静脉使用抗生素。

（6）食管纵隔瘘和食管胸腔瘘　手术过程中应保持黏膜的完整性，如出现的黏膜层损伤甚至穿孔，可在手术完成后用金属夹夹闭；确保“隧道”入口夹闭严密。一旦出现瘘，可用食管覆膜支架堵塞瘘口，同时行胸腔闭式引流。

第三节　经口内镜食管下括约肌切开术

一、概述

经口内镜食管下括约肌切开术（peroral endoscopic myotomy，POEM）主要用于贲门失弛缓症等疾病的治疗。贲门失弛缓症患者的主要特征是食管下括约肌（lower esophageal sphincter，LES）高压，食管缺乏蠕动，对吞咽动作的松弛反应障碍，使得食物不能顺利通过而滞留食管内，逐渐引起食管扩张的疾病。临床症状主要包括吞咽困难、反流、胸骨后疼痛和体重减轻等，严重者影响患者生活质量。POEM 通过在食管黏膜下层建立一条隧道，将 LES 全层切开，可最大程度上缓解 LES 压力，同时通过封闭保存完整的隧道黏膜起到良好的防止穿孔的作用。迄今为止，POEM 是一种相对安全、有效的内镜下微创治疗贲门失弛缓症的方法。

二、适应证和禁忌证

1. 适应证

（1）确诊为贲门失弛缓症、弥漫性食管痉挛和胡桃夹食管等食管动力性疾病，且影响生活质量的患者。

（2）以前认为食管黏膜下层严重纤维化，Heller 手术后等情况均为 POEM 的禁忌证，但随着内镜操作水平的进步，出现了许多新的 POEM 术式，这些所谓的禁忌也纳入适应证。

2. 禁忌证

（1）合并严重凝血功能障碍、严重心肺等器质性疾病等无法耐受手术者，以及食管黏膜下层严重纤维化而无法成功建立黏膜下隧道者为POEM手术的禁忌证。

（2）食管下段或EGJ明显炎症或巨大溃疡者作为POEM手术的相对禁忌证。

三、术前准备

1. 患者准备

（1）通过病程、症状评分、既往治疗情况及多种术前检查，完成患者信息登记表，明确贲门失弛缓症的诊断及分级，评估手术的难度及预期效果。严重肺部感染病史者术前行肺功能检查。

（2）术前签署知情同意书，并告知可能获得的益处和风险。

（3）术前流质饮食2天。手术当天行普通内镜检查，以确认食管内无内容物潴留，为手术提供良好的视野，并预防麻醉过程中的反流误吸。

2. 器械准备

（1）设备　带附送水钳道内镜；CO_2灌注装置；高频电刀（带海博刀模块）。

（2）器械　透明帽、切开刀、注射针、热活检钳、金属夹等。

四、操作步骤

如图3-3-1。

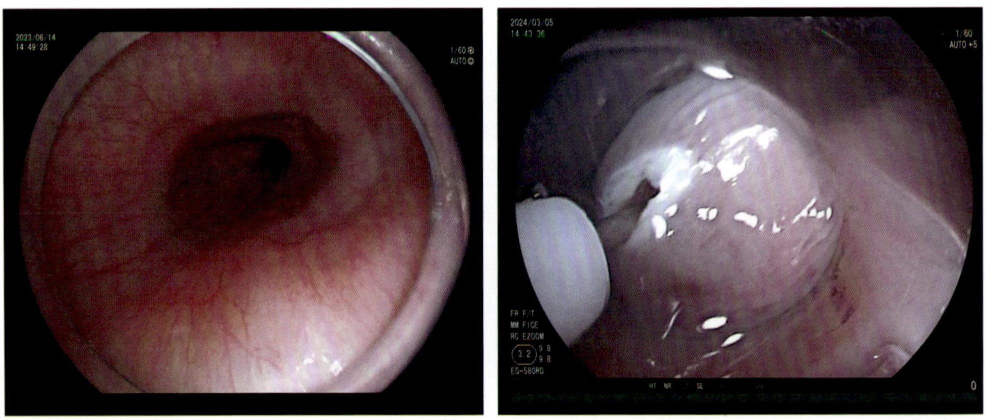

A　　　　B

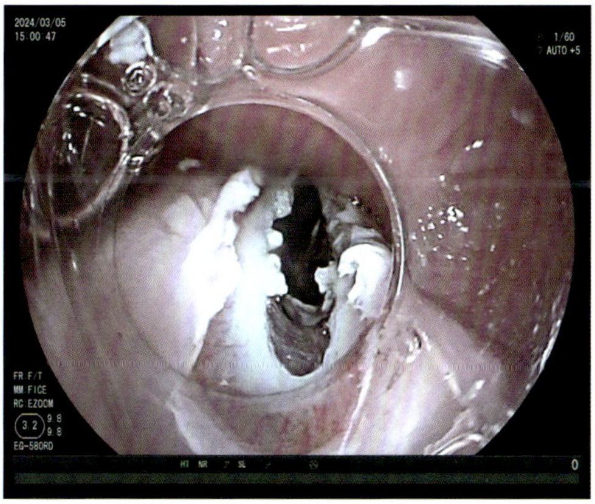

C

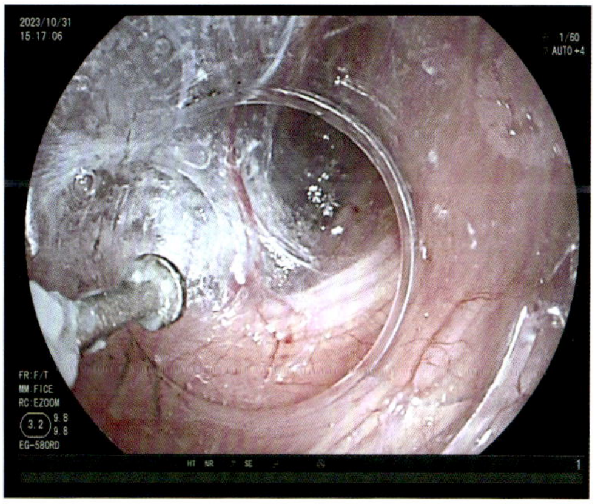

D

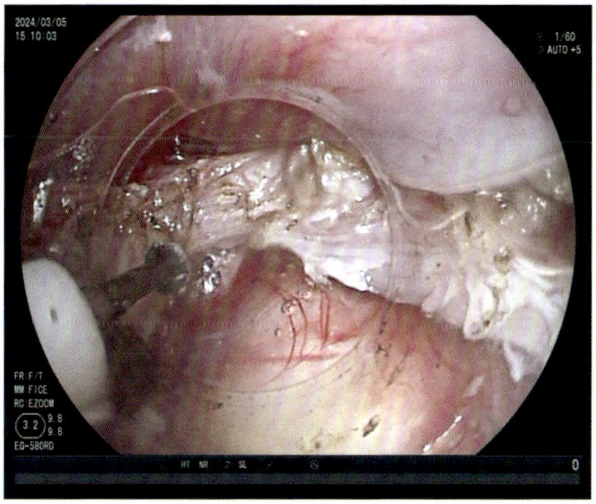

E

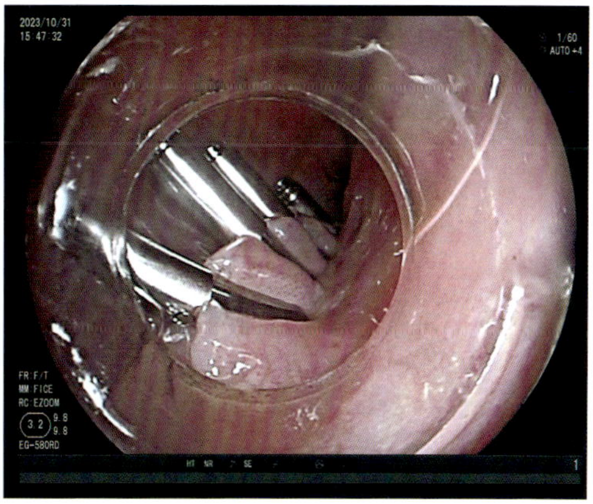

F

图 3-3-1　POEM 步骤

A. 清理食管腔；B. 定位隧道口；C. 建立隧道口；D. 打隧道，暴露肌层；E. 切开肌层；F. 夹闭隧道口

（1）术前胃镜下生理盐水冲洗清理食管腔，患者采用仰卧右肩抬高位给予气管插管全麻，术中全程应用 CO_2。

（2）注射　通常在食管胃结合部（EGJ）上方 10cm 处注射，胃镜直视下隆起黏膜下“水垫”。

（3）切开黏膜层，建立隧道开口。

（4）分离黏膜下层，建立黏膜下隧道。

（5）切开食管下段肌层，以达到解除食管括约肌的松弛障碍。

（6）金属夹夹闭隧道开口。

五、护理配合要点与技巧

（1）麻醉与体位　所有患者均行气管插管麻醉，采取右肩抬高位或左侧卧位。确保患者禁食 48h、禁水 6h，插管前应该先做普通胃镜将食管内残余液体及食物残渣抽吸干净。

（2）器械的选择　术前跟术者沟通，确定切割器械的选择，切开刀的类型可分为带注水功能和不带注水功能，常规的黏膜切开刀可选择 Dual 刀、三角刀等，带注水功能的一般选择 T 型海博刀，T 型海博刀更利于提高切割与止血效率。

（3）水垫的配制　食管部位的水垫液颜色不宜过深，过深会影响术者对血管的预判观察。如果采用常规黏膜切开刀，则需要提前配制水垫，配制方法同食管 ESD；带注水功能的切开刀可实现边注射边切割，因此采用此类切开刀作为切割器械时，水垫液的配制方法为生理盐水 + 靛胭脂，无需加玻璃酸钠。

（4）CO_2 灌注　食管壁的最外层为外膜，切割过程中伤及肌层，即使没有明显的穿孔，也会导致气体向胸腔弥散，CO_2 气体的吸收速度是空气的 150 倍，可经体内代谢，因此，必须确保手术过程中全程使用 CO_2 灌注，不能有混合空气进入引起气胸。同时，CO_2 是一种惰性气体，不容易引起其他化学反应，不会造成更多烟雾而影响手术视野。

（5）人员的准入　POEM 手术对术者的要求极高，因此在配合经验不足的术者操作时，必须确保有经验丰富的医生全程在场指导。同时，护士也需要经过系统培训，完成一定数量的跟台操作后方能单独配合。

（6）风险的控制

① 对于手术过程中出现的黏膜层损伤甚至穿孔，特别是贲门部位，可在肌切开完成后于食管腔采用金属夹夹闭，必要时在胃镜监视下放置胃肠减压管。

② 术中出现气肿、气胸和气腹时，要保持冷静，确认采用的 CO_2 气体灌注后，术中轻度皮下和纵隔气肿常无需特殊处理，一般会自行消退。如果发生严重气胸，一般表现为手术过程中气道压力超过 20mmHg，$SpO_2 < 90\%$，给予胸腔闭式引流后，常可继续手术。术中明显气腹者，通过 14G 穿刺针于右下腹麦氏点穿刺放气后，常无需特殊处理。

（7）其余同食管 ESD。

六、并发症

（1）气体相关并发症　如皮下气肿、纵隔积气、气胸及气腹等，轻度皮下气肿不予处理，CO_2 可自行弥散吸收；大量气胸、纵隔气肿是相对严重的并发症，会直接影响患者的生命体征，建议及时请相关科室进行胸腔闭式引流术，有条件者建议在影像学引导下胸穿；气腹也是相对常见的并发症，可用以下方法有效处理：以 10mL 注射器吸 5mL 生理盐水，拨出注射器芯后，立即在右侧腹中部进行腹腔穿刺，排出腹腔气体。

（2）胸腔积液　POEM 术后胸腔积液发生比例在 40% 左右。积液量少、无发热者，一般可自行吸收，无需特殊处理；对于较大量胸腔积液、影响呼吸、高热者，应及时于超声引导下置管引流。

（3）出血　POEM 术后出血的发生率较低。术后出现心率增快、血压下降、胸痛进行性加重或呕血、黑便，应考虑“隧道”内出血可能。由于食管下段肌间隙小血管及侧支循环较为丰富，手术时应随时冲洗创面，对于创面出血点及时电凝，彻底止血。隧道腔内迟发型出血较严重时应立即内镜下止血，拔除隧道入口的金属夹，内镜进入隧道冲洗清理隧道腔，同时以止血钳电凝出血点，止血成功后再次夹闭隧道入口。

（4）感染　主要包括黏膜下“隧道”感染、纵隔感染和肺部感染等，是 POEM 术后可能发生的严重并发症。发生感染的原因主要包括：术前食管清洁不充分；术中、术后黏膜下隧道内出血、积液等。因此，术前应充分清洁食管；预防性使用抗生素；气管插管过程中防止误吸；术中严格无菌操作；术中创面严密止血；夹闭“隧道”入口前反复无菌生理盐水冲洗，保证黏膜切口夹闭严密确切。

（5）消化道瘘　主要包括食管纵隔瘘和食管胸腔瘘等。保持食管黏膜完整性是预防瘘的关键。术中需尽量减少黏膜层损伤，对于出现的损伤尤其是穿孔，可以金属夹夹闭或在隧道内喷洒生物蛋白胶封闭；保证“隧道”入口夹闭严密确切。一旦瘘出现，可采用金属夹夹闭或食管覆膜支架堵塞瘘口，同时行胸腔闭式引流等，保持通畅引流。

（6）反流性食管病　术后胃食管反流病一般可口服抑酸药物及促进胃动力药物，治疗后即可缓解，严重者可加大 PPI 剂量，也可选择内镜下治疗。

（董玲　李琳　黄龙斌）

第四章

内镜曲张静脉出血的介入治疗

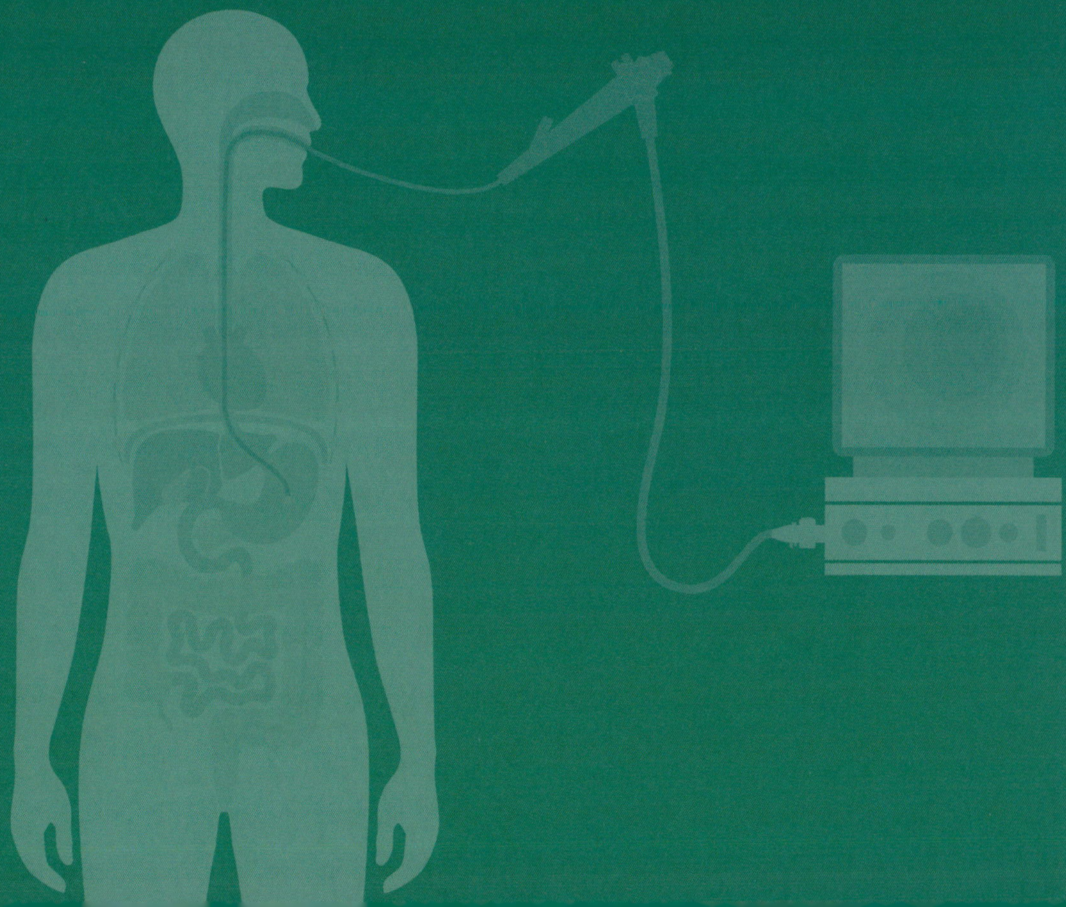

消化道静脉曲张出血是指由各种原因导致的门静脉系统压力升高所引起的一组临床综合征，其最常见病因为各种原因所致的肝硬化。门静脉高压症基本病理生理特征是门静脉系统血流受阻和（或）血流量增加，门静脉及其属支血管内静力压升高并伴侧支循环形成，临床主要表现为腹水、食管 - 胃底静脉曲张（图 4-0-1）、胃静脉曲张破裂出血（图 4-0-2）和肝性脑病等，其中食管静脉曲张破裂出血（EVB）病死率高，是最常见的消化系统急症之一。

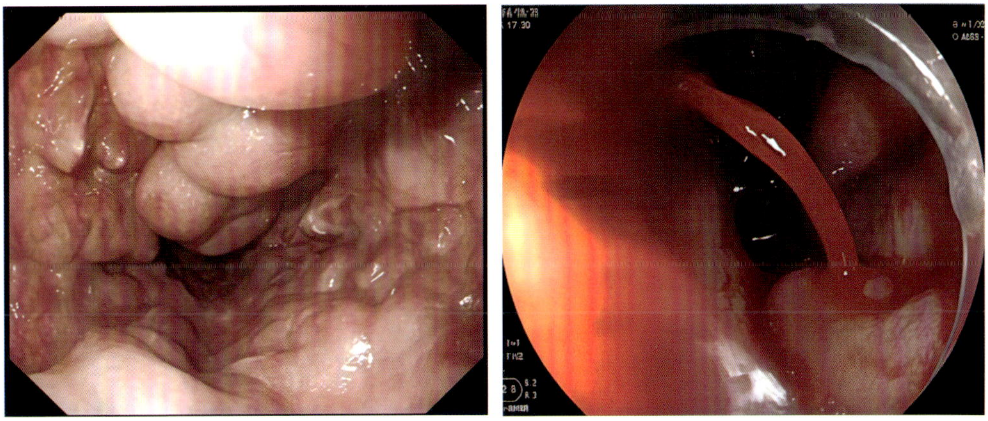

图 4-0-1　食管静脉曲张

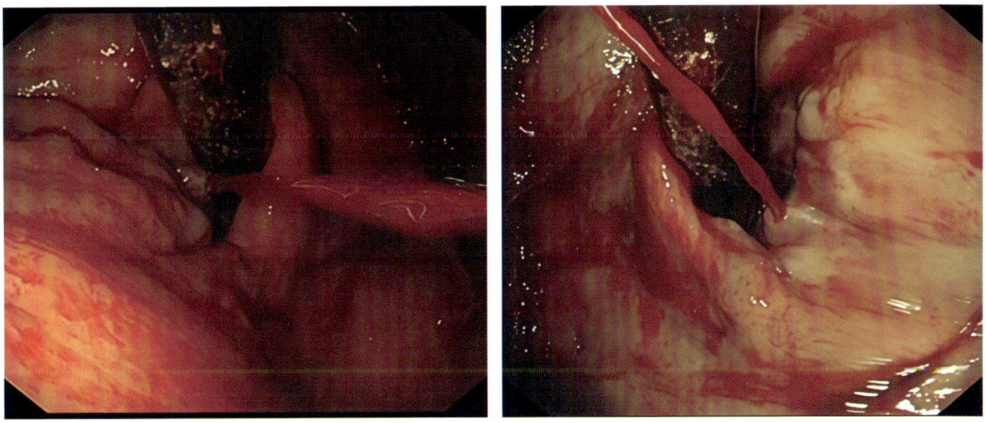

图 4-0-2　胃底静脉曲张

内镜下曲张静脉的介入治疗的目的是控制肝硬化急性 EVB 及尽可能使静脉曲张消失或减轻，防止其再出血。内镜治疗包括内镜下曲张静脉套扎术（EVL）、内镜曲张静脉硬化剂注射术及组织黏合剂注射治疗胃静脉曲张。

第一节　内镜曲张静脉套扎术

一、概述

曲张静脉套扎术（endoscopic variceal ligation，EVL）在临床上使用疗效好，并发症少，已成为国内外专家共识，成为治疗食管静脉曲张出血的首选治疗手段。

原理：通过套扎术可及时阻断曲张静脉血流紧急止血，随后套扎处静脉血栓形成、组织坏死，逐渐纤维化使曲张静脉消失，达到止血和减少再出血的目的。套扎后的数日，黏膜层及黏膜下层会发生缺血，随后在 14～21 日肉芽组织形成及表皮再生。

二、适应证与禁忌证

1. 适应证

原则上各种原因所致的肝硬化门静脉高压症引起的食管静脉曲张出血和可能发生出血的病例均为内镜套扎术的对象。

（1）急性食管静脉曲张破裂出血。

（2）静脉曲张的二级预防，即治疗目的是根除曲张静脉，防止再次出血。

（3）食管静脉曲张的一级预防，即治疗目的是预防中重度曲张静脉等高危患者的首次破裂出血。

（4）外科手术等其他方法治疗后食管静脉曲张再发急性出血。

2. 禁忌证

（1）有上消化道内镜检查禁忌。

（2）未纠正的失血性休克。

（3）未控制的肝性脑病，患者不配合。

（4）当曲张静脉直径＞ 2.0cm。

（5）伴有严重肝肾功能障碍、大量腹水患者。

（6）乳胶过敏者。

（7）患方 / 家属未签署知情同意书。

三、术前准备

1. 物品及器械准备

（1）常规用物　同胃镜检查。

（2）常用药物　同胃镜检查。

（3）准备　内镜工作站、治疗内镜（有附送水、钳道大及角度好）、水泵、二氧化碳气泵、心电监护仪、氧气装置、2套负压吸引装置。

（4）附件准备　透明帽、套扎器、圈套器、异物网兜。

2. 患者准备

（1）常规术前准备同普通胃镜检查，同时签署检查/手术知情同意书。

（2）术前禁食禁水6～8小时。

（3）建立2条以上有效的静脉通道，备术中大量输液、输血用，以维持有效循环血容量。外周血管塌陷的患者宜采用中心静脉置管。

（4）由于患者出血量大，宜在气管插管麻醉下治疗，降低误吸的风险。如在清醒状态下进行治疗，术前10～15分钟口服利多卡因胶浆，遵医嘱给予解痉药、镇静药。

（5）严密监测生命体征、吸氧、保暖。

（6）协助患者取左侧卧位，为患者戴好口垫。

四、操作步骤

（1）完成内镜的诊断性检查（图4-1-1）　去除胃腔内血液及血凝块（若出血点暴露良好则不必进行上述操作），然后退出内镜并安装套扎器。

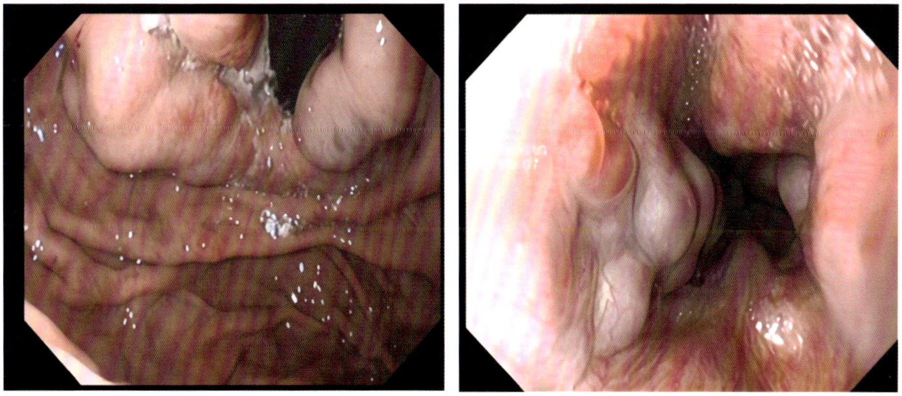

图4-1-1　诊断性检查

（2）内镜治疗　再次进镜，内镜末端的透明帽置于要套扎的曲张静脉上方进行吸引，将组织吸入透明帽中顺时针转动套扎器将套扎环释放（图 4-1-2）。若需使用第二套套扎器，可退出内镜重新安装新的套扎器，再进行套扎。

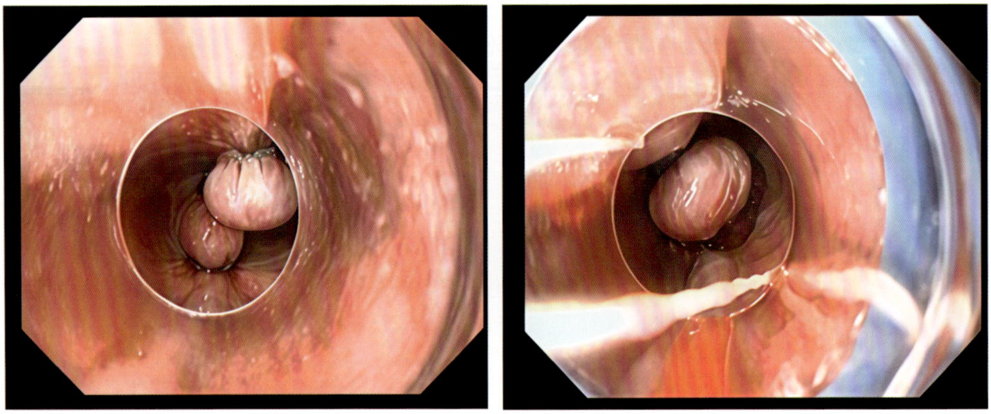

图 4-1-2　套扎治疗

（3）套扎结束　退出内镜卸去套扎器，再次进镜观察套扎出血情况。

五、护理配合要点与技巧

1. 清除胃腔内血液及血凝块

（1）准备大钳道和有附送水的治疗内镜，快速清理出血部位，明确出血位置。

（2）有大量血凝块时可做以下处理。

① 可使用圈套器及异物网兜辅助，将血凝块套住并取出体外。

② 将吸引管固定在内镜上同时进入胃内，采用双吸引方式吸出血凝块。

（3）如果出血点在低位时可变换体位，将出血点置于高位，可更好地暴露出血点。

2. 安装套扎器

套扎器组件包括：操作手柄、套扎帽、套扎环、牵引丝及冲洗管（图 4-1-3）。

（1）将牵引丝经活检孔道置入，与先端帽的拉环用 8 字手法连接（图 4-1-4）。

（2）将套扎器手柄固定在内镜上，确保密闭性（图 4-1-5）。

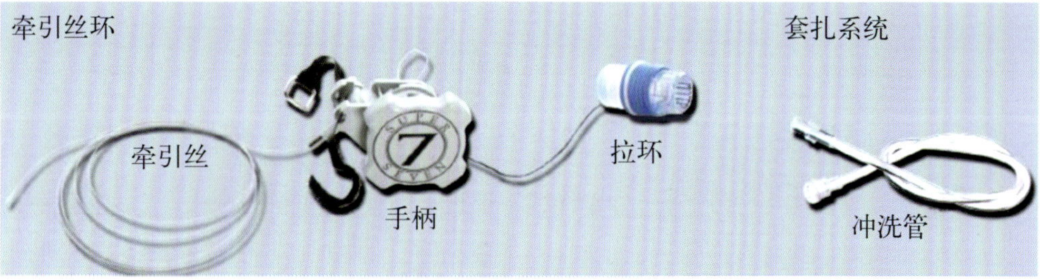

图 4-1-3　套扎器组件

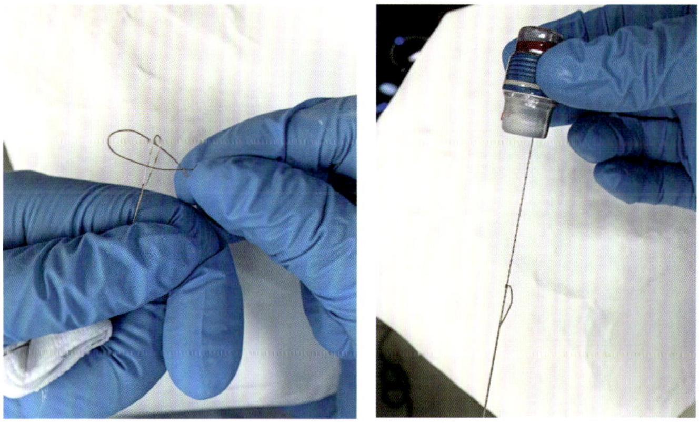

图 4-1-4　8 字手法

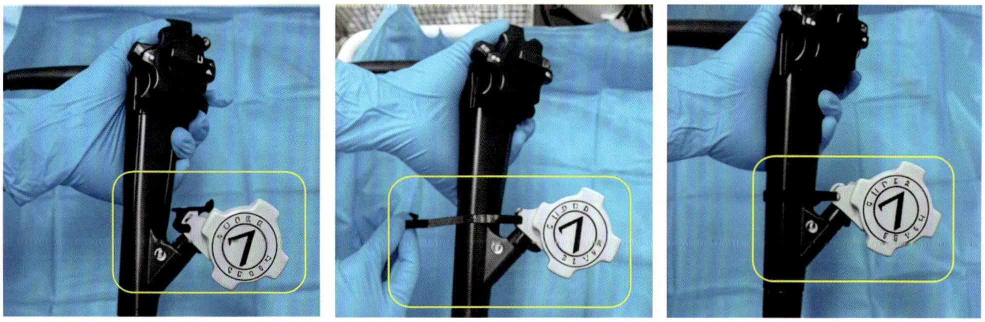

图 4-1-5　固定套扎器手柄

（3）按顺时针方向旋转塑料卷轴，将先端帽套在内镜前端，黑色马克点对准活检口，将牵引丝置于内镜 5 点方位，充分暴露内镜视野（图 4-1-6）。

（4）在整个安装过程中，最关键是让牵拉线拉紧，使其保持一定张力（图 4-1-7），如牵拉绳太松会导致释放橡胶圈失败。

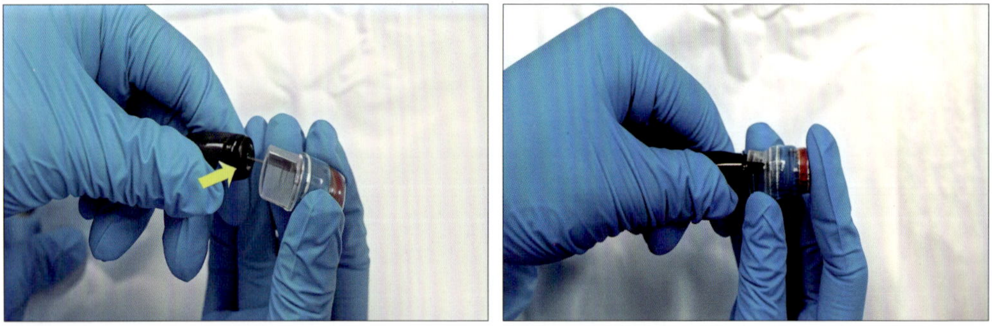

图 4-1-6　套扎器先端帽安装

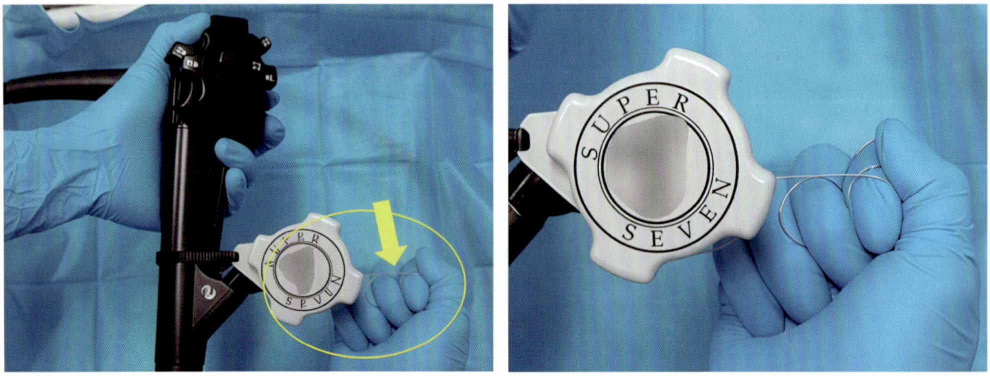

图 4-1-7　拉紧牵拉绳

（5）治疗前可润滑橡胶圈，有利于橡胶圈释放，提高套扎成功率。

（6）严格控制吸引器负压在 400～600mmHg，在体外使用橡胶手套检查吸引力度，能将手套吸进并充满整个先端帽。

3. 内镜治疗配合

（1）内镜末端的先端帽置于要套扎的曲张静脉上方进行吸引，最理想的是满堂红，这表明有足够的组织被吸入透明帽中，顺时针转动套扎器将套扎环释放。

（2）套扎应从齿状线上 1～5cm 开始，螺旋式、多环式套扎（图 4-1-8），减少每个套扎点之间的张力，避免脱圈。

（3）每次套扎 3～4 根曲张静脉，每根套扎 1～2 处。

（4）若需使用第二套套扎器，可退出内镜重新安装新的套扎器，再进行套扎。

4. 急救车处于备用状态

术中密切观察患者反应、生命体征，如有异常报告医师，及时抢救。

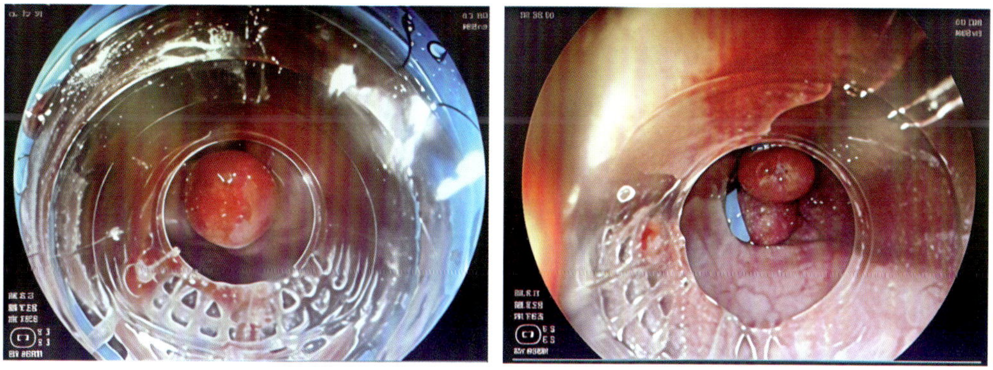

图 4-1-8　多环式套扎

5. 常备二套吸引装置

一套用于内镜治疗，另一套用于清理气道。治疗中注意保持呼吸道通畅，如有误吸，立即处理。

六、并发症

（1）出血　术后严密监测生命体征，禁食禁水 24 小时，以防橡胶圈因过早进食引起脱落，导致大出血。如果患者出现面色苍白、呕血、便血等症状，应立即通知值班医师。术后数小时内发生出血的主要原因多为吸引不全或吸引后未套扎成功造成，也有因过早进非流质食物使橡皮圈过早脱落而致出血，此时应对出血静脉再次进行套扎。

（2）食管狭窄　多为反复套扎脱落形成溃疡，愈合后瘢痕形成而造成的。

（3）发热　为术后一过性反应，对症处理。

（4）胸骨后疼痛，吞咽不适感　由于套扎后曲张静脉局部缺血坏死导致，持续时间不超过 24 小时，一般无需特殊处理，予心理疏导。

第二节　内镜曲张静脉硬化剂注射术

一、概述

研究表明，硬化剂注射术是食管静脉曲张的有效治疗技术，急诊止血率达 81.6%～96.8%，治疗后 5 年与 10 年的生存率明显提高。特别是 EVL 术后序贯应用硬化剂注射治疗取得了很好的临床疗效，达到了静脉曲张消失快和不易复发的双重效果。

主要方法有曲张静脉内注射法和曲张静脉旁注射法：硬化剂注入静脉内损伤血管内皮，局部形成无菌性炎症，白细胞浸润，形成血栓性静脉炎，使血管闭塞从而起到止血和预防出血的作用；黏膜下血管旁注射可使静脉曲张周围黏膜发生凝固性坏死和纤维化，压迫曲张静脉达到止血的目的。硬化剂主要用于食管静脉曲张和轻度胃静脉曲张的治疗。

二、适应证与禁忌证

1. 适应证

（1）急性食管及食管胃交界区曲张静脉破裂出血，图 4-2-1。

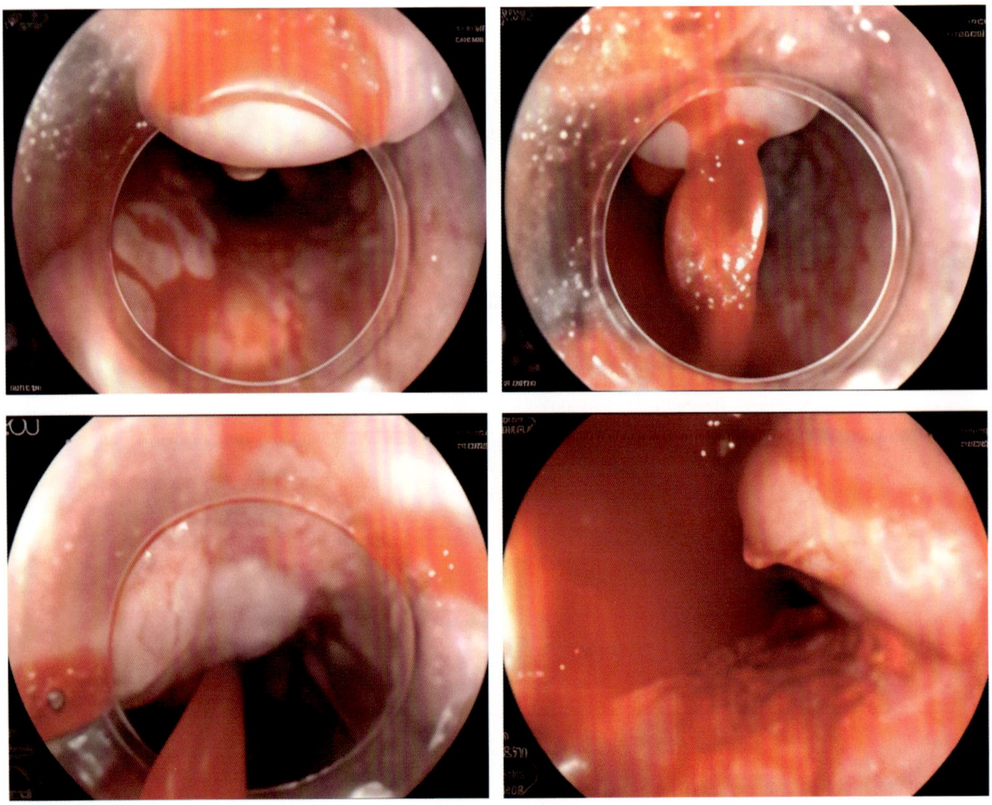

图 4-2-1　急性食管及食管胃交界区曲张静脉破裂出血

（2）食管静脉曲张破裂出血的二级预防。

（3）外科手术等其他方法治疗后食管静脉曲张再发急性出血。

（4）内镜下套扎治疗术中大出血。

2. 禁忌证

（1）有上消化道内镜检查禁忌。

（2）未纠正的失血性休克。

（3）未控制的肝性脑病，患者不配合。

（4）伴有严重肝肾功能障碍、大量腹水患者。

（5）长期应用三腔二囊管压迫止血造成食管广泛溃疡及坏死者。

（6）患方 / 家属未签署知情同意书。

三、术前准备

1. 物品及器械准备

（1）常规用物　10mL 注射器、护目镜 / 面罩，其余同胃镜检查。

（2）常用药物　硬化剂（图 4-2-2）、亚甲蓝，其余同胃镜检查。

（3）设备准备　内镜工作站、治疗内镜（有附送水、钳道大及角度好）、水泵、二氧化碳气泵、心电监护仪、氧气装置、2 套负压吸引装置。

（4）附件准备　透明帽、注射针（图 4-2-3）、圈套器、异物网兜。

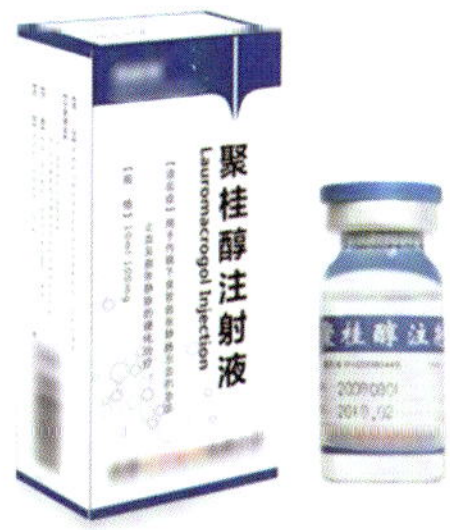

图 4-2-2　硬化剂

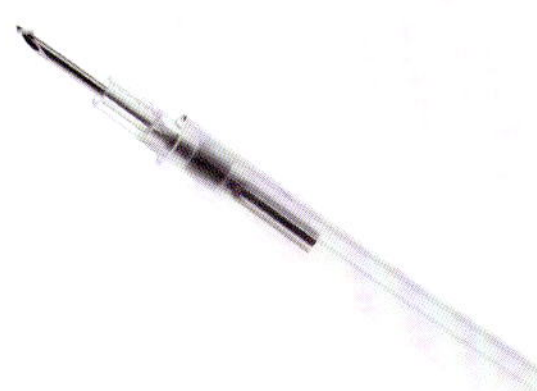

图 4-2-3　注射针

2. 患者准备

眼睛采取保护措施，其余同静脉曲张套扎术。

四、操作步骤

（1）体位　一般取左侧卧位，根据视野情况可加以调整，但要特别注意避免发生呼吸道吸入性窒息。昏迷患者应在气管插管麻醉下进行。

（2）寻找出血点　去除胃腔内血液及血凝块，充分暴露视野。同内镜下曲张静脉套扎术。

（3）实施硬化治疗　有 3 种注射方法，即血管内硬化法、血管旁硬化法、血管内和血管旁联合硬化法。

① 曲张静脉内注射法：将注射针插入内镜活检孔道内，对准目标曲张静脉后，伸出针头刺入曲张静脉快速注射聚桂醇。

② 曲张静脉旁注射法：使食管腔足够充气，伸出针头并刺入曲张静脉旁的黏膜下，每点注射硬化剂约 1mL，以注射局部出现灰白色隆起为标准，以同样手法注射曲张静脉的对侧。

（4）效果观察　严密观察患者血氧、呼吸、心率和血压，警惕并发症发生。单次治疗终点为内镜下观察无活动性出血。

五、护理配合要点与技巧

（一）清除胃腔内血液及血凝块

同内镜下曲张静脉套扎术。

（二）内镜治疗配合

1. 注射针的使用

（1）将注射针插入内镜活检孔道时，要确保针头处于外套管内，以免对内镜造成损伤。

（2）注射前需对注射针排气，切勿将空气注入血管内，以免造成空气栓塞。

（3）将注射针伸出镜头约 1cm，对准曲张静脉后，再伸出针头，避免针头刺伤黏膜或刺破血管。

（4）刺入血管后回抽注射器，确定有回血之后再推注硬化剂（图 4-2-4）。

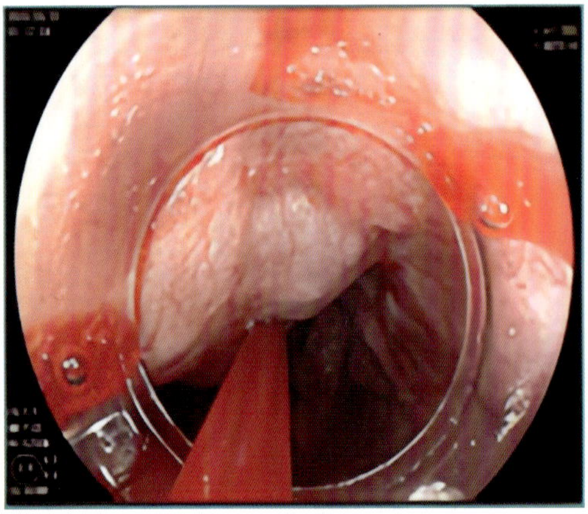

图 4-2-4　回抽回血

2. 注射硬化剂要点

（1）推注时如发现有溢液，应及时调整，停止推注。

（2）每次注射 2～4 点，每个点注射 3～15mL（图 4-2-5），一次硬化治疗

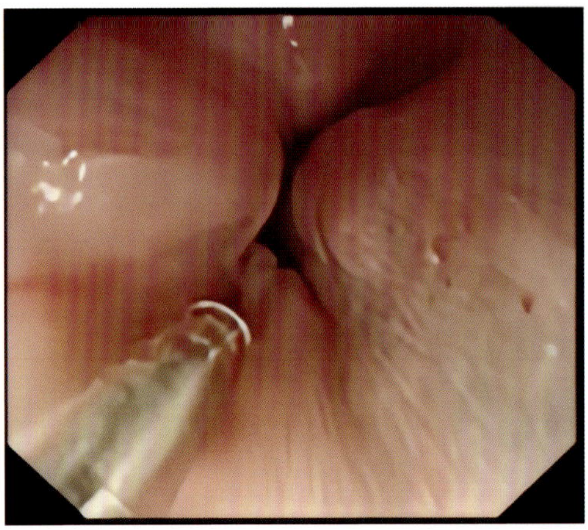

图 4-2-5　推注硬化剂

总剂量不超过 35mL。若剂量过大会导致局部组织坏死。

（3）推注硬化剂应快速，本中心推荐 1mL/s，边推边向医生报推注剂量。

（4）推完硬化剂后，先回收针头，用针鞘压迫注射口止血（图 4-2-6）。

3. 不同方案注射方法

（1）血管内注射法　确定注射点，一般先自食管胃接合部以上 2cm 的食管下段曲张静脉开始注射。将注射针插入内镜活检孔道内，对准目标曲张静脉后，伸出针头刺入曲张静脉快速注射聚桂醇。

（2）血管旁注射法　使食管腔足够充气，伸出针头并刺入曲张静脉旁的黏膜下，每点注射硬化剂约 1mL，以注射局部出现灰白色隆起为标准，以同样手法注射曲张静脉的对侧。

4. 术中注意事项

注意无菌操作，避免术中感染及菌血症。

（三）急救车处于备用状态

术中密切观察患者反应、生命体征，如有异常报告医师，及时抢救。

（四）常备二套吸引装置

一套用于内镜治疗，另一套用于清理气道。治疗中注意保持呼吸道通畅，如有误吸，立即处理。

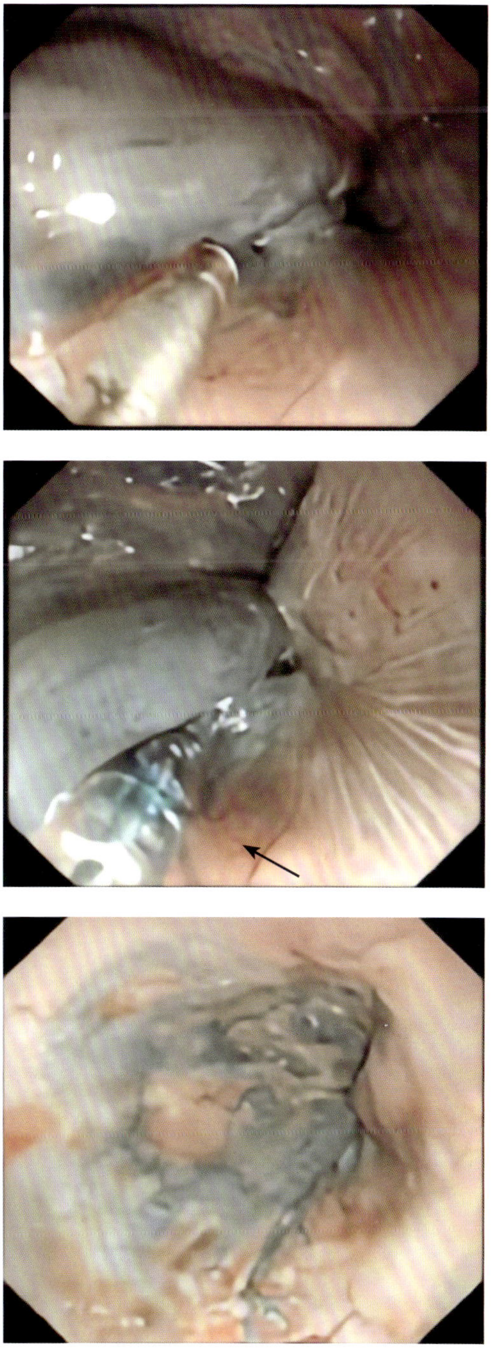

图 4-2-6　注射硬化剂；收回针头；治疗效果

六、并发症

（1）出血　穿刺点渗血一般会自行停止，亦可喷洒凝血酶止血。曲张静脉破裂较大出血，可再次行硬化治疗或组织胶栓塞止血。溃疡出血以渗血多见，可采用 APC 电凝或药物等止血。

（2）穿孔　发生率较低，多因注射针头过粗和（或）过长，硬化剂注射过深引起食管肌层广泛坏死而穿孔。穿孔后应立即行胃肠减压引流，若发生胸腔积液必要时行胸腔引流，肠外营养支持并使用有效抗生素等治疗。

（3）食管狭窄　见于长期反复硬化治疗患者，血管旁注射容易发生，系食管壁坏死过深所致。此类患者可使用球囊扩张治疗。

（4）食管溃疡　硬化治疗后常引起食管溃疡，一般可自行愈合。但较深的溃疡可并发出血，应予治疗。

（5）胸骨后疼痛、吞咽噎感和发热等较为常见，术后 2～3 天常自行消失。

（6）菌血症、纵隔炎、胸腔积液和食管旁脓肿　应预防性使用抗生素，同时避免应用过粗过长的注射针，对并发症进行相应的治疗。

第三节　内镜曲张静脉组织黏合剂注射治疗

一、概述

组织黏合剂是一种快速固化的水样物质，静脉注射后与血液接触及发生聚合反应和硬化，能有效闭塞血管和控制曲张静脉出血。此技术系治疗胃曲张静脉破裂出血的首选方法，急诊止血率几乎达到 100%，再出血率 2.2% 左右，曲张的静脉的消除率约为 87.5%。同时，也可用于食管或其他部位静脉曲张破裂出血的补救治疗。

内镜下曲张静脉组织黏合剂注射治疗，提高了急性出血的止血率，降低了再出血的发生率，避免绝大部分胃静脉曲张破裂出血患者外科手术治疗，病死率明显降低。因此，内镜下胃曲张静脉组织胶注射已经成为治疗出血的一种简便、安全和有效的方法。

二、适应证与禁忌证

1. 适应证

（1）择期治疗食管外消化道静脉曲张，尤其是胃静脉曲张。

（2）急诊治疗所有消化道静脉曲张破裂出血，食管静脉曲张出血时小剂量使用。

2. 禁忌证

同内镜下曲张静脉硬化治疗。

三、术前准备

1. 物品及器械准备

（1）常用药物　生理盐水、50% 葡萄糖、组织胶（图 4-3-1）、硬化剂、祛泡剂。

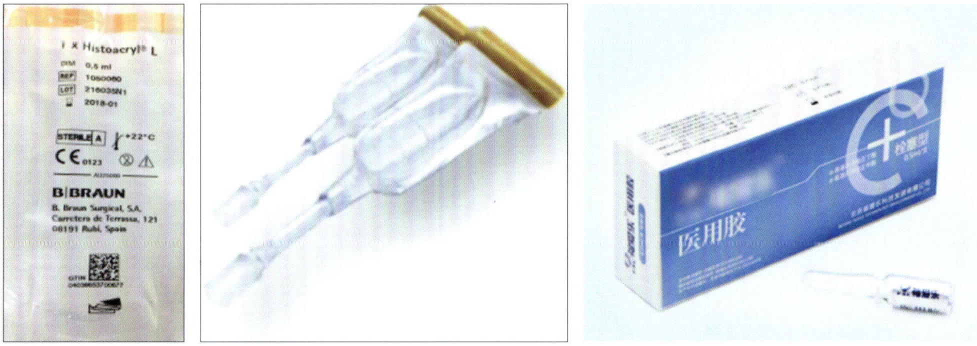

图 4-3-1　组织胶

（2）常规用物　解胶剂，其余同内镜下曲张静脉硬化治疗。

（3）设备准备　同内镜下曲张静脉硬化治疗。

（4）附件准备　同内镜下曲张静脉硬化治疗。

2. 患者准备

同内镜下曲张静脉硬化治疗。

四、操作步骤

（1）体位　一般取左侧卧位，根据视野情况可加以调整，但要特别注意避免发生呼吸道吸入性窒息。昏迷患者应在气管插管麻醉下进行。

（2）寻找出血部位　去除胃腔内血液及血凝块，充分暴露视野。

（3）制定治疗策略　寻找合适的注射部位，胃底曲张静脉选取最隆起处为注射点，食管曲张静脉要在出血点的近贲门侧；活动性出血时，确定出血点后尽量靠近出血点注射。

（4）准备药物　提前抽好药液，并预充注射针。

（5）内镜下治疗　将注射针插入内镜活检孔道内，采用三明治夹心法静脉内注射，根据病情，可多点注射。

（6）效果观察　严密观察患者血氧、呼吸、心率和血压，警惕并发症发生，内镜下观察有无活动性出血。

五、护理配合要点与技巧

1. 去除胃腔内血液及血凝块

同内镜下曲张静脉套扎术。

2. 个人防护

术者及助手应戴防护眼镜或面屏，以防组织胶溅入操作者眼睛造成伤害。

3. 准备治疗药物

（1）常用药物　组织胶，是一种快速固化的水样物质，静脉注射后与血液接触即发生聚合反应和硬化，能有效闭塞血管和控制曲张静脉出血。

（2）提前跟医生沟通治疗方案。

（3）可备不同型号注射器，用于区分药液，本中心常规使用 2mL 注射器抽吸组织胶，5mL 注射器抽吸生理盐水或 50% 葡萄糖注射液，20mL/10mL 注射器抽吸硬化剂。此外，备用 50mL 注射器抽吸盐水或空气进行冲洗，规范物品摆放位置，保证同质化、规范化（图 4-3-2）。

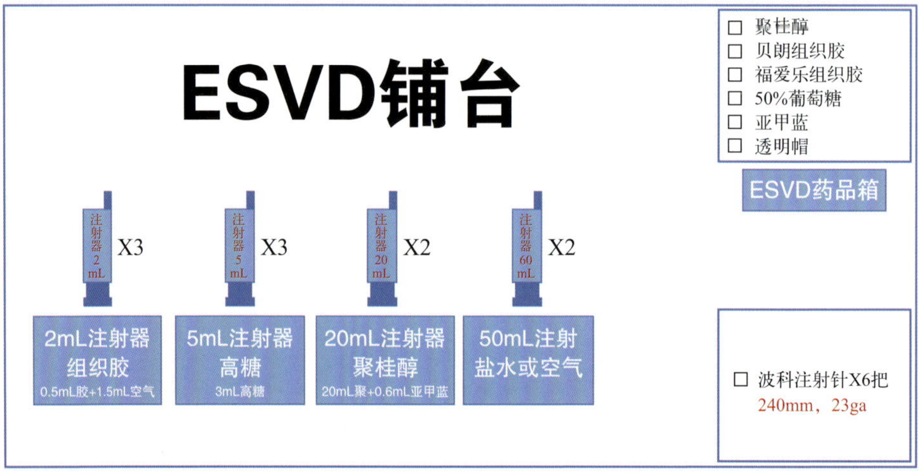

图 4-3-2　规范铺台

（4）遵医嘱配置，药物贵重，切勿浪费。

4. 抽胶技巧

（1）配置贝朗组织胶时先去掉注射器针头，掰断组织胶前端与注射器连接，直接将药液挤捏入注射器中（图 4-3-3）。

（2）福爱乐组织胶则直接用针头抽吸。

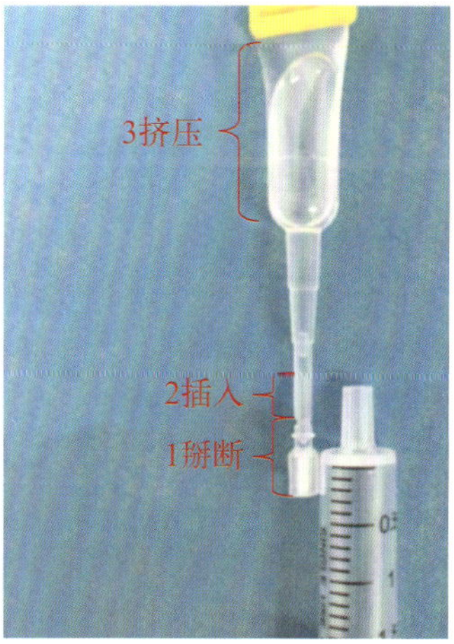

图 4-3-3　贝朗组织胶抽胶技巧

5. 注射针的使用

（1）注射针宜选择针头直径稍粗些的注射针，常选 23G 注射针，最好选用透明管道注射针，可以及时快速看见回血，判断是否穿刺在血管内。

（2）将注射针插入内镜活检孔道时，要确保针头处于外套管内，以免对内镜造成损伤。

（3）注射前需对注射针进行排气，切勿将空气注入血管内，以免造成空气栓塞。注射针一用一换，保障性能完好。

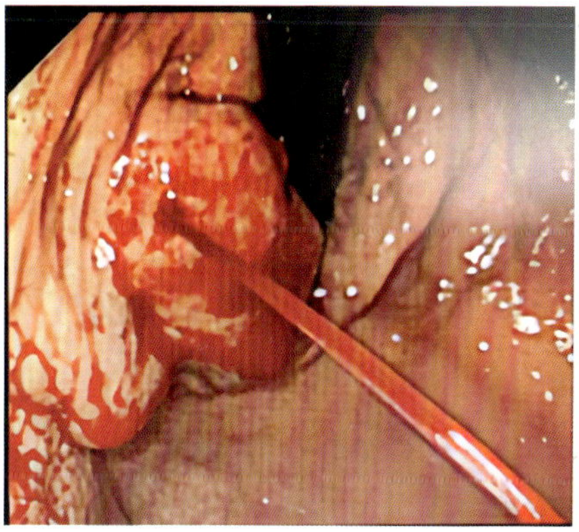

图 4-3-4　胃底静脉曲张出血

6. 注射组织胶要点

（1）刺入血管后保持注射器负压状态，确定有回血之后再推注，若在静脉旁注射会导致局部溃疡。

（2）推注时如发现有溢液，应及时调整，停止推注。

（3）注射及更换药物时应快速、强力推注，尽量避免堵胶。

（4）推完药物后，先回收针头，用针鞘压迫注射口止血。见图 4-3-4、图 4-3-5。

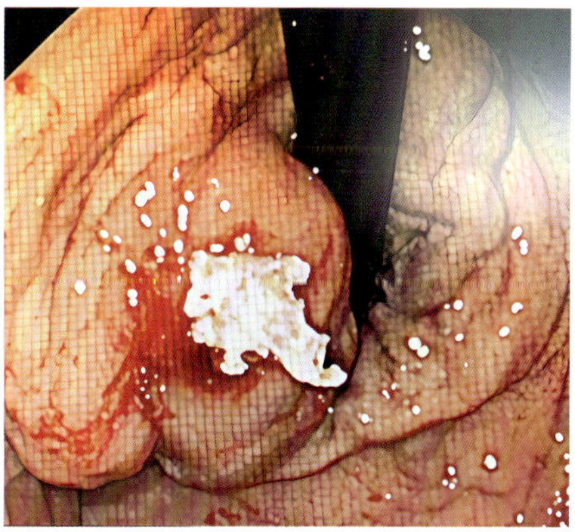

图 4-3-5　组织胶注射止血

7. 注意事项

术中注意无菌操作。

8. 急救车处于备用状态

术中密切观察患者反应、生命体征，如有异常报告医师，及时抢救。

9. 常备两套吸引装置

注意保持呼吸道通畅，如有误吸，立即处理。

10. 内镜堵胶的预防及处理

（1）注射药物时可将内镜上吸引管撤开，防止组织胶回吸至内镜里，堵塞活检孔道。

（2）如内镜表面有附着组织胶时，术后应及时用含除胶剂的纱布反复擦拭镜身和镜头的胶体，直至粘胶去除彻底，10～15s 后使用清水去除镜身和镜头的除胶剂，避免损伤内镜。

（3）如活检孔道吸入组织胶，可用注射器向活检孔道注入除胶剂溶解胶体，使用注射器针头挑出胶体，切记动作轻柔，量力而行，必要时可返厂维修。

六、并发症

（1）异位栓塞　组织胶及碘油随血液循环进入脑、肺等器官导致异位栓塞，偶发生门静脉及其属支栓塞。单次组织胶注射量不超过 1mL，一般无系统栓塞危险，应掌握组织胶及碘油的用量。

（2）出血　主要是未完全栓塞曲张静脉近期排胶或栓塞技术操作原因所致。应按照操作步骤规范操作，合理掌握组织胶用量。

（3）溃疡和穿孔　组织胶未注射至静脉腔内，而注射至静脉旁、黏膜下或固有肌层，会导致局部溃疡甚至穿孔。操作时要确认组织胶注射至静脉腔内。

（4）菌血症或败血症　患者抵抗力低下、未严格无菌操作或胃内细菌繁殖，可诱发菌血症甚至败血症，术前和术后酌情应用抗生素预防。

（蒲瑶）

第五章

内镜非静脉曲张止血治疗

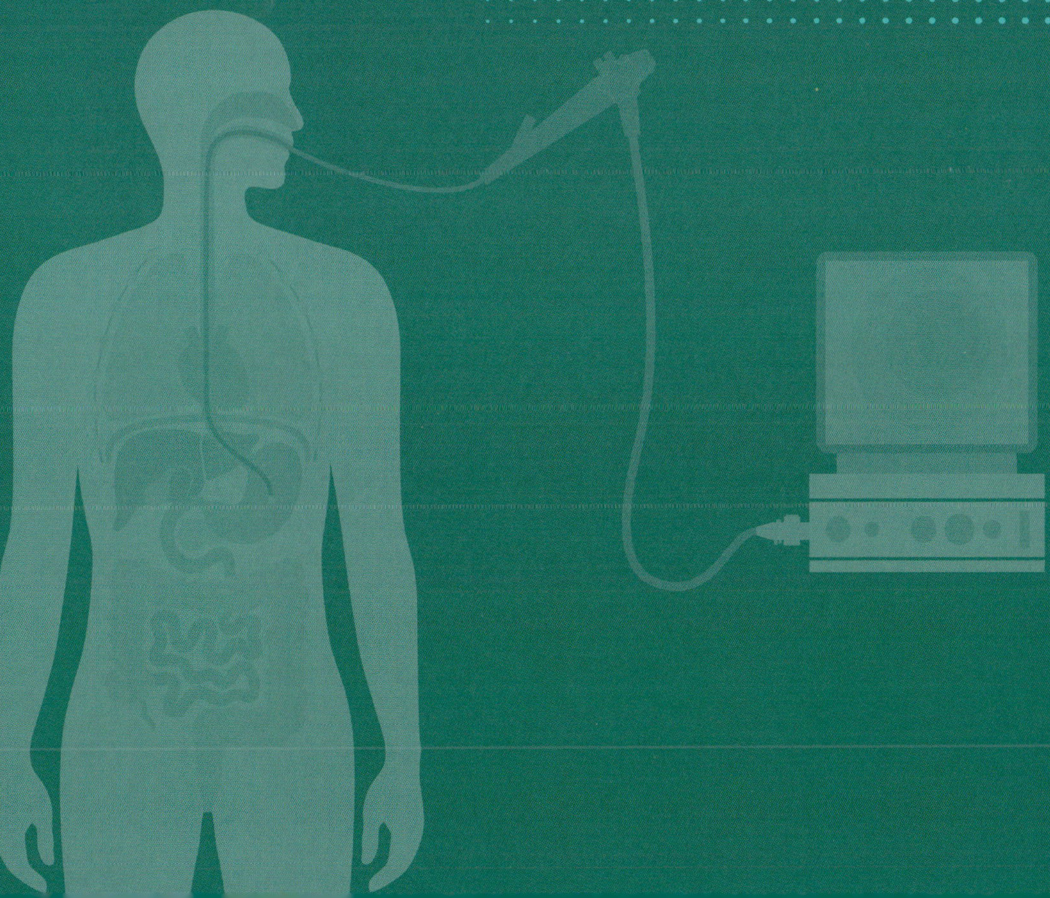

一、概述

非静脉曲张消化道出血（non-variceal gastrointestinal bleeding，NVGIB）是由多种疾病侵犯消化道血管引起的从食管到肛门之间的消化道出血，包括食管、胃、十二指肠、胆管、胰管、空肠、回肠、盲肠、阑尾、结肠、直肠等部位。主要病因包括消化性溃疡、消化道肿瘤、贲门黏膜撕裂、毛细血管扩张症、术后创面出血及胆道、胰腺疾病等（图 5-0-1），其中尤以消化性溃疡引起的出血最常见。

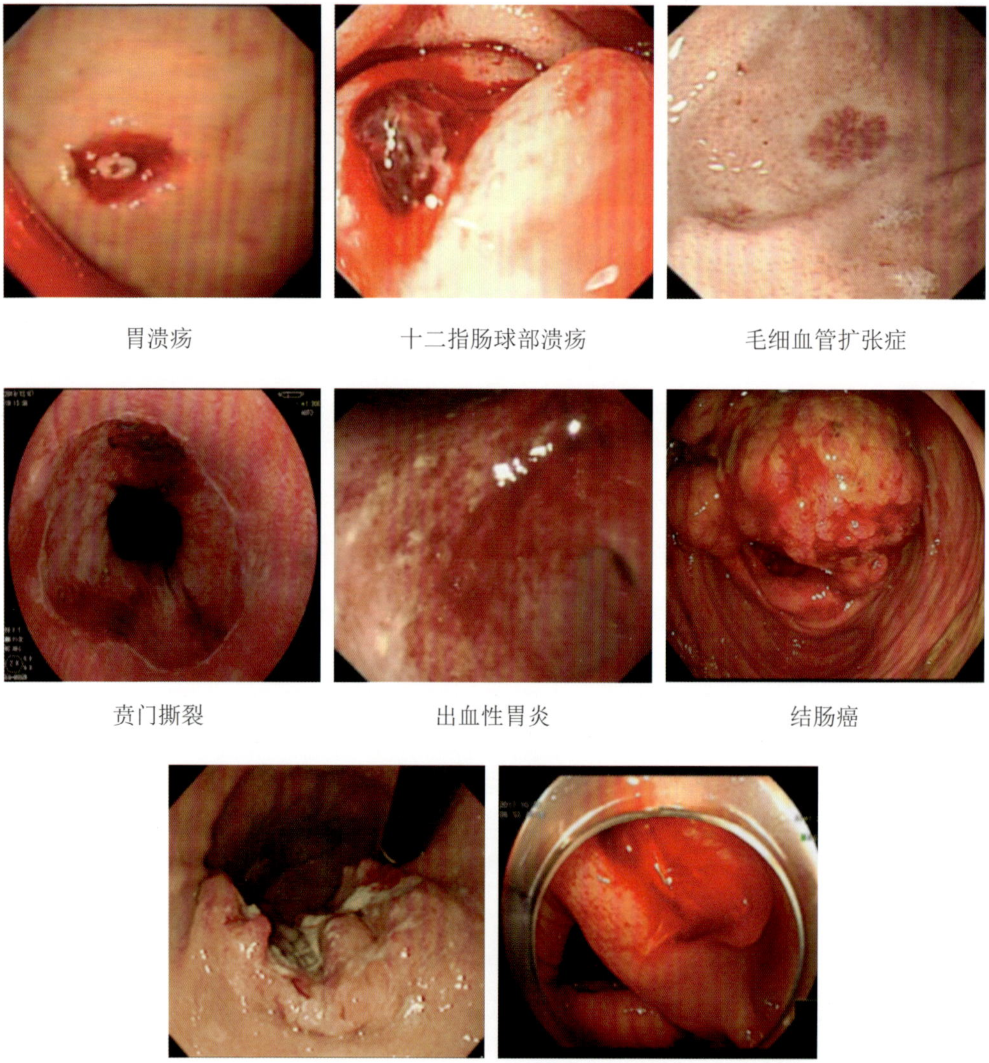

胃溃疡　十二指肠球部溃疡　毛细血管扩张症

贲门撕裂　出血性胃炎　结肠癌

胃癌　术后创面出血

图 5-0-1　各类非静脉曲张出血病因

临床症状常见有呕血、黑便、便血、贫血、发热、氮质血症等，大出血甚至还会引起失血性周围循环衰竭。90% 的消化道出血都位于上消化道，9% 位于结肠，1% 位于小肠。

急诊内镜止血技术已成为NVGIB 治疗的首选重要方法之一。急诊内镜检查可及时明确出血原因，并能在内镜下采取多种治疗手段进行即时止血，如内镜下药物喷洒止血法、注射止血法、机械止血法、氩等离子体凝固（APC）止血法、高频电止血法等。

二、适应证与禁忌证

1. 适应证

按照 2011 年的亚太地区非静脉曲张性上消化道出血专家共识意见，是否需要立即行内镜止血治疗，取决于患者的出血病因和内镜表现，观察中出现下列迹象，提示有活动性出血或再次出血。对于生命体征平稳者，争取在 12～24 小时内进行急诊内镜检查。

（1）消化性溃疡。

（2）贲门黏膜撕裂。

（3）血管畸形。

（4）Dieulafoy 病（杜氏病）。

（5）术后创面出血。

（6）小肠及结肠出血。

2. 禁忌证

（1）大量漏出性出血，如主动脉 - 食管瘘、主动脉 - 十二指肠瘘等。

（2）弥漫性黏膜病变，如巨大血管瘤、毛细血管瘤、应激性溃疡等。

（3）出血合并穿孔，如十二指肠球部溃疡穿孔出血。

（4）食管、胃或十二指肠大动脉（直径＞ 2mm）破裂出血。

三、术前准备

1. 物品及器械准备

（1）常规用物　口垫、纱布、床侧预处理用物（酶液、酶液湿巾）、一次性治疗巾、棉签、吸痰管等。

（2）常用药物　盐酸肾上腺素、去甲肾上腺素、凝血酶、生理盐水 / 冰生理盐水、去泡剂等。

（3）设备准备　内镜工作站、治疗内镜（有附送水、钳道大及角度好）、高频电刀、水泵、二氧化碳气泵、心电监护仪、氧气装置、2 套负压吸引装置。

（4）附件准备　透明帽、注射针、止血夹、氩气电极、热活检钳、中性电极片、异物钳、异物网兜。

2. 患者准备

（1）评估患者病史，生命体征、神志、出血量等。患者情况允许的情况下，可行无痛 / 镇静麻醉下或气管插管麻醉下内镜止血；对大出血伴有休克者应先输血、输液纠正休克，血压稳定后再做内镜治疗。

（2）签署检查 / 手术知情同意书。

（3）上消化道出血需术前禁食禁水 6～8 小时，下消化道出血推荐行肠道准备，紧急情况下可应用灌肠或其他方法。

（4）建立 2 条以上有效的静脉通道，供补充血容量和其他药物静脉输入。

（5）严密监测生命体征、吸氧、保暖。

（6）按普通内镜检查常规做术前准备。

四、操作步骤

1. 摆体位

患者一般取左侧卧位。

2. 寻找出血点

首先完成内镜的诊断性检查，去除胃腔内血液及血凝块，充分暴露出血点，若出血点暴露良好则不必进行上述操作。

3. 止血

根据出血部位、大小、性质等选择合适止血方式，研究表明多种方法联合治疗能够显著降低再出血率，联合治疗是指联合两种或多种止血机制治疗的方法。目前常用的止血治疗包括以下几种方法。

（1）内镜下药物喷洒止血法。

（2）内镜下注射止血法。

（3）内镜下机械止血法。

（4）氩等离子体凝固（APC）止血法。

（5）高频电止血法。

（6）效果观察　止血完成后要观察止血效果，确认止血成功后退镜。

五、护理配合要点与技巧

（一）除胃腔内血液及血凝块

同内镜下曲张静脉套扎术。

（二）内镜治疗配合

1. 内镜下药物喷洒止血法

推荐用于消化性溃疡、贲门撕裂、出血性胃炎等，一般与其他止血方法联合使用。

（1）常用药品配比

① 去甲肾上腺素 2mg（图 5-0-2）+ 生理盐水 20mL 稀释，该药液对胃内血管有强烈的收缩作用，使血流量明显减少，因而能延缓出血，最后止血。

② 凝血酶（图 5-0-3）+ 生理盐水溶解，浓度以 400U/20mL 为宜。喷洒凝血酶促使血液在表面凝固，药物需现配现用。

（2）药物可直接经内镜钳道内喷洒，也可以连接喷洒导管（图 5-0-4），通常在距离出血部位 1～2cm 处对准后喷洒。

（3）喷洒药物后，避免吸气时将药液吸出，尽量延长药液浸泡出血灶的时间，止血效果更佳（图 5-0-5）。

2. 内镜下注射止血法

推荐用于消化性溃疡（图 5-0-6）。

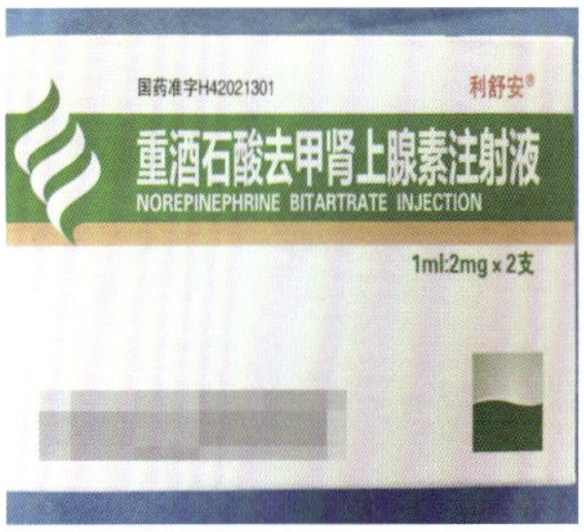

图 5-0-2　去甲肾上腺素

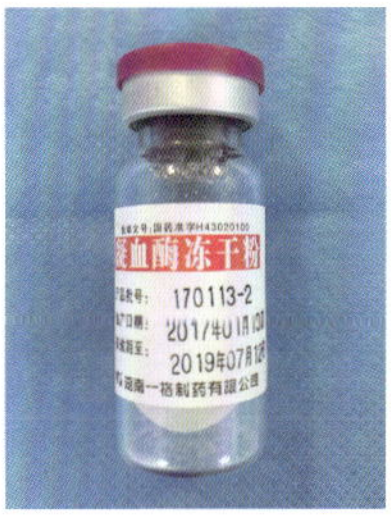

图 5-0-3　凝血酶

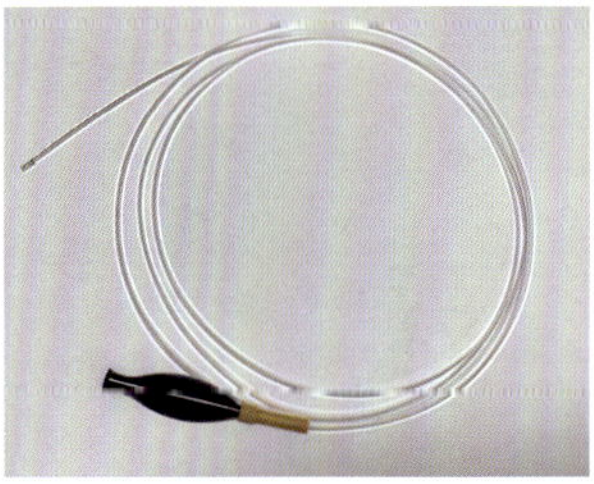

图 5-0-4　喷洒管

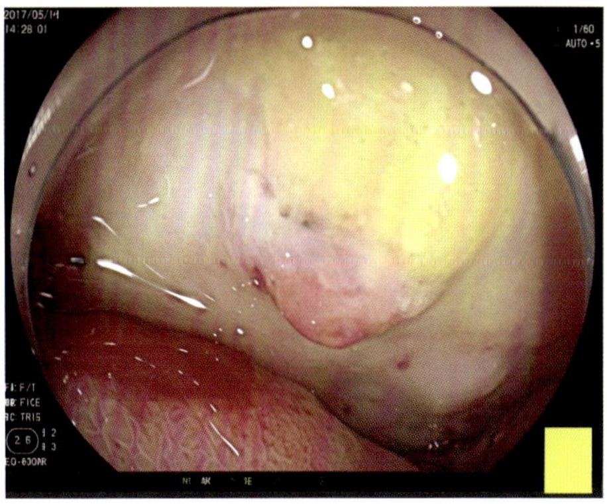

图 5-0-5　喷洒药物

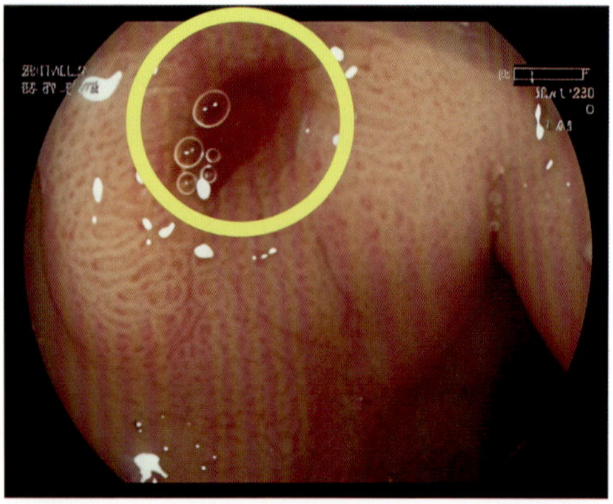

A

（1）药品配置 1 ∶ 10000 肾上腺素盐水。

（2）将注射针插入内镜活检孔道时，针头处于外套管内，以免对内镜造成损伤。注射前需对注射针进行排气，切勿将空气注入血管内或黏膜下。

（3）找到出血部位，使用注射针在裸露血管周围 1～2mm 黏膜下注射，随着注射观察到黏膜隆起、变白，每个点注射 0.5～1mL，总量不超过 10mL。

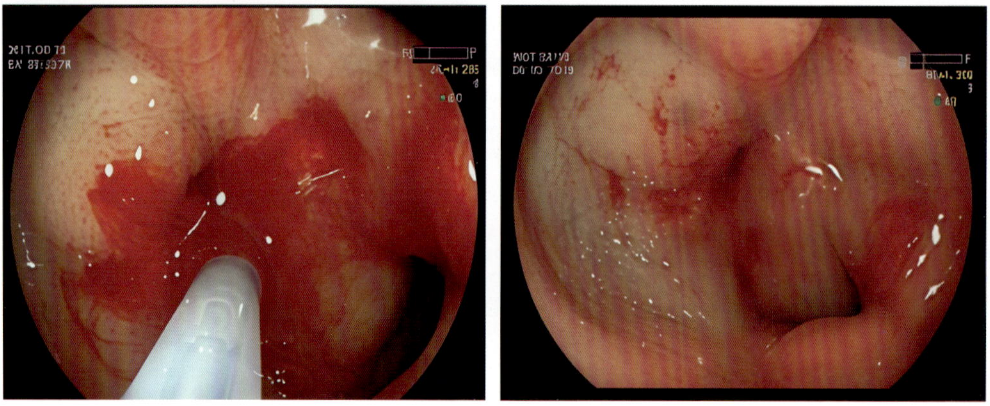

B　　　　C

图 5-0-6　注射止血法

A. 残端血管裸露；B. 黏膜下注射；C. 止血后

（4）推注药物时要给医生报数，通常以 0.1mL/s 的速度推注，不能过快，若药物过量过深导致局部组织坏死。

3. 内镜下机械止血法

推荐用于术后创面出血、消化性溃疡、贲门撕裂等。

（1）通常止血夹有大小不同的型号，助手应根据病变的大小、位置选择合适的止血夹。

（2）从包装内取出止血夹时，切勿弯曲、打折、用力拿握手柄，避免止血夹损坏。取出后确认夹子是否正常开闭，是否变形等。

（3）将止血夹经内镜钳道送出内镜前端，对准病灶出血处，及时调整止血夹到合适角度。推出金属夹时要有足够空间，空间过小容易碰触到创面加重出血，或刮伤邻近黏膜出血。

（4）将病灶出血点连同周围组织夹紧，阻断血流达到止血目的（图 5-0-7）。

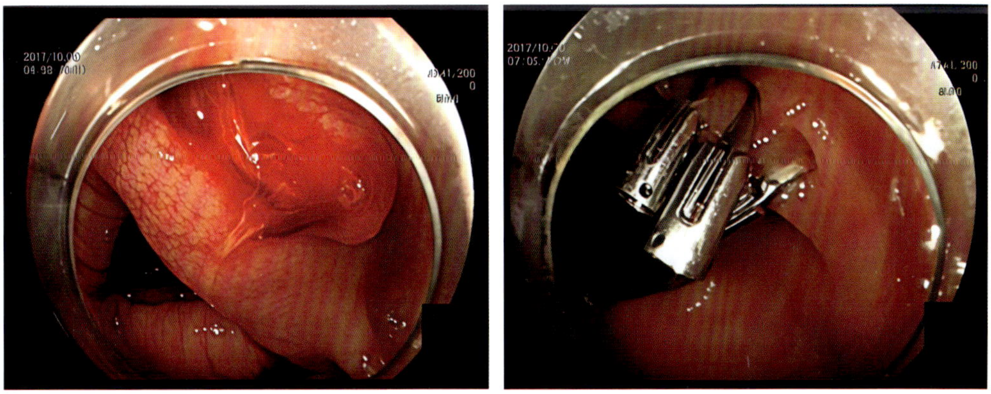

图 5-0-7　术后出血点；止血后

（5）对准出血点时应轻轻按住并稍加压，缓慢夹闭，尽量多夹闭一点组织，保证组织夹的牢固性。释放金属夹后勿直接退出，应先将推送管往前伸出少许使金属夹与推送管分离后，再将推送管拔出。

（6）可根据出血部位，病灶情况放置多枚止血夹。

（7）若止血夹应用于溃疡出血时，要夹边缘，因溃疡中心基底部均为坏死组织，其质地脆弱，无法夹闭止血并有引起穿孔的可能。

4. 氩等离子体凝固（APC）止血法

推荐用于小肠出血、血管畸形出血。

（1）使用前应检查氩气瓶内气体是否充足。将 APC 导管（图 5-0-8）与高频电刀连接好，把电极板贴在患者肌肉丰富处，开启电流，检查通电是否正常，调好参数，本中心参数选择选择功率 40～60W，流量 0.8～1.5L/min（图 5-0-9），仅供参考。

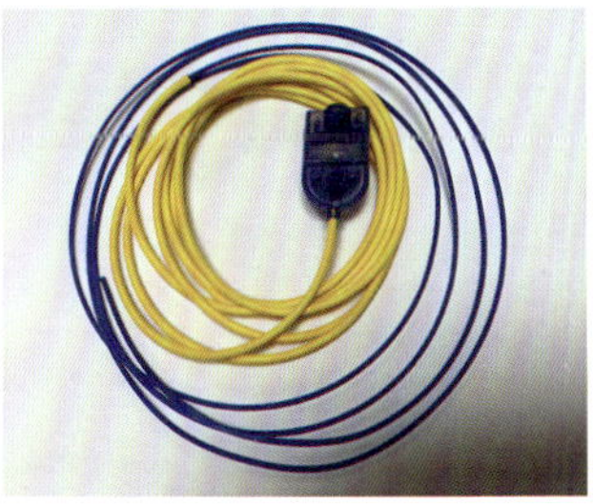

图 5-0-8　APC 导管

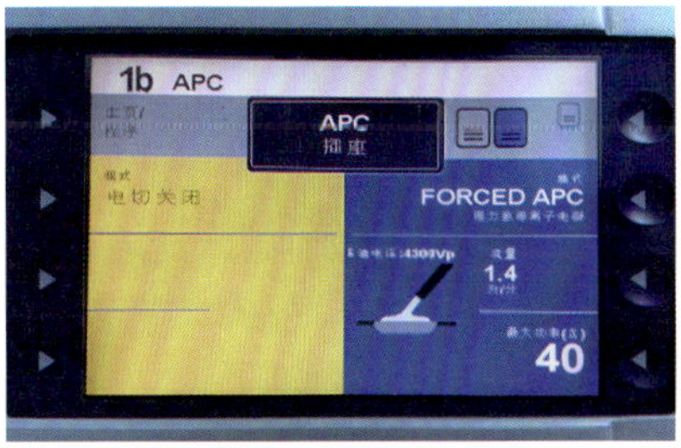

图 5-0-9　APC 参数

（2）应该在内镜手术前测试氩等离子体的激发和电弧，判断氩气软管有无损坏，以免损伤内镜，然后再把APC探头插入活检孔道。

（3）在使用APC管时，一定不能将管打折，以免氩气不能顺利传输到前端；APC管伸出活检孔道时，伸出长度应以在内镜显示屏视野上看到氩气管前端的黑色马克点为宜（图5-0-10），以免损伤内镜设备。

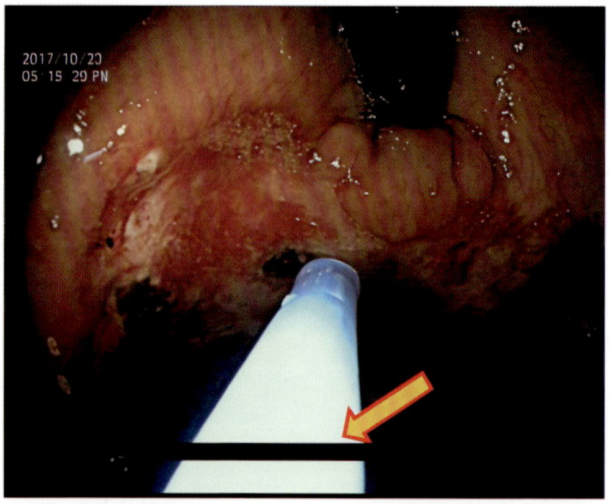

图5-0-10　氩气管马克点

（4）治疗时APC管前端切勿紧贴黏膜，应与出血黏膜或血管1～2mm的距离处开始热凝固（图5-0-11），以免发生气肿和穿孔。

（5）止血过程中，如产生烟雾，要待视野清晰后再使用APC。

（6）止血时需及时清除APC管前端附着的碳化组织，以免影响止血效果。

5. 高频电止血法

推荐用于消化性溃疡、术后创面出血。

（1）内镜检查发现出血灶后，将热止血钳（图5-0-12）连接高频电刀，把电极板贴在患者肌肉丰富处，开启电流，检查通电是否正常。

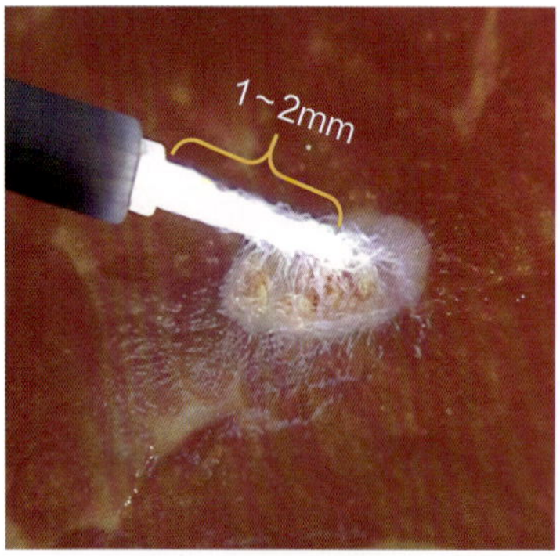

图5-0-11　氩气治疗

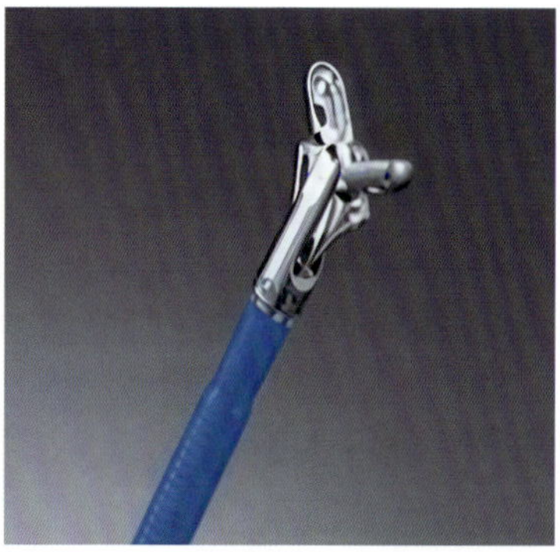

图5-0-12　热止血钳

（2）调好参数，本中心参数：① 较细血管：建议选用强力电凝模式，效果2-3，功率40～60W；② 较粗血管：选择柔和电凝模式，效果3-5，功率80W，仅供参考。

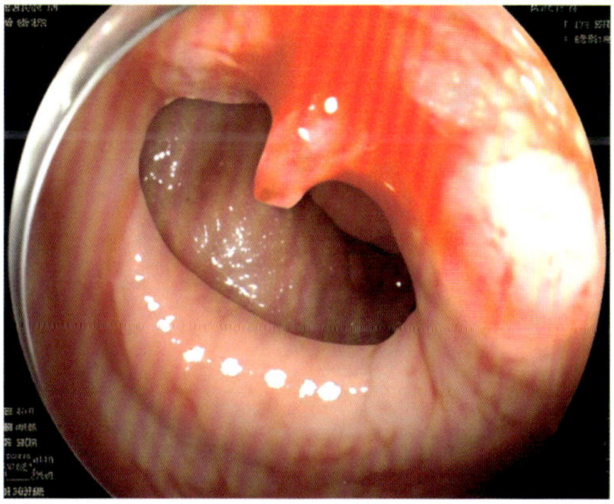

A

（3）将热止血钳插入内镜活检孔道时，勿连接热止血钳，避免不慎触碰电刀脚踏时损伤内镜。

（4）将热止血钳放入内镜活检管道，在内镜直视下夹住出血部位，踩脚踏开关，利用热能，使热量穿过组织，热量能够导致水肿，组织的凝固和血管的收缩达到止血的目的（图5-0-13）。

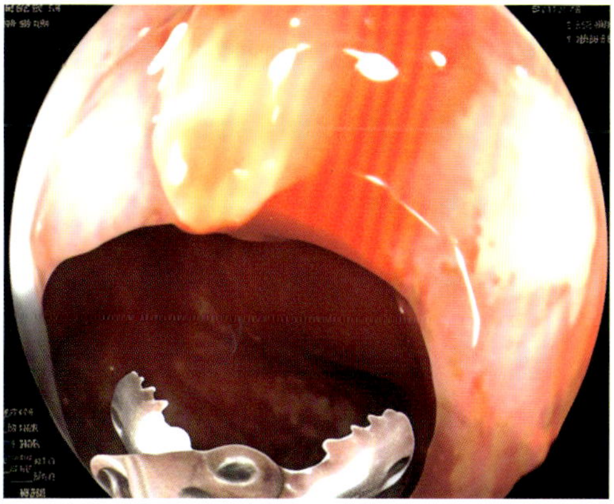

B

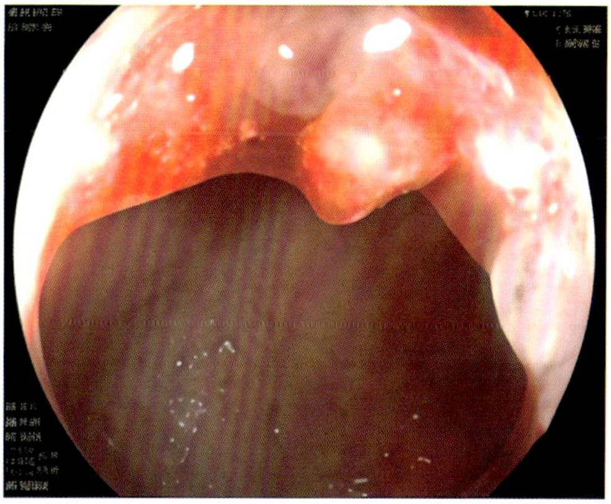

C

图5-0-13　高频电止血法

A. 溃疡血管裸露渗血；B. 热止血钳止血；C. 出血停止

（5）电凝后热止血钳与灼焦组织可能会黏附在一起，若用力牵拉探头易带下焦痂组织，引起再出血，应先冲水冷却后再打开钳子。

（6）电凝止血后，观察数分钟，确无再出血，方可退出热止血钳及内镜。

六、并发症

（1）疼痛　多见于注射肾上腺素注射剂量过大导致腹痛和呕吐，一般不需做特殊处理，可做好心理疏导，分散注意力；疼痛不能缓解者，可遵医嘱使用止痛药。

（2）出血　多因止血方法的选择及操作不当，应及时行内镜下进一步处理。

（3）局部坏死与穿孔　① 注射肾上腺素过量过深导致局部组织坏死。② 高频电止血可引起一些严重的并发症，如胃肠道穿孔、出血及胃肠胀气等，造成胃肠穿孔的主要原因，一是选择功率过大，二是一次电凝时间过长。如发生局部坏死与穿孔应再次行内镜下治疗，必要时行外科手术。

（蒲瑶　王莉慧）

第六章

内镜下异物取出术

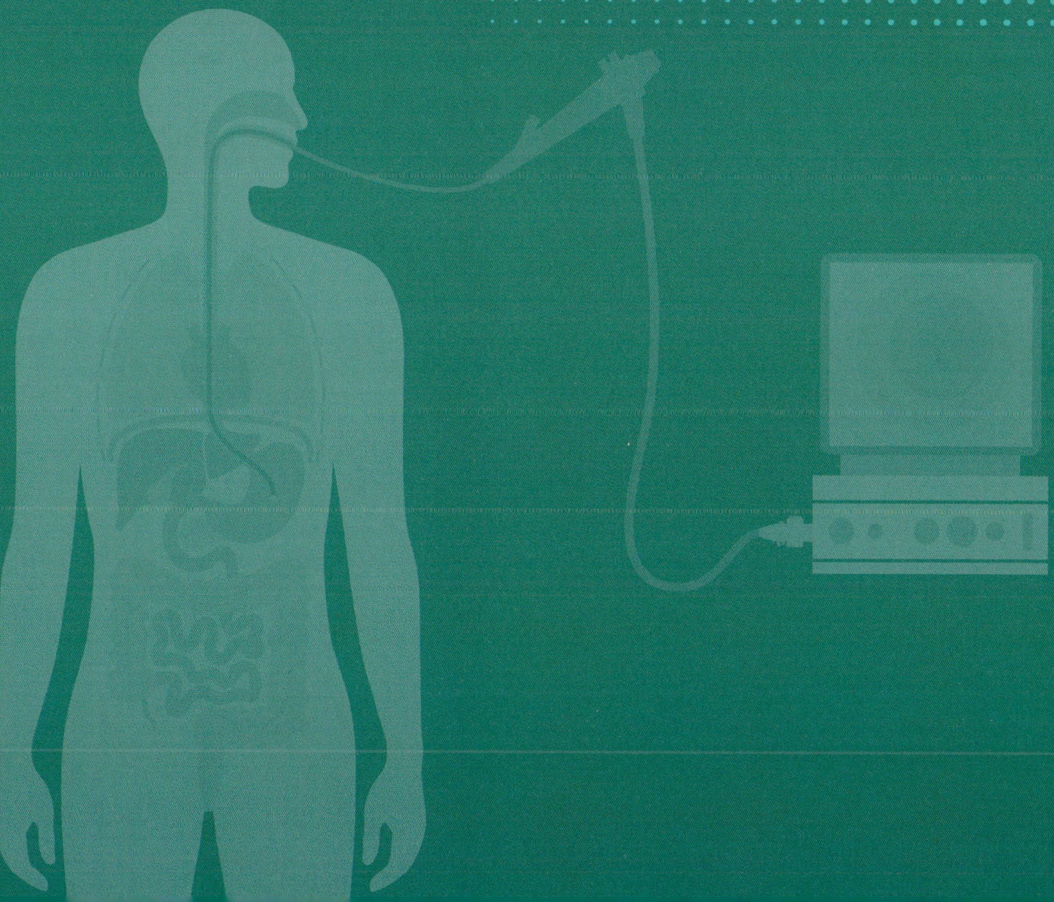

一、概述

上消化道异物系指各种原因造成的非自身所固有的物体潴留于上消化道内。小而光滑的异物对机体影响不大，可自行排出，较大和锐利的异物会对消化道黏膜造成伤害，严重者可导致消化道溃疡、出血甚至穿孔。在内镜检查和治疗开展以前，主要依靠外科手术剖胸或剖腹取异物。随着内镜器械和技术的进展，内镜下取异物以其方法简便、创伤小、并发症少、成功率高等优点逐渐成为上消化道异物诊断和治疗的主要方式。目前，多数异物可以通过内镜取出，减少了患者的痛苦和医疗费用。

上消化道异物处理原则如下。

（1）紧急内镜取异物　尽管有学者认为消化道异物自然排出率较高，成人和儿童分别达 90%～95% 和 60%～80%。但近年来，众多学者认为大多数消化道异物可经内镜安全取出，故主张凡是误吞、故意吞入异物者，在确定没有穿孔的情况下，均应做紧急内镜检查，并积极试取。尤其是对较大而锐利的异物、不规则硬性异物及有毒的异物，这些异物一般不易自行排出，而且久留易引起消化道损伤和中毒等严重后果。纽扣电池也应紧急取出，因为时间过长会因电池外壳破裂，而使大量的碱性溶液泄漏，造成消化管损害甚至穿孔。

（2）择期内镜取异物　对小而光滑的异物，估计能自行排出而对患者不会引起严重后果的，可先让其自行排出，待不能自行排出时，可择期内镜取出，对于吻合口残留的缝线、吻合钉患者，不管有无明显的临床症状，都应择期内镜取出。

（3）口服药物溶解异物　对于小的植物性、动物性及药物性胃内结块，可先给患者口服药物溶解（如 α 糜蛋白酶、胰酶片、食醋等），使结块自行消化溶解。若药物治疗无效时，再择期行内镜下取出或碎石。

二、适应证与禁忌证

（一）适应证

1. 绝对适应证

耐受并配合内镜操作、预计难以自然排出且无并发症的普通异物患者。

2. 相对适应证

（1）胃内容物未完全排空的急诊内镜患者，应气管内插管，防止误吸。

（2）不配合内镜操作者，应在气管内插管全身麻醉下操作。

（3）无并发症的高危异物患者，宜在气管内插管全身麻醉下操作。

（二）禁忌证

（1）高风险病例　如严重心脏病、呼吸系统疾病、凝血功能障碍等患者，由于手术风险较高，可能不适合消化内镜下异物取出术。

（2）已有明显食管、胃肠道穿孔表现者。

（3）异物过大或锐利时可能无法安全地使用内镜工具进行取出，此时需要考虑其他手术方案。

（4）严重消化道狭窄或炎症　如果患者存在严重的消化道狭窄或炎症病变，可能会增加手术困难和并发症的风险。

（5）无法耐受内镜检查　有些患者可能对内镜检查无法耐受，如极度恐惧、失去意识、危重病情等情况。

（6）对估计已全部或部分穿出消化道外的异物，不宜在内镜室取。

（7）对一些胃内巨大异物（如胃石），估计不能通过贲门取出者不宜勉强用器械取，以免在食管和部分狭窄部位发生梗阻、嵌顿及黏膜损伤。

（8）对于吞入可卡因小包的患者，取出异物最好的方法是外科手术，而不是内镜下取出，因操作中易致小包破裂而发生急性中毒。

（三）内镜处理时机

内镜处理时机取决于临床表现、异物种类、部位、滞留时间等，主要包括急诊内镜和择期内镜。原则上，高危异物以急诊内镜处理为主，普通异物常于择期内镜下处理。

1. 急诊内镜

存在以下情况的上消化道异物患者，须行急诊内镜。

（1）易损伤黏膜、血管而导致穿孔等并发症的尖锐异物。

（2）腐蚀性异物。

（3）多个磁性异物或磁性异物合并金属。

（4）食管内异物滞留≥ 24h。

（5）食管内异物出现气促、呼吸窘迫等气管严重受压合并梗阻表现。

（6）食管内异物出现吞咽唾液困难、流涎等食管完全梗阻表现。

（7）胃内或十二指肠内异物出现胃肠道梗阻、损伤表现。

2. 择期内镜

存在以下情况的上消化道异物患者，应在24h内尽早安排内镜诊疗：

（1）直径≥ 2.5cm的异物。

（2）长度≥ 6cm的异物。

（3）单个磁性异物。

（4）自然排出失败的异物。

（5）未达到急诊内镜指征的食管异物。

（6）出现临床表现但未达到急诊内镜指征的胃内或十二指肠内异物。

三、术前准备

1. 患者准备

（1）辅助检查　凡是怀疑上消化道异物的患者，根据异物可能停留的部位都要先拍颈部或胸部正侧位X线片、腹部X线平片，初步判断异物位置、性质、形状、大小及有无穿孔；但勿行吞钡检查，以免影响视野，延误取异物的时机；如果异物已进入食管需加做食管CT检查、三维重建，明确异物与心脏、大血管的关系，指导下一步处理方案。

（2）禁食、禁水　择期内镜患者须禁食至少6～8h以排空胃内容物，禁水至少2h；急诊内镜患者可酌情放宽禁食、禁水时间。

（3）关于挂棉吞钡检查的选择　X线检查阴性而症状典型的患者，如仍有内镜介入的必要，原则上不宜做该项检查，以免影响内镜检查。

（4）病史、服药史确认　既往病史、手术史、用药史，特别是抗凝药、抗血小板类药物，如阿司匹林、氯吡格雷、波立维、肝素钠等，如有则需重新评估手术风险。

（5）知情同意和手术同意书的签署　术前充分与患者及家属沟通，评估胃镜取异物的风险、可替代方案，签署同意书后再行操作。

（6）在操作前患者需要含利多卡因胶浆麻醉咽喉部，然后视情况可吞咽或吐掉。其他准备同常规胃镜和无痛胃镜检查，患者头应尽量向后仰，以利于操作和异物取出。

（7）儿童、精神失常、检查不合作者，异物直径大于2.5cm，异物发生嵌顿、锐利异物等易损伤食管黏膜者，可于静脉麻醉下取异物。

2. 器械准备

（1）普通胃镜。

（2）钳取器械常规包括活检钳、异物钳（鼠齿钳、鳄嘴钳等）、圈套器、取石网篮、异物网兜等。

（3）保护器材　常用保护器材有外套管、保护罩、透明帽等。

四、操作步骤

1. 观察、寻找异物

胃镜戴透明帽（如明确胃内异物也可不用），缓慢进镜，利用透明帽仔细从食管入口开始观察，结合X线和（或）CT资料，寻找、定位异物，看到异物后，不要急于探取，应先观察异物外形、是否嵌顿、是否刺穿消化道或血管、是否有搏动，周围是否有食物或血液或脓液影响等，见图6-0-1。

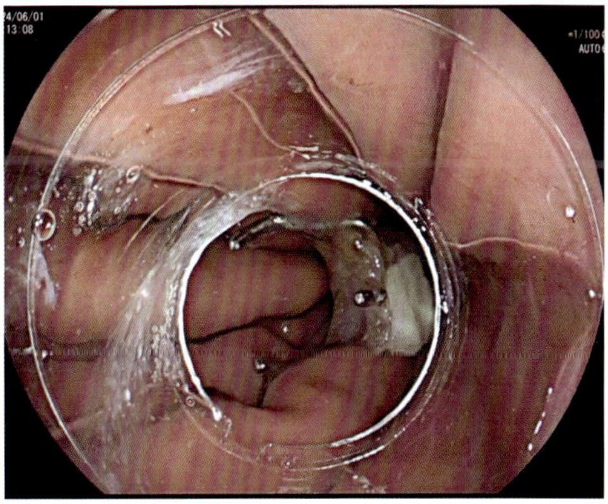

图6-0-1　寻找异物

2. 取异物

根据异物外形，选择合适的工具，将异物的长轴调整到与消化管长轴方向平行，夹取异物后将异物拉至透明帽内，固定异物钳，助手协助退镜，取出异物，如异物较大且边缘锐利，应先退出内镜，选择保护套管、乳胶指套或避孕套等保护工具，再进镜将异物放入保护工具内，同胃镜一起退出，取出异物，见图6-0-2。

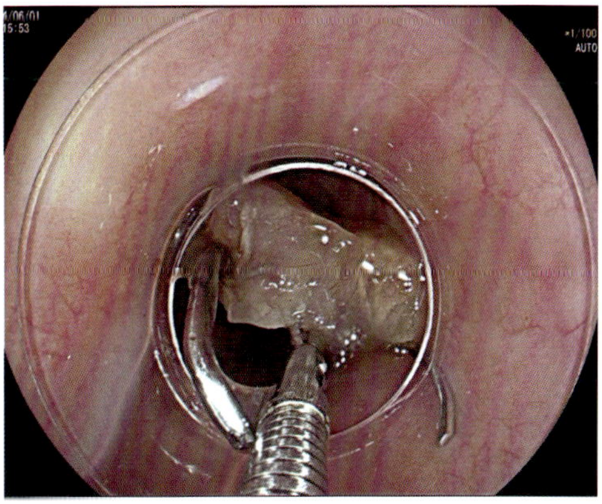

图6-0-2　夹取异物

3. 观察

若异物直径较大或有尖锐的突起，或退镜时发生黏膜损伤或出血，应重新插入胃镜观察损伤情况，必要时做止血治疗，见图6-0-3。

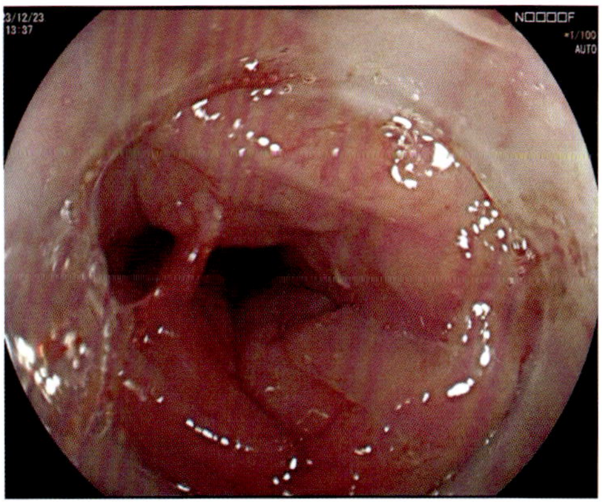

图6-0-3　观察创面

五、护理配合要点与技巧

1. 长条形异物

长度≥ 6cm 的异物（如体温计、牙刷、竹筷、钢笔、汤勺等）不易自然排出，常用圈套器或取石网篮套取，如图 6-0-4。这类异物取出关键是圈套器套取的位置要在一端，在初次套取时，若位于长条形异物中部，则须移动圈套器位置至离端部＜ 1cm 处，否则通过贲门及咽喉部会发生困难。酌情佩戴透明帽或外套管，套取异物后平稳退入透明帽或外套管内，以免损伤黏膜。

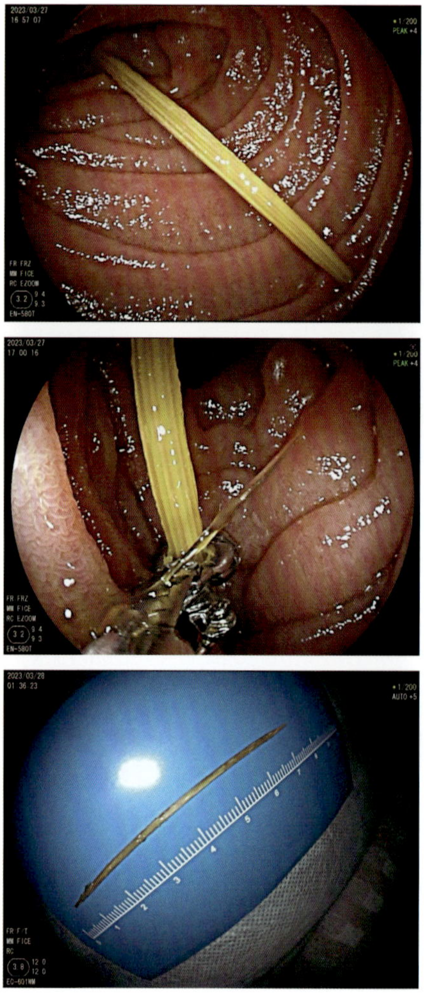

图 6-0-4　内镜下取出牙签

2. 短、钝异物

绝大多数短、钝异物（图 6-0-5）可通过异物钳、圈套器、取石网篮、异物网兜等取出。

若食管内异物不易直接取出，可推入胃内调整方位后再试行取出。胃内直径＞ 2.5cm 的短、钝异物较难通过幽门，应尽早内镜干预；直径较小的胃内或十二指肠内异物若无胃肠道损伤表现，可等待其自然排出，若停留 3～4 周以上仍无法排出者，须内镜下取出。

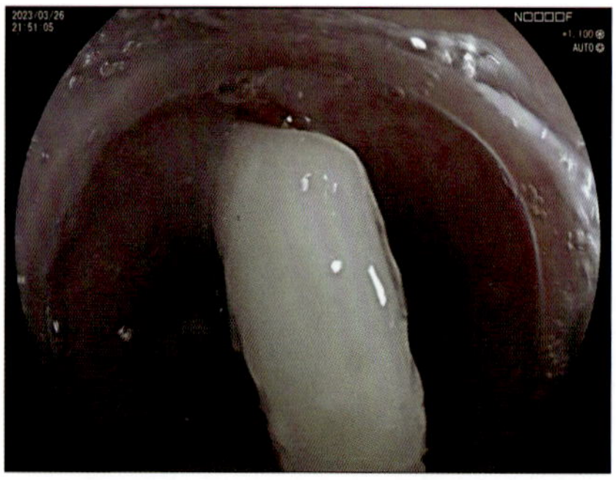

图 6-0-5　短、钝异物

3. 尖锐异物

鱼刺、禽类骨头、义齿、枣核、牙签、回形针、刀片、药片锡箱包装纸等尖锐异物应引起足够重视，对于易损伤黏膜、血管而导致穿孔等并发症的尖锐异物，应急诊内镜处理。内镜下取出尖锐异物时易划伤消化道黏膜，推荐使用保护器材以降低黏膜损伤风险。

（1）别针　多数情况下，吞服的别针为关闭状态，很容易随胃肠道排出。但有时安全别针张开嵌顿在食管，其内镜取出的原则为开口端向下，然后连内镜一起退回。

（2）缝针、刀片　使用异物钳或活检钳夹住异物一端，使异物的长轴与食管平行一致，提起抓取钳，使之进入橡皮保护套内，慢慢退出胃镜。

（3）义齿　义齿是常见的老年人食管、胃内异物。由于有钢丝存在，钳取不慎，易刺入消化管壁，导致出血与穿孔，尤其是在退出咽喉部时，更易损伤黏膜。因此在取出义齿时，应插入保护套，或使用网兜将义齿包住再取出。常规内镜处理失败者，可在双通道内镜下联合使用多个钳取器械尝试取出。

（4）枣核　嵌顿于食管的枣核通常两端尖锐，较短时间内即可导致黏膜损伤、出血、局部化脓性感染穿孔等并发症，应急诊内镜处理。胃内或十二指肠内枣核若无胃肠道损伤表现，绝大多数可在 48h 内排出体外，无法自然排出者应尽早取出。

（5）鱼刺、骨头　应设法使异物的较钝的一端靠近内镜头端，使异物其中一端置入透明帽内，用异物钳或圈套器抓住异物，后尽量保持异物的纵轴和食管平行退镜。嵌顿入食管一侧的异物，内镜前端放置透明帽后缓慢进入食管入口即可取出，而对于两端均嵌顿于食管腔的异物时，应先松脱嵌入浅的一端，通常是近端侧，后顺势拔出另一端，调整异物方向使头端纳入透明帽内取出。或使用激光刀将异物中间切割后，先松脱主动脉弓或心脏侧，再分次取出。

4. 食管内食物团块

报道认为多数较小的食管内食物团块可以轻柔推入胃内待其自然排出，简单便利且不易引起并发症。在胃镜推入过程中，可以向食管管腔中适当充气，但部分患者有可能伴发食管恶性肿瘤或食管术后吻合口狭窄等情况。如若有阻力而暴力蛮推，施加过多的压力将增加穿孔风险，建议可用取石网篮、异物网篮将异物直接取出，如果食团较大，可用异物钳、圈套器等捣碎后再行分次取出。

5. 金属性异物

除常规钳取器械外，金属性异物可尝试在磁性异物钳吸引下取出。危险性较大或取出难度较高的金属性异物，可在 X 线透视下行内镜处理，建议可用取石网篮或异物网篮。见图 6-0-6。

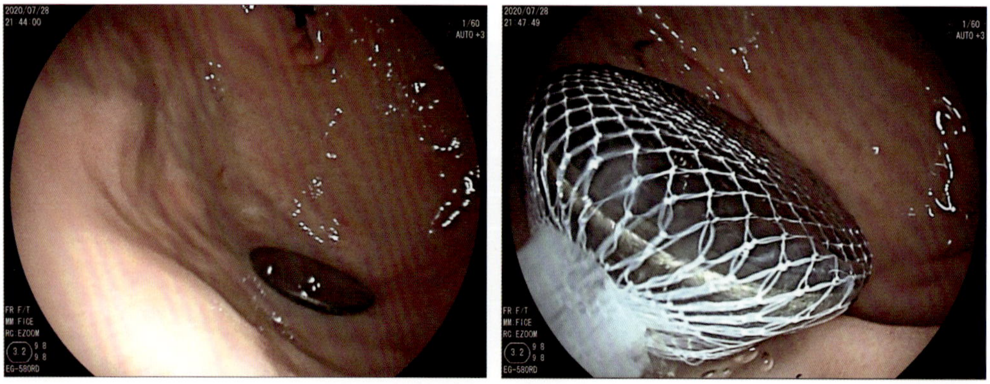

图 6-0-6　胃内硬币取出

6. 腐蚀性异物

腐蚀性异物易造成消化道损伤甚至坏死，确诊后应急诊内镜处理。电池是最常见的腐蚀性异物（图 6-0-7），常发生于 5 岁以下儿童，其损伤食管后可能造成食管狭窄，须在数周内复查内镜，若狭窄形成，应尽早扩张食管。

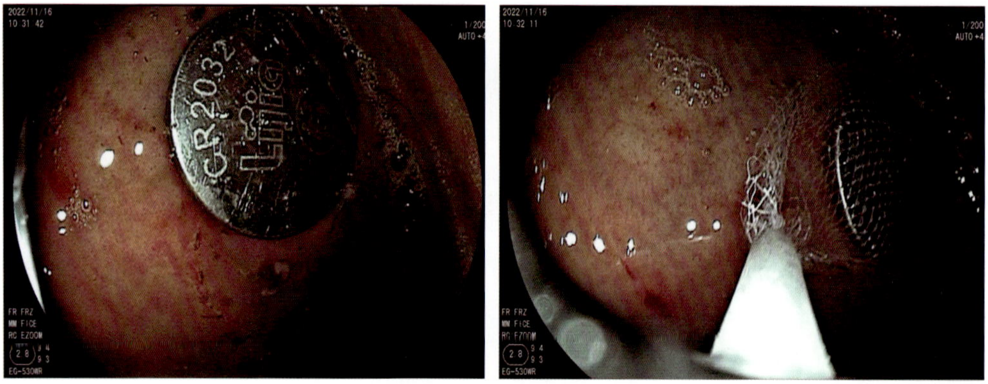

图 6-0-7　胃内电池取出

7. 磁性异物

当多个磁性异物或磁性异物合并金属存在于上消化道内，各物体之间相互吸引，压迫消化道管壁，容易造成缺血坏死、瘘管形成、穿孔、梗阻、腹膜炎等严重的胃肠道损伤，需急诊内镜处理。取出方法：除常规钳取器械外，磁性异物可尝试在磁性异物钳吸引下取出。单个磁性异物也应尽早取出。

8. 胃结石

胃结石（图 6-0-8）分为植物性胃结石、动物性胃结石、药物性胃结石及混

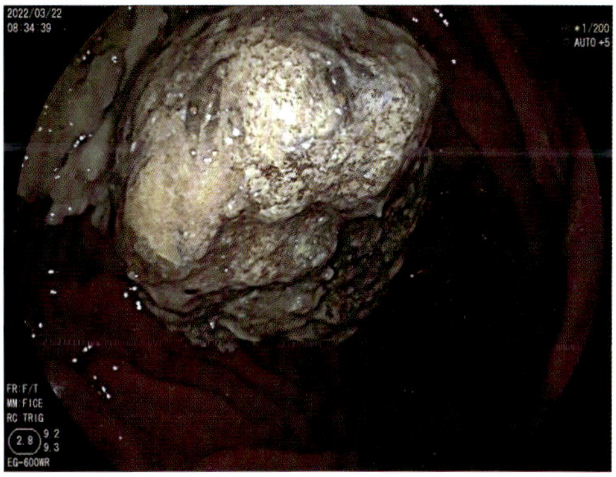

图 6-0-8　胃内结石

合性胃结石，以植物性胃结石最常见，多因空腹大量进食柿子、山楂、冬枣、桃子、芹菜、海带、椰子等所致。植物性胃结石中柿子、山楂、冬枣等含鞣酸、果胶、树胶，在胃酸作用下形成不溶于水的鞣酸蛋白，后者与果胶、树胶、植物纤维及果皮、果核等黏结成胃结石。

胃结石对胃壁产生机械压迫，并刺激胃酸分泌增加，易引起胃黏膜糜烂、溃疡甚至穿孔，体积小、质地松软的胃结石可用碳酸氢钠等药物溶解后等待其自然排出。

药物治疗失败者，首选内镜下取石。因体积较大而难以在内镜下直接取出的胃结石，使用异物钳、圈套器、取石网篮等直接碎石后取出；质地较硬而无法捣碎者，可考虑经内镜切割碎石、激光碎石或高频电碎石治疗，当胃结石碎石后小于 2cm，再用三爪钳或异物钳尽量钳夹取出。要注意防止切割后大于 2cm 的结石经胃排入肠腔造成肠梗阻。

9. 毒品袋

毒品袋破裂后会造成致命危险，为内镜处理禁忌证。无法自然排出或怀疑毒品袋破裂的患者，应积极进行外科手术。

六、并发症

内镜处理上消化道异物尽管属于微创治疗，但受设备器械、技术方法、具体病变情况等因素的影响，仍存在一定的并发症发生率，主要包括黏膜损伤、出血、感染、穿孔、误吸等。食管上段异物、异物滞留 ＞ 48h、内镜治疗前黏膜已损伤者更易出现内镜治疗的并发症。

（1）黏膜损伤、出血　内镜操作导致黏膜损伤、出血者，禁食并给予抑酸药与黏膜保护药。术中少量渗血，内镜喷洒冰生理盐水去甲肾上腺素液即可；出血较多则酌情选用电凝止血或止血夹闭合止血。若内镜下止血效果欠佳，除内科补液、输血等处理外，须外科手术干预。

（2）感染　胃肠道细菌通过黏膜损伤处进入体内，可引起局部或全身感染，除禁食、抑酸、补液外，应给予患者足量抗生素治疗。局部脓肿应充分引流，保守治疗失败者，须外科手术处理。

（3）穿孔　穿孔常伴随脓液产生，原则上应保持引流通畅：已存在外引流者可酌情闭合创面；无外引流者不宜过早闭合创面，禁食、补液、充分引流后多可自行闭合。若病情未改善，须外科手术治疗。

（4）误吸　胃内容物未完全排空的患者在急诊内镜操作过程中有误吸风险。一旦发生，立即退出内镜并沿途吸引，使患者处于头低足高位，叩拍背部，及时清理口腔内痰液与呕吐物，必要时行气管内吸引、气管切开等抢救措施。

（李珺　唐美云）

第七章

消化道狭窄微创治疗

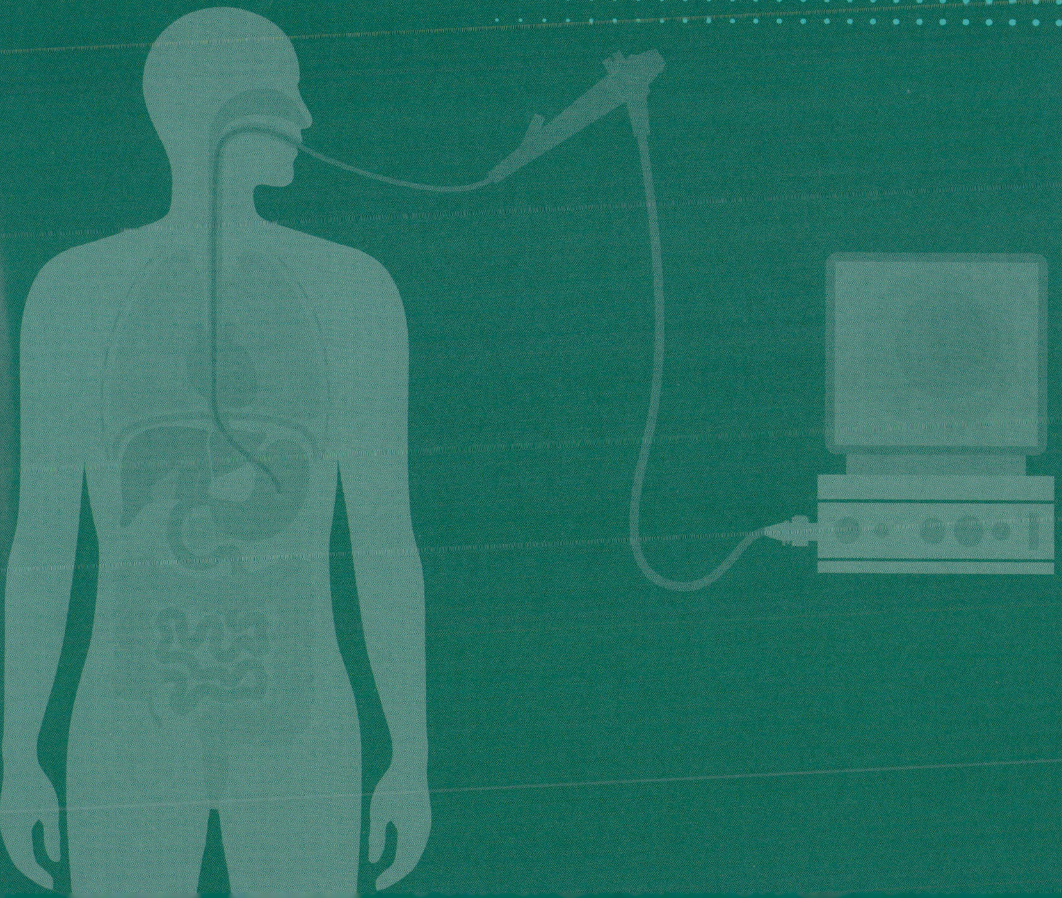

消化道狭窄是一种临床常见病，是指任何原因引起的食管、胃、小肠、结肠、直肠等部位发生的狭窄。根据病变部位可分为上消化道狭窄（如食管、胃出口梗阻）和下消化道狭窄（结肠狭窄）；根据病因又可分为良性狭窄（图 7-0-1）和恶性狭窄（图 7-0-2）。消化道狭窄常见病因包括肿瘤、炎症、手术等，其中以消化道恶性肿瘤引起的恶性狭窄较多见。目前，主要的内镜下治疗措施有经内镜狭窄扩张、经内镜支架置入、经内镜肌切开治疗贲门失弛缓症等。

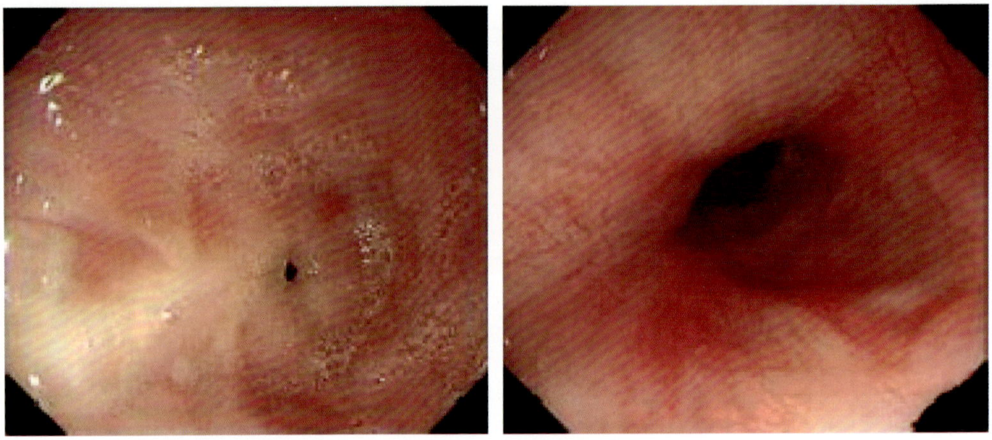

图 7-0-1　良性狭窄

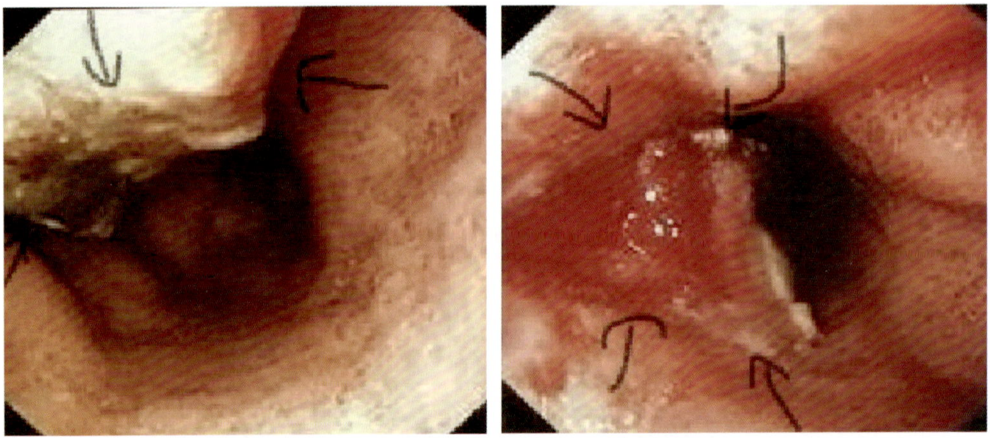

图 7-0-2　恶性狭窄

对于良性病变引起的狭窄通常可采用非手术疗法，如内镜下扩张治疗；而恶性狭窄通常首选手术切除，无法切除者，可在内镜下扩张后放置支架，进行姑息治疗。

消化道狭窄内镜下扩张的方法：内镜直视下或借助内镜引导导丝，放置扩张器，达到扩张狭窄部位以缓解症状的一种治疗手段。其原理是利用扩张器械的强力伸张，使局部达到相当高的压力，引起狭窄部一处或多处的撕裂，使管腔扩大。以往主要应用于食管，目前已逐步应用于直肠、十二指肠球部、结肠及胰胆管等，使不少病例避免手术而达到缓解症状的目的。

根据 2020 年中国食管良恶性狭窄内镜下防治专家共识指导：内镜下扩张治疗是目前针对食管良性狭窄的一线治疗方法。沙氏探条扩张和球囊扩张是目前临床上最常用的 2 种方法。探条扩张（图 7-0-3）可同时产生纵向和放射状的压力；而球囊扩张（图 7-0-4）产生的主要为放射状压力，理论上可减少食管损伤的概率。探条扩张和球囊扩张治疗食管良性狭窄的疗效相近，在我国以球囊扩张为主。对于复杂性狭窄，内镜下扩张治疗常疗效欠佳，需要反复扩张。

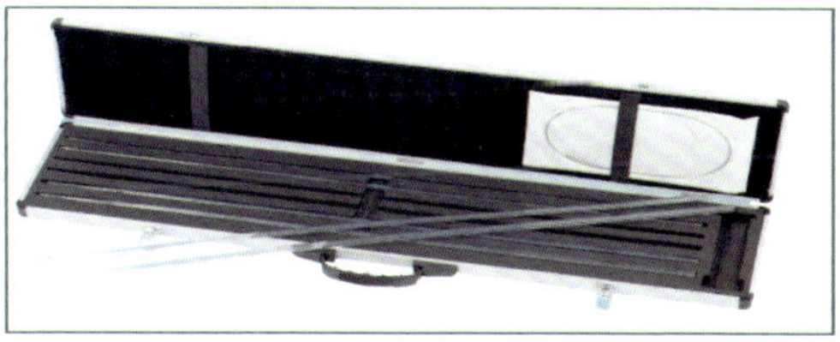

图 7-0-3 扩张探条

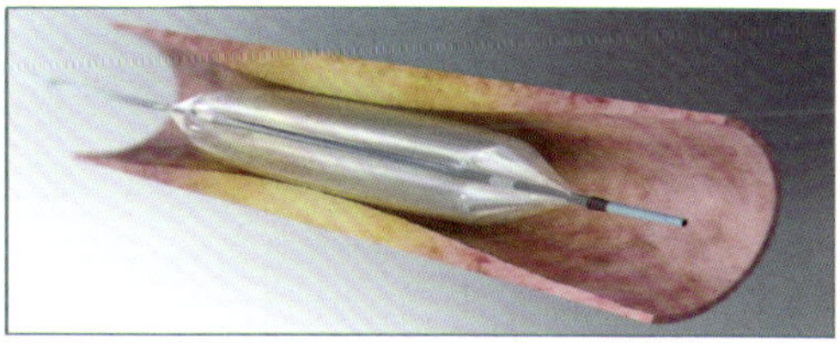

图 7-0-4 扩张球囊

第一节 食管性上消化道狭窄扩张治疗的护理配合

一、概述

由于食管呈管状结构，在黏膜发生良恶性病变或较大损伤时，极易发生狭窄，其发生率约为 1/10 万人年，与年龄呈正相关。根据狭窄性质，常分为食管良性狭窄和食管恶性狭窄。食管良性狭窄常常由手术、放射性治疗、化学腐蚀等因素引起；恶性狭窄则常常是由食管癌或其他外部因素引起的。

二、适应证与禁忌证

1. 适应证

（1）食管炎性狭窄。

（2）食管术后吻合口狭窄。

（3）先天性食管狭窄如食管环、食管蹼。

（4）功能性食管狭窄如贲门失弛缓症等。

（5）晚期食管癌或贲门癌梗阻。

（6）瘢痕性食管狭窄。

2. 禁忌证

（1）上消化道内镜检查禁忌者。

（2）食管化学性灼伤后 2 周内。

（3）食管病变疑为穿孔者。

（4）不能合作者如精神疾病、阿尔茨海默病等患者。

（5）严重心肺功能不全。

三、术前准备

1. 患者准备

（1）充分评估　操作者应充分了解患者食管狭窄的病因、部位、狭窄长度及手术方式，常规应进行食管造影（吞钡或服碘对比剂）、内镜检查及病理学检查。

（2）排除有凝血功能、心肺功能障碍的患者和有活动性或未治愈的食管穿孔患者。

（3）术前充分告知患者亲属术中可能存在的风险（出血、穿孔等）和术后并发症（反流性食管炎、扩张后再狭窄等），签署手术知情同意书。

（4）禁食禁饮 8h，保证食管、胃排空状态。取下活动义齿（普通、镇静）、2% 的利多卡因胶浆含服，建立静脉通路，按需要使用术前预防性用药，常用地西泮 5mg、山莨菪碱（654-2）10mg 静脉内推注，以镇静、解痉。

（5）患者在术前 1 周应避免使用抗血小板药物和抗凝药物。

2. 物品器械准备

经鼻胃镜、治疗胃镜、CO_2、对比剂（配比浓度为盐水∶对比剂为 1 ∶ 1）、润滑剂、扩张手柄（图 7-1-1）、高压注射器（图 7-1-2）、扩张探条（中空性扩张器，中间可插入导丝，大小分别为 5mm、7mm、9mm、11mm、13mm 和 15mm，见图 7-1-3，前端呈锥形，便于进入狭窄段，有不透光标志，可在内镜下和 X 线引导下进行）、球囊扩张导管（图 7-1-4）、导丝（超滑导丝、斑马导丝、钢质硬导丝）。

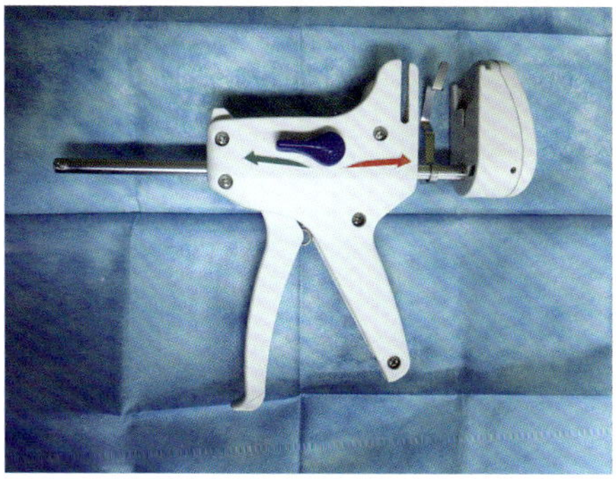

图 7-1-1 扩张手柄

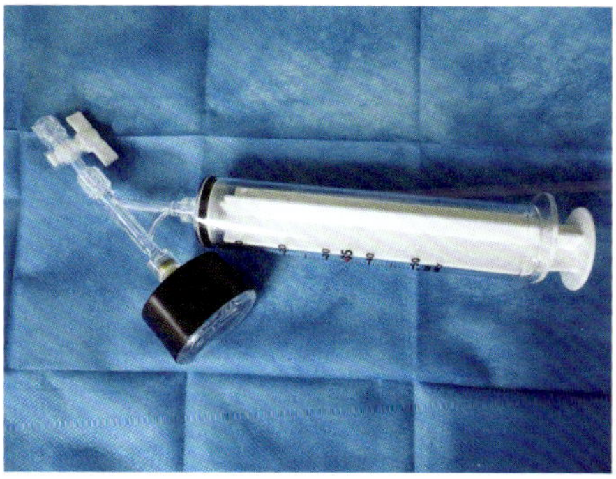

图 7-1-2 高压注射器

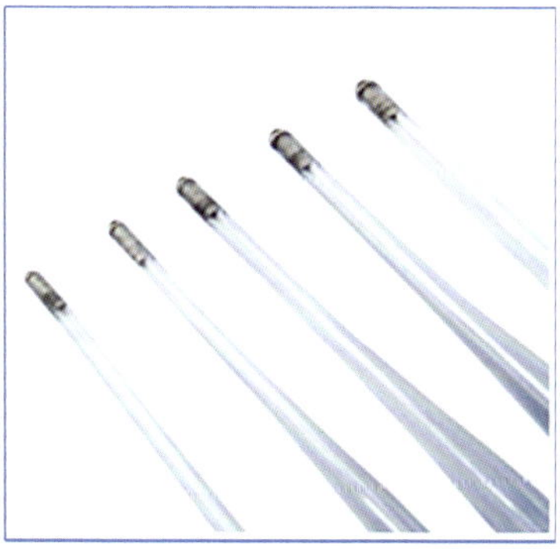

图 7-1-3 不同直径扩张探条

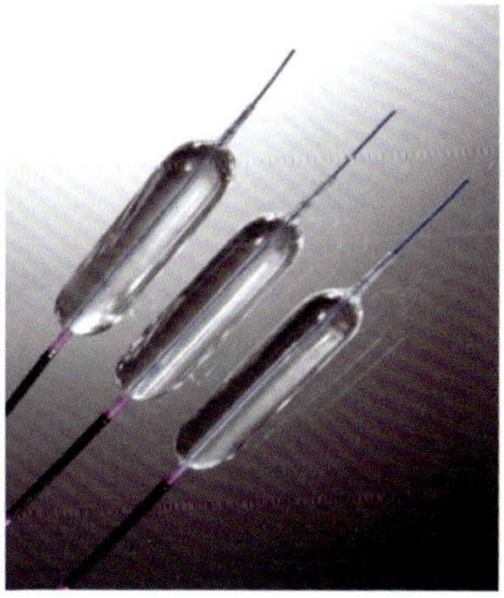

图 7-1-4 扩张球囊导管

四、操作步骤

在内镜下和（或）X 线下进行探条扩张。

（1）体位摆放 取左卧位。

（2）评估狭窄 胃镜直视下观察狭窄的位置、狭窄段长度、狭窄段直径。

（3）送入导丝 经胃镜钳道置入导丝，直视下将导丝的前段通过狭窄段置入胃腔，若无法直视下确定导丝是否送入胃腔，可在 X 线监视下置入导丝；保留导丝，退出胃镜。

（4）逐级扩张 根据食管狭窄程度选用不同直径的探条或合适型号的球囊导管由细到粗依次扩张。

（5）效果观察 扩张结束后退出探条（或球囊导管）和导丝，再次进镜复查，观察扩张效果，排除出血、穿孔等并发症，如图 7-1-5。

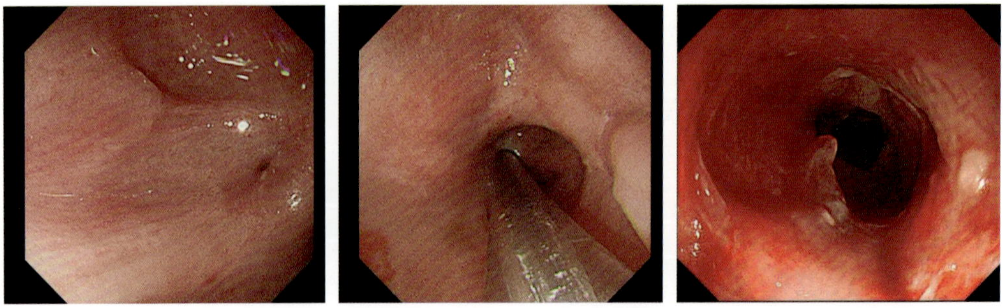

A　　B　　C

图 7-1-5　探条扩张效果观察

A. 扩张前；B. 扩张中；C. 扩张后

五、护理配合要点与技巧

1. 探条护理配合要点与技巧

探条的优点是从狭窄的近端到远端同时提供径向力和纵向力，可以直接松解肌层；缺点是不能在直视下扩张，可能会损伤消化道其他部位，如导丝引导不正确有并发穿孔的可能。因此，做好操作配合尤为重要。

（1）体位　左侧卧位，头稍后仰，使咽和食管稍成直线位。术中建议使用 CO_2 气体，减少气体在食管腔内的积聚，CO_2 的吸收速度为空气的 150 倍，可有效减少皮下气肿及气胸的发生。

（2）导丝辅助　如果狭窄处孔隙太小无法辨认或因肿瘤侵犯无法辨认导丝送入方向，最好在 X 线监视下进行。

（3）扩张的手法　助手扶持导丝，术者左手用涂满润滑剂的纱布擦扩张器，右手按执笔式 X 线监视下缓慢推进探条，如胃腔内导丝过度弯曲，助手可在透视下稍稍外拉，保持导丝张力以支撑探条前进。探条前端细头通过狭窄部分，保留数分钟，进行有效扩张。

（4）逐级扩张　如无明显出血和穿孔，可从小到大依次增加探条的直径，重复 3 次。更换扩张探条时，须保留导丝前端在胃腔。术中第 1 次扩张的直径大小需根据术前和术中评估的食管狭窄处直径来选择，目前普遍认为，在一次治疗中扩张的次数不应超过 3 个数量级。专家组推荐扩张终点为直径≥ 15mm 的扩张探条可以轻松通过狭窄部位。若术中患者出现异常、疼痛难忍、置入探条扩张器遇阻力时，应立即停止操作。

（5）观察效果　扩张结束后复查胃镜，观察扩张效果，排除出血、穿孔等并发症。每次扩张结束后应在恢复室进行医学观察至少 2h，并对患者术后饮食水、用药、随访等进行详细的宣教。

（6）扩张可能会引起黏膜撕裂和轻微出血，严重时可导致胸痛、菌血症及食管穿孔。所以当食管穿孔处于急性期或未完全愈合时，应避免进行扩张治疗。

2. 球囊扩张护理配合要点与技巧

球囊扩张法是在胃镜直视引导下（或联合 X 线）将球囊插入狭窄口，使球囊位于狭窄部中央，然后向球囊内缓慢注入 0.9% 氯化钠溶液或对比剂，持续扩张狭窄部位，使该部位发生机械性撕裂以扩大狭窄部位口径。

（1）体位准备　与探条扩张相同。

（2）插入球囊　选择合适的球囊，采用水溶性润滑剂润滑球囊，导管从活检孔道中插入，在内镜监视下气囊通过狭窄部位。如患者狭窄较重或弯曲成角，可先插入导丝，确认导丝位置后再沿导丝插入球囊扩张导管。

（3）防止球囊滑脱　球囊充盈时，容易滑出狭窄段，必须同时固定镜身和扩张导管，使球囊中段横跨于狭窄部位，术者可用右手拇指和食指夹持扩张球囊导管，使其固定于内镜活检通道开口处，助手控制胃镜丁门齿处，防止扩张球囊在注水时改变位置，影响扩张。

（4）扩张　扩张加压时患者会感到局部胀痛，减压后缓解，普通 / 镇静需要安慰患者，并关注以下细节。

① 球囊通过狭窄段后，通过外接压力泵控制气囊压力（5～15PSI），对球囊进行注气或注液扩张（最好用无菌水充盈球囊）。

② 充盈之前，整只球囊必须完全伸出活检孔道。

③ 一边注液一边读出压力指数，直到压力表压力达到所需球囊大小。

④ 根据患者的疼痛耐受情况逐级加压，不可一次扩到最高级；一般先采用直径小的球囊进行扩张，随着狭窄口的扩大以及患者的耐受情况，再逐渐增大扩张球囊直径。

⑤ 每次持续时间数分钟后抽尽球囊中的液体或空气，此过程可反复多次，直至扩张效果满意。

⑥ 球囊必须全程直视下操作，观察球囊位置、出血、黏膜撕裂情况。

（5）效果观察　完成扩张后复查胃镜，观察扩张效果以及有无出血、穿孔等并发症，并及时采取相应的处理措施，如图 7-1-6。

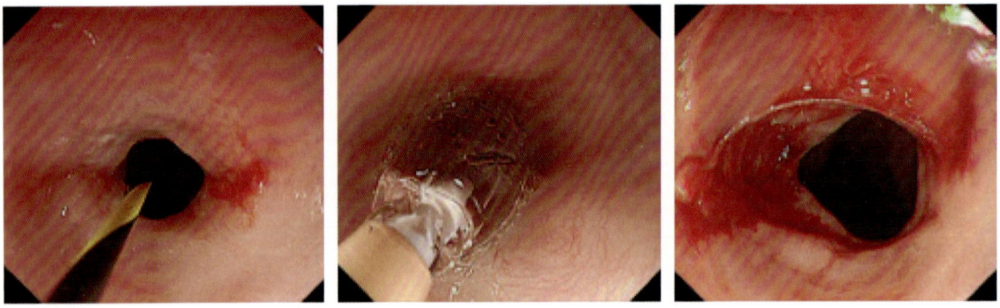

A B C

图 7-1-6 球囊扩张效果观察

A. 扩张前；B. 扩张中；C. 扩张后

（6）选择球囊直径与食管吻合口扩张效果和并发症发生率均呈正比。选择扩张球囊直径过小，虽然并发症少，但不能充分扩张纤维瘢痕组织而易复发，选择扩张球囊直径过大，疗效显著，但有造成食管及吻合口撕裂、穿孔的危险。对于顽固性吻合口狭窄或复发者，建议行大球囊扩张（球囊直径 25mm）。对于身材高大或体型偏胖者，选择直径 27～30mm 球囊。重度狭窄者，可先行小球囊预扩张。

六、术后护理及并发症

常规处理：术后禁食禁水 24～48 小时，抑酸补液，严密监测，高龄患者可心电监护，观察有无不良事件（胸痛、呕血、便血、锁骨下皮下气肿）发生。结合患者临床症状，无不适 1 天后可逐步恢复饮食。

（1）发热　患者术后会有轻度发热，体温一般在 38℃以下，3～5 日可恢复正常。若发热持续 1 周以上或体温不断升高，应疑有并发感染，给予抗感染治疗。

（2）穿孔　食管扩张术最严重的并发症。发生穿孔时，患者突然感到剧烈胸痛而持续不能缓解，继而出现畏寒、发热、继发性纵隔感染等，X 线可发现纵隔有气体。小的穿孔可保守治疗，予禁食，肠道外营养；穿孔较大时立即行外科手术处理。

（3）出血　常见并发症。一般出血量少，无需处理可自愈。狭窄部位过度扩张导致消化道黏膜撕裂或技术操作不当导致消化道黏膜擦伤，可局部喷洒止血药物、硬化剂注射或止血夹夹闭止血等。

（4）感染　发生机会较少，但不可忽视扩张创面引起局部感染及反流误吸导致的呼吸道感染，一旦发生应积极处理。

（5）反流性食管炎　发生率较高，治疗后常规抗反流治疗。原有胃食管反流或做过贲门切除者，扩张术后易引起反流性食管炎，应进行抗反流治疗以减轻反流物对局部的刺激。避免暴饮暴食，少进油腻食物，常规服用制酸药及黏膜保护药。

（6）食管气管瘘　扩张后如出现呕吐、呼吸不畅或窒息等症状，警惕食管气管瘘的发生，出现上述症状后立即开胸手术，切除带有瘘管的食管部分组织，关闭胸腔后再继续观察。

（7）狭窄复发及再狭窄　食管狭窄探条扩张后部分患者会近期复发，可再次扩张。

第二节　非食管性上消化道狭窄的扩张术

一、概述

非食管性上消化道狭窄指的就是术后狭窄、梗阻、恶性肿瘤导致十二指肠，胃部或幽门等管腔狭窄以及闭塞的疾病。消化道疾病出现以后会对食欲造成影响，会让患者出现消瘦及恶心、呕吐等症状出现，而且还会有动力性障碍以及咽喉部位不适的症状发生。

二、适应证与禁忌证

1. 适应证

各种原因引起的远端胃、幽门、十二指肠狭窄引起明显胃潴留者。

（1）良性疾病　包括术后吻合口狭窄、医源性狭窄（憩室切除术后、内镜下黏膜切除术后）、消化性溃疡瘢痕狭窄等。

（2）恶性疾病

① 原发恶性肿瘤导致的胃出口或十二指肠阻，已失根治性切除机会或不能耐受手术者。

② 胃十二指肠恶性肿瘤术后吻合口复发，导致出口梗阻者。

③ 邻近器官恶性肿瘤浸润胃出口导致梗阻者。

④ 腹盆腔恶性肿瘤淋巴结转移，浸润和压迫胃出口导致梗阻者。

2. 禁忌证

（1）急性心肌缺血、严重心律失常、严重心肺功能不全。

（2）消化道急性穿孔。

（3）狭窄部位有活动性溃疡。

（4）患者不能配合。

三、术前准备

1. 患者准备

（1）首先排除恶性吻合口狭窄。

（2）对疑有吻合口复杂狭窄的患者，应进行造影（吞钡或服碘对比剂），以明确狭窄的位置、长度、直径和多节段情况，确定狭窄的病因、部位、狭窄长度及手术方式。

（3）排除有凝血功能、心肺功能障碍的患者和有活动性或未治愈的穿孔患者。

（4）术前充分告知患者亲属术中可能存在的风险（出血、穿孔等）和术后并发症（反流性食管炎、扩张后再狭窄等），签署手术知情同意书。

（5）禁食禁饮 8h，保证食管、胃排空状态。取下活动义齿（普通、镇静）、2% 的利多卡因胶浆含服，建立静脉通路，按需要使用术前预防性用药，常用地西泮 5mg、山莨菪碱（654-2）10mg 静脉内推注，以镇静、解痉。

（6）患者在术前 1 周应避免使用抗血小板药物和抗凝药物。

2. 物品器械准备

同第一节物品准备，除扩张探条不需要准备。

四、操作步骤

应在 X 线室进行，取左卧位。

（1）评估狭窄　胃镜直视下观察狭窄的位置、狭窄段长度、狭窄段直径。如果普通胃镜不能通过狭窄处，应更换细镜或经鼻胃镜。

（2）送入导丝　经胃镜钳道置入导丝，直视下将导丝的前段通过狭窄段置入胃腔，若无法直视下确定导丝是否送入胃腔，可在 X 线监视下置入导丝；保留导丝，退出胃镜。

（3）选择球囊　根据狭窄程度确定选用适宜的扩张球囊。沿导丝插入扩张球囊。

（4）逐级扩张　根据狭窄程度选用合适型号的球囊导管由细到粗依次扩张。

（5）退出附件　抽尽球囊中的液体，退出导丝和球囊导管。

（6）效果观察　扩张结束后再次复查内镜，观察扩张效果，排除出血、穿孔等并发症。

五、护理配合要点与技巧

1. 探条扩张护理配合要点与技巧

（1）沿导丝插入探条扩张器，根据狭窄程度选用不同型号探条，探条通过时会有一定阻力，此时术者用力要适度，可轻轻旋转探条并推进，此时助手应一直将导丝拉住保持张力，当锥形端最粗段通过后阻力可明显减小。

（2）在X线透视下可见到探条的标记已通过狭窄处，将探条保留1～2分钟。如退出胃镜后不能确定导丝前端的位置，可行X线透视。内镜直视或X线监视下将导丝通过食管狭窄段。X线透视下导丝通过狭窄部位15～20cm。

（3）探条通过时会有一定阻力，此时术者用力要适度，可轻轻旋转探条并推进，此时助手应一直将导丝拉住保持张力，当锥形端最粗段通过后阻力可明显减小。在X线透视下可见到探条的标记已通过狭窄处，将探条保留1～2分钟。

余同本章第一节护理配合要点与技巧。

2. 球囊扩张护理配合要点与技巧

（1）如经鼻内镜不能通过狭窄部，应在X线透视下，将导丝经内镜置入狭窄部位15～20cm，沿导丝置入造影管，注入对比剂，观察狭窄病变的部位、直径在导丝引导下将扩张球囊置入狭窄部，使球囊中部位于狭窄最细处。

（2）用压力泵慢慢注入对比剂或无菌生理盐水，根据不同需要，使压力表压力达到所需球囊大小，使压力保持在压力直径对应表相应位置。

（3）每次持续时间3～5分钟，反复3次。一般先采用直径小的球囊进行扩张，随着狭窄口的扩大以及患者的耐受情况，再逐渐增大扩张球囊直径。

余同本章第一节护理配合技巧。

六、术后护理及并发症

术后禁食12小时，然后进半流食。常规给予止血药、抑酸药和抗生素，密切观察4小时，注意腹痛和有无肝浊音界消失。如有应立即腹透以除外穿孔。再次扩张应间隔1周以上。

1. 出血

（1）常见原因

① 器械或技术操作不熟练导致消化道黏膜被擦伤。

② 狭窄段扩张过大导致消化道黏膜撕裂。

（2）处理　对于扩张后局部出血量少者，在治疗后局部喷洒止血药物即可，如肾上腺素、云南白药、凝血酶等，也可采用电凝等治疗；较大的血管破裂出血时，可采用金属夹夹闭止血。一旦发生大出血，应及时给予抗休克、止血治疗，必要时手术止血。

2. 穿孔

穿孔多发生于探条扩张，气囊扩张少见。穿孔好发于严重狭窄伴有溃疡、憩室和放疗化疗术后病例。

（1）常见原因　操作手法不得当，盲目暴力操作，注气过多，扩张力量过大。

（2）处理　对于一般情况较好，症状和体征较轻的胃、十二指肠溃疡穿孔患者，可采用胃肠减压、补液抗感染等保守治疗，经非手术治疗 6～8 小时后病情加重需立即手术治疗。

3. 感染

（1）常见原因

① 消化道内的细菌通过黏膜损伤处入血引起全身性感染。

② 内镜盲目通过咽喉部损伤咽部组织导致该部位发生感染，严重时可形成脓肿。

③ 胃内容物反流和误吸引起吸入性肺炎。

（2）处理　当发生术后感染后可全身使用抗生素，并给予支持、对症处理。

第三节　下消化道狭窄扩张术

一、概述

下消化道狭窄（结肠狭窄）包括盲肠、结肠及直肠狭窄，根据病因又可分为良性狭窄（如炎症性肠病、术后吻合口狭窄及外伤等，图 7-3-1）和恶性狭窄（常为结肠、直肠肿瘤及盆腔、腹腔肿瘤压迫所致，图 7-3-2）。其中以消化道恶性肿瘤引起的恶性狭窄较多见。下消化道梗阻主要表现为腹痛、腹胀、腹部肿块、肛门停止排便排气等，恶心呕吐症状较少，常出现较晚。

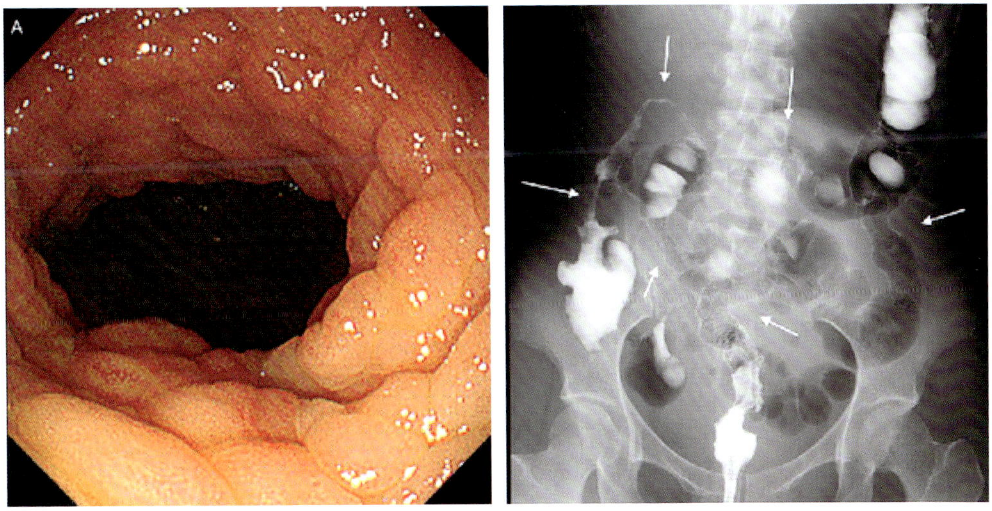

图 7-3-1　下消化道良性狭窄

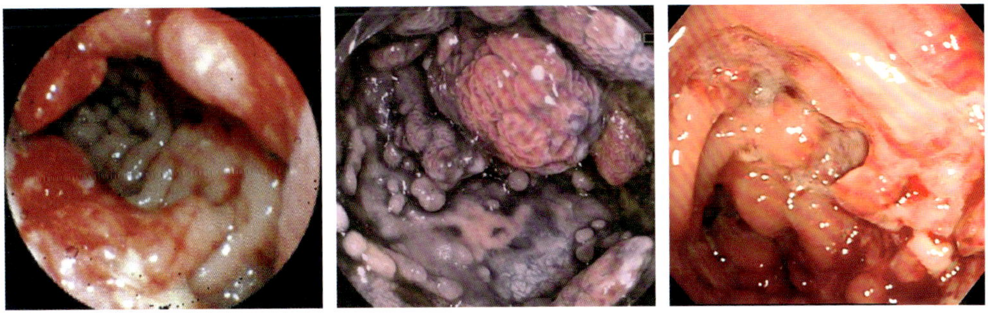

图 7-3-2　下消化道恶性狭窄

对于良性病变引起的狭窄通常可采用非手术疗法，如内镜下扩张治疗；而恶性狭窄通常首选手术切除，无法切除者，可在内镜下扩张后放置支架，进行姑息治疗。

二、适应证与禁忌证

1. 适应证

（1）大肠肿瘤或其他病变术后吻合口狭窄。

（2）炎症性狭窄包括回结肠型克罗恩病、肠结核、溃疡性结肠炎等。

（3）化学烧伤后瘢痕狭窄。

（4）不能切除的晚期大肠肿瘤和盆腔肿瘤。

（5）放射性肠炎引起的肠腔狭窄。

2. 禁忌证

（1）急性心肌缺血、严重心律失常、严重心肺功能不全者。

（2）肠腔狭窄长度过长，超过 5cm 者。

（3）狭窄弯曲度过大，如脾曲、肝曲等高位弯曲部位。

（4）狭窄部位有严重的炎症者，有发热、腹痛等，包括消化道穿孔。

（5）狭窄部有瘘管和活动性溃疡、狭窄部有较大憩室者。

（6）肠镜不能插到狭窄部位或视野不清者。

（7）患者不能配合者。

三、术前准备

（1）患者准备　不全梗阻者，可给予25% 硫酸镁或复方聚乙二醇电解质散等缓泻药作常规肠道准备；完全梗阻者可灌肠。备好吸引器，防止梗阻解除后大量粪水涌出，影响进一步治疗。余同本章第一节患者准备。

（2）物品器械准备　治疗肠镜，余同本章第一节物品器械准备。

四、操作步骤

（1）不同狭窄定位　低位狭窄可以在肠镜下直视定位并扩张，高位狭窄必须在 X 线透视下进行定位。

（2）插入导丝　将导丝经内镜活检孔道插入狭窄部肛侧。

（3）插入扩张球囊　将球囊通过导丝置入狭窄部使球囊中部位于狭窄最细处。

（4）逐级扩张　一般先采用直径小的球囊进行扩张，随着狭窄口的扩大以及患者的耐受情况，再逐渐增大扩张球囊直径（图 7-3-3）。

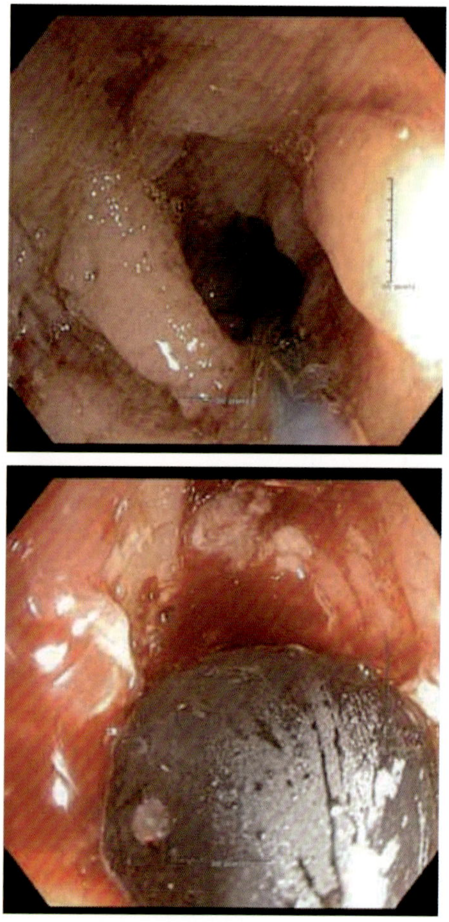

图 7-3-3　球囊逐级扩张

（5）退出附件　术毕，回抽球囊内液体，将球囊导管退回肠镜活检孔内。

（6）观察效果　扩张结束后复查肠镜，观察扩张效果，排除出血、穿孔等并发症。

五、护理配合要点与技巧

（1）直视下内镜靠近狭窄部，如果普通肠镜不能通过狭窄处，应更换胃镜或经鼻胃镜观察狭窄部位、长度、直径。

（2）如经鼻内镜不能通过狭窄部，应在 X 线透视下，将导丝经内镜置入狭窄部位 15～20cm，沿导丝置入造影管，注入对比剂，观察狭窄病变部位。

（3）对照压力直径表，用压力泵慢慢注入对比剂或无菌生理盐水，根据不同需要，使压力表压力达到所需球囊大小，使压力保持在压力直径对应表相应位置。每次持续时间 3～5min，反复 3 次。

（4）扩张结束后，可见狭窄部的肠黏膜因轻微撕裂而有少许渗血，可不需处理，若出血明显，予局部喷洒止血药物即可。

（5）狭窄扩张终点判断：内镜球囊扩张后，内镜能顺利通过狭窄部位获得成功，肛门口既有大便或气体排出，症状可消失。

（6）症状再发作时和首次一样进行同样的球囊扩张术。一般良好的患者经初次扩张后 2 周内再扩张治疗 1 次，疗效将更好。

六、并发症

（1）肠穿孔　一般不易发生。常见于气囊扩张进入狭窄口，一次性球囊扩张太快、太大或狭窄部位的组织炎症明显等。进入结直肠梗阻段时要尽量循腔进镜，切勿暴力。在结肠镜不能越过狭窄段时，应用导丝作引导，并确保导丝在肠腔内。穿孔时患者感到剧烈腹痛，伴发热，有腹膜炎表现，腹部立位片可见隔下月牙形气肿，钡灌肠，可见对比剂漏出肠管外。

治疗和预防：① 严格把握结直肠狭窄扩张的适应证；② 气囊型号应由小至大；③ 扩张进入结直肠集窄段时，梗阻部分不宜太长，动作应轻柔，阻力过大时，不可强行通过；④ 一旦疑有穿孔时应立即行腹部立卧位片和腹部 CT 检查，并禁食，留置胃肠减压，应用抗生素、支持治疗等，内科保守治疗无效者，应尽早置入带覆膜金属内支架或手术治疗。

（2）下消化道出血　多为黏膜下血管机械性损伤，一般出血量少，可自行缓解，如出血量大，可予以止血药静脉点滴治疗或内镜下止血治疗，预后良好。药物治疗无效者，应尽快外科手术治疗。

（3）腹痛　多为黏膜撕裂所致，程度较轻者，可密切观察，一般不需处理可自行缓解；疼痛剧烈者，排除穿孔等情况，可以用吗啡类止痛药对症治疗。

（4）狭窄复发及再狭窄　发生率较高，多为扩张后组织损伤瘢痕化再狭窄，可以再次扩张，如反复扩张效果不佳，考虑手术治疗。

（谭珑玫　唐美云）

第八章

消化道支架置入术

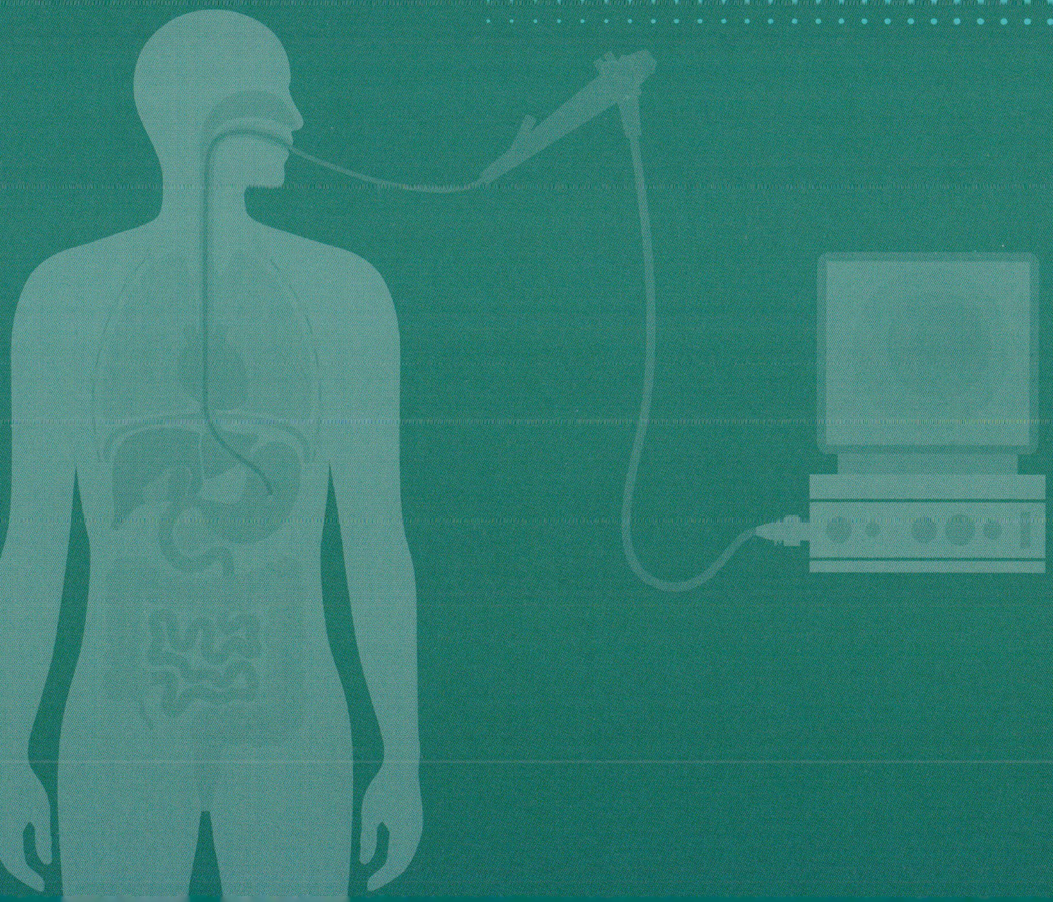

一、概述

1. 定义

消化道支架置入术（stent implantation）指患者消化道发生狭窄或者梗阻时，使用内镜直视、X 线透视或者两者联合的方法下在狭窄或梗阻部位内放置消化道支架（如自膨式金属支架），为患者重建消化道畅通功能的技术。

2. 临床应用

消化道支架置入术大多数应用于消化道狭窄的患者，选择合适的支架，经口或经肛置入体内，支架置入后通过膨胀产生的径向力将狭窄的管腔撑开并维持腔道的通畅。支架除发挥支撑作用外，覆膜支架还可以起到阻止肿瘤组织通过网孔向腔内生长和封堵瘘（漏）口的作用。近年来有报道，可通过其压迫管壁的作用治疗食管静脉曲张性出血。

3. 置入手术分类

消化道支架置入主要适用于食管癌性梗阻、食管癌性狭窄、幽门及十二指肠恶性梗阻、大肠癌性梗阻、吻合口瘘、消化道止血等，根据手术部位技术不同可分为食管支架置入、胃 - 十二指肠支架置入、肠道支架置入三大类。

二、适应证与禁忌证

（一）适应证

对于不同部位的消化道往往需要选择不同类型的支架，而不同部位支架置入的适应证也不完全一致。

1. 食管支架置入适应证

（1）无法行手术切除的食管恶性梗阻。

（2）食管气管瘘。

（3）食管穿孔。

（4）纵隔恶性肿瘤导致食管外压性梗阻。

（5）食管癌术后恶性吻合口瘘。

2. 胃 - 十二指肠支架置入适应证

（1）晚期胃癌或十二指肠癌无法手术的患者。

（2）外在压迫导致管腔狭窄，胰腺癌引发的胆管癌、恶性淋巴结肿大。

（3）姑息手术或根治性上消化道手术后吻合口部位复发。

（4）反复扩张幽门梗阻和功能障碍的未能得到控制。

（5）恶性瘘管。

（6）球囊扩张失败后慢性溃疡疾病导致良性狭窄的非手术患者。

3. 结直肠支架置入适应证

（1）对以失去手术机会的恶性肿瘤引起的结肠狭窄的姑息治疗。

（2）恶性狭窄患者结肠切除术前用于缓解大肠梗阻。

（3）转移癌或外压性病变所致的肠梗阻。

（二）禁忌证

（1）不配合或病情不稳定的患者（如精神病或智力障碍患者）。

（2）严重心肺功能障碍无法耐受手术。

（3）无法纠正的凝血功能障碍及败血症。

（4）消化道穿孔临床表现。

（5）明确诊断有腹腔转移、多发性狭窄梗阻，多个支架无法缓解。

三、术前准备

（一）食管支架置入术前准备

1. 术前评估

（1）术前常规　心电图、心脏彩超、肺功能检查评估心肺功能。生化检查括血常规、肝肾功能、凝血功能、感染八项检查等。术前 5～7 天停用抗凝药物并纠正凝血异常。

（2）影像检查　包括 CT、MRI、钡餐造影等，进一步评估患者肿瘤位置、狭窄长度、梗阻情况，内镜下放置食管支架的可行性及安全性。

（3）内镜检查　包括上消化道内镜检查、超声内镜检查，通过活检明确病理诊断，初步提供肿瘤位置、大小、形态、梗阻情况及浸润深度，评估食管支架置入的风险程度。

2. 患者准备

（1）纠正水电解质紊乱，遵医嘱给予营养支持。

（2）术前与患者家属沟通并签署相关知情同意书。

3. 器械准备

（1）仪器设备　内镜主机、经鼻胃镜、CO_2送气装置、附送水装置、抢救车。

（2）医用耗材　扩张球囊/探条、导丝、食管覆膜金属支架、异物钳（鼠齿钳、鳄鱼钳等）。

（3）一次性物品　牙垫、治疗巾、生理盐水、灭菌水、对比剂、注射器等一次性无菌物品。

4. 术前用药

（1）镇静患者遵医嘱给予地西泮和哌替啶，能配合治疗的普通患者可不必使用。

（2）操作前可使用山莨菪碱缓解平滑肌松弛药物。

（3）止血药品（盐酸肾上腺素注射液、凝血酶等）。

（二）胃－十二指肠支架置入术前准备

1. 术前评估

同食管支架置入准备。

2. 患者准备

（1）遵医嘱给予胃肠减压、静脉营养支持。

（2）相比食管支架置入风险更高，医患沟通要细致。

（3）术前禁食、禁水24小时。

3. 器械准备

十二指肠支架，其余同食管支架置入用物准备。

4. 术前用药

同食管支架置入药物准备。

（三）肠道支架置入术前准备

1. 术前评估

同食管支架置入术前评估。

2. 患者准备

（1）同食管支架置入前准备。

（2）无梗阻的患者术前12小时口服复方聚乙二醇电解质散行肠道准备，术前 6 小时禁食、4 小时禁水；有梗阻症状的患者应延长禁食时间，禁止口服导泻药，避免肠腔高压引起近端肠腔破裂穿孔，可使用清洁灌肠；完全梗阻的患者给予胃肠减压，术前进行 1～2 次清洁灌肠。

3. 器械准备

带附送水大钳道肠镜，肠道支架，取石球囊，其余物品同食管支架器械准备。

4. 术前用药

同食管支架置入药物准备。

四、操作步骤

1. 食管支架置入术

（1）病变部位定位：术前常规吞钡或碘油 X 线摄片了解狭窄的长度、形态、部位以及有无瘘管等情况，根据术前评估选择合适的内镜。

（2）导丝导引　导丝经内镜活检孔道进入胃内，保留导丝将退出内镜（图 8-0-1）。

（3）狭窄部位扩张　根据狭窄程度进行扩张，可选择探条扩张或气囊扩张。

（4）选择支架　根据患者狭窄的长度选择合适支架，一般支架两端均应超过狭窄部位 2cm。

（5）置入支架　保留导丝，食管支架顺沿导丝进入病变部位，调整位置后缓慢释放（图 8-0-2）。

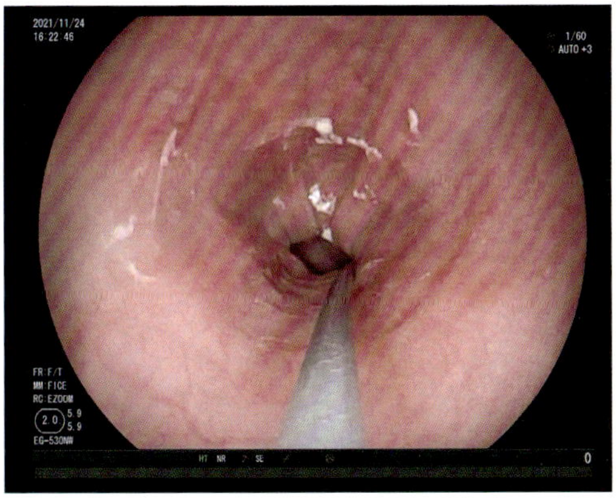

图 8-0-1　导丝导引

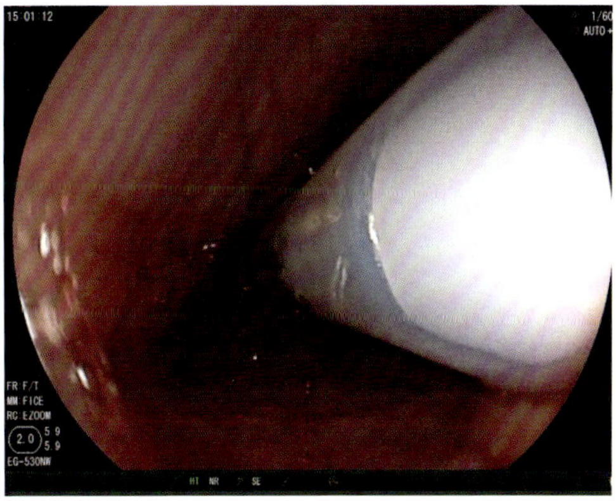

图 8-0-2　经导丝置入支架

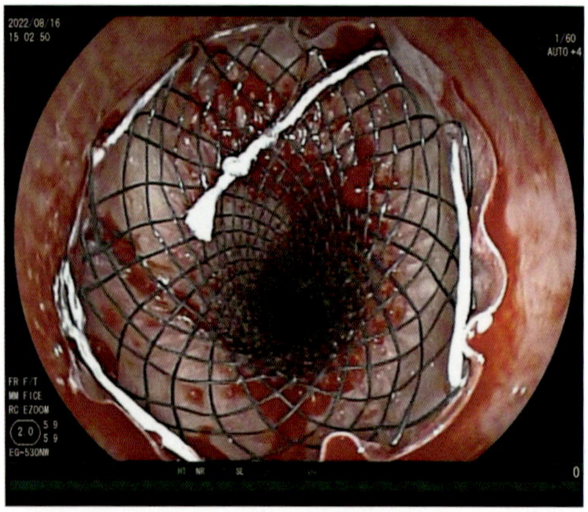

图 8-0-3　释放支架

（6）效果观察　再次进镜评估支架位置、膨胀情况、是否有出血和穿孔等（图 8-0-3）。

2. 胃 - 十二指肠支架置入术

（1）体位　患者取左侧卧位，手术应在 X 线监视下操作。

（2）病变部位定位　经内镜插入导丝和造影导管 / 扩张球囊到达狭窄上口，插入导丝通过狭窄部，沿导丝跟进造影导管，并注射对比剂，确定导丝位于肠腔内以及明确狭窄部位和长度（图 8-0-4）。

（3）狭窄部位扩张　根据狭窄程度进行扩张，一般使用气囊扩张（图 8-0-5）。

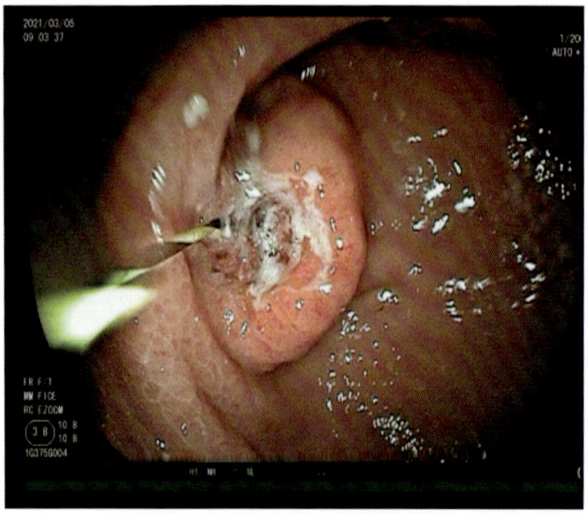

图 8-0-4　导丝越过狭窄

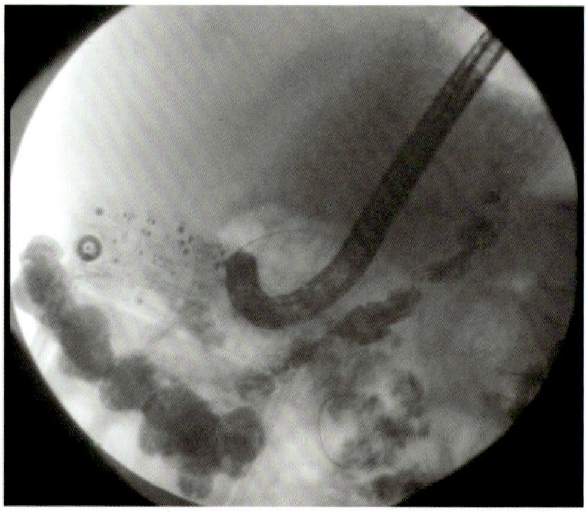

图 8-0-5　造影测量狭窄长度

（4）置入支架　保留导丝，十二指肠支架经内镜顺沿导丝进入病变部位，在 X 线监视下准确定位，调整位置后缓慢释放，支架两端均应超过狭窄部位 2cm 以上（图 8-0-6）。

（5）效果观察　释放后退出导丝与支架输送器，评估支架位置、膨胀情况、是否有出血和穿孔等（图 8-0-7）。

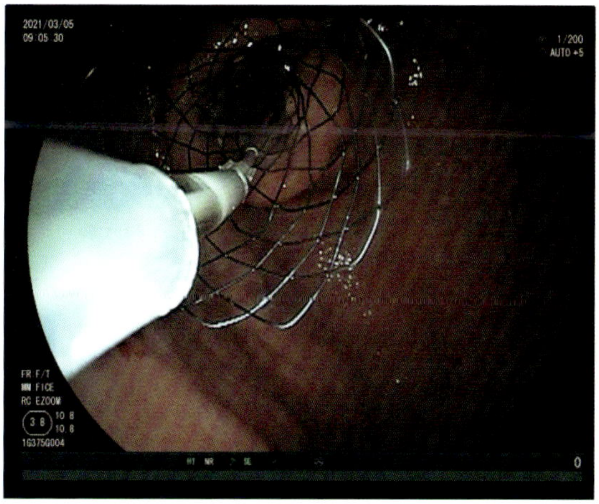

图 8-0-6　释放支架

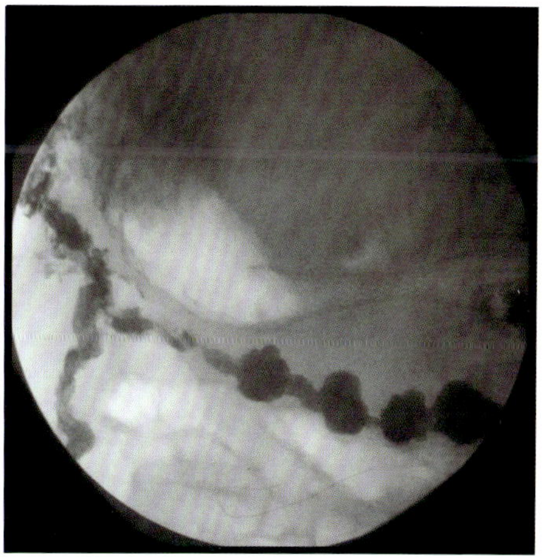

图 8-0-7　X 线下评估支架位置

3. 肠道支架置入术

（1）体位　患者取左侧卧位，应在 X 线监视下操作。

（2）病变部位定位　经内镜插入导丝和取石球囊到达狭窄下口，插入导丝通过狭窄部（图 8-0-8），沿导丝跟进取石球囊，并注射对比剂，确定导丝位于肠腔内以及明确狭窄部位和测量长度（图 8-0-9）。

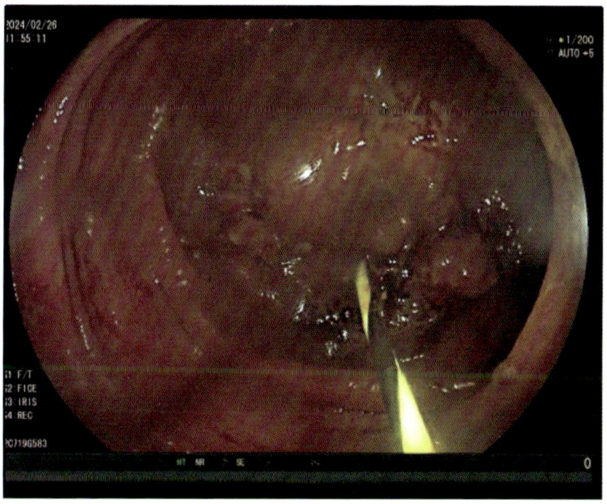

图 8-0-8　导丝越过狭窄

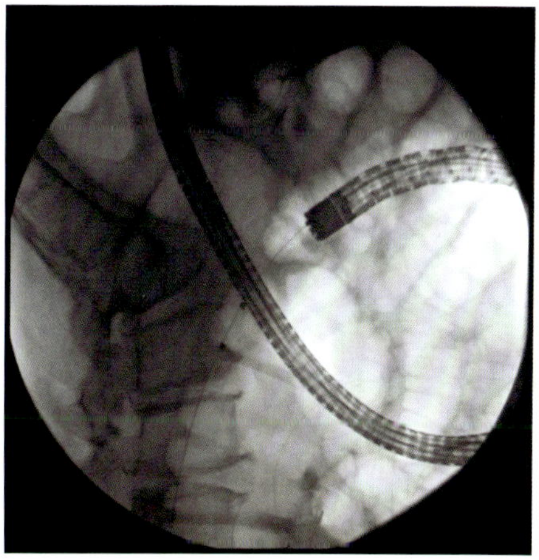

图 8-0-9　X 线监视

（3）置入支架　保留导丝，肠道支架顺沿导丝通过内镜进入病变部位，在 X 线监视下准确定位，调整位置后缓慢释放，支架两端均应超过狭窄部位 2cm（图 8-0-10）。

（4）效果观察　释放后退出导丝与支架输送器，评估支架位置、膨胀情况、是否有出血和穿孔等（图 8-0-11）。

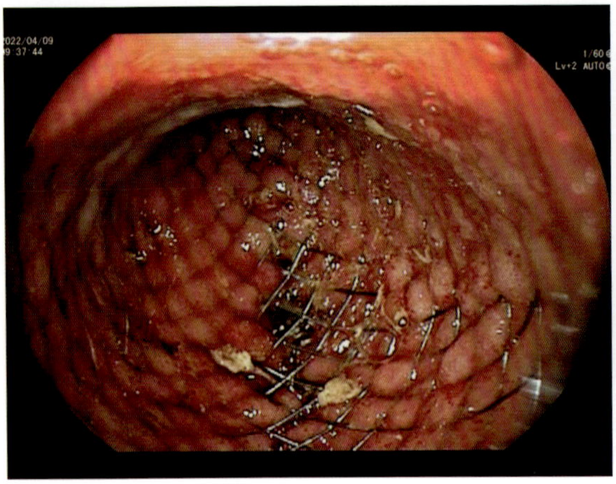

图 8-0-10　释放支架

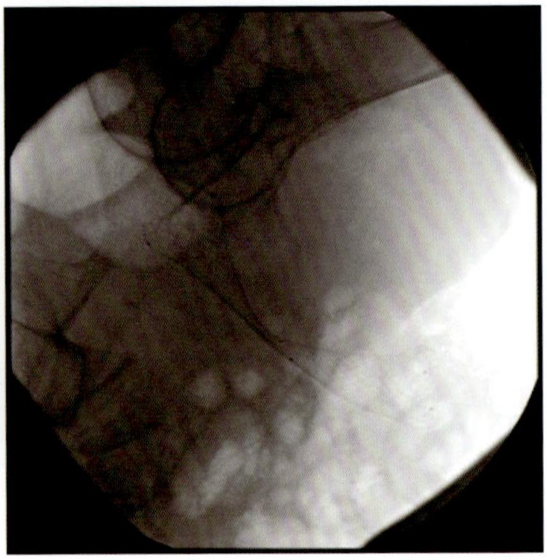

图 8-0-11　X 线下评估支架情况

五、护理配合要点与技巧

（一）食管支架置入配合要点与技巧

1. 手术方式选择

根据术前评估选择是否需要在 X 线监视下操作，若狭窄严重预计导丝难以通过或狭窄段成角，应在 X 线监视下操作。

2. 支架的选择

对于需暂时性置入支架的疾病如食管良性狭窄、良性食管瘘（漏）等，可选用挂线或双向记忆镍钛合金全覆膜支架，因其取出方便，对组织损伤更小。残胃支气管瘘、吻合口支气管瘘可用伞状堵漏器。若支架跨越贲门部，宜使用防逆流支架。

3. 测量

除了术前 X 线、CT、MRI 可测量狭窄长度外，内镜也可进行以下测量。

（1）内镜测量　若经鼻内镜可通过狭窄处，可通过镜身上的刻度测量狭窄的长度。

（2）导管球囊测量法　医生将一根带有球囊的导管通过内镜通道送入食管狭窄部位，然后逐渐充盈球囊，观察球囊在狭窄处的扩张情况，从而间接评估狭窄程度。

4. 导丝的置入与保留

（1）导丝置入前应使用生理盐水进行润滑，置入时需在内镜下直视下操作，导丝通过狭窄段时动作轻柔缓慢，遇到阻力时助手回退导丝 2～3cm 或一边旋转导丝一边送入，不可使用蛮力。

（2）使用内镜观察或 X 线透视确定导丝位置证实到达胃内。

（3）进行导丝交换时，医生缓慢退镜，护士送入导丝，医护进退一致，保持导丝在胃内。内镜退到食管上段，护士在患者口垫处接住内镜，防止内镜拔出时没有支撑掉落带出导丝。内镜退出口腔后，护士一只手在口垫处固定导丝不动，另一只手将内镜先端部递给术者后将剩余导丝从内镜孔道抽出并盘圈固定。

5. 扩张

配合技巧可详见扩张章节。

6. 支架置入

（1）塑形　支架材质硬，助手将支架前端部根据人体咽喉部生理结构进行弯曲塑形使支架更容易通过患者咽喉部。同时支架前段涂石蜡油 / 盐酸利多卡因凝胶进行润滑。

（2）监视　将支架推送器顺沿导丝送入食管，前端进入食管后，应在内镜监视下或 X 线监视下通过狭窄段，确保支架送到预期位置。

（3）释放　释放支架一般使用“自杀式”手法，助手将支架手柄末端固定在腹部，握住远端手柄往近端手柄方向推即可释放支架（图 8-0-12）。在内镜直视下释放时，预留 2cm 支架长度超出狭窄上缘后，助手匀速拉动支架释放手柄，术者往里送外鞘，确保视野中 Mark 点位置不变。在 X 线监视下释放时，在透视下将支架置入狭窄下缘约 2cm 处，缓慢释放支架，根据影像动态调整位置。释放后支架喇叭口应与食管壁贴合。

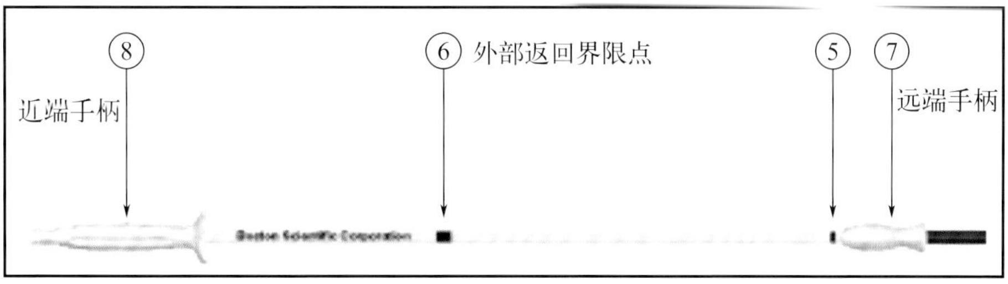

图 8-0-12　支架手柄

7. 支架位置调整

（1）释放过程中调整　一般来说，支架释放不超过 2/3 时，发现位置不理想可将支架收回释放装置内，调整位置后重新释放。具体操作方法（图 8-0-13）：支架释放未超过标记点② 时，助手反向推动支架外鞘手柄将支架回收但次数不能超过 2 次。

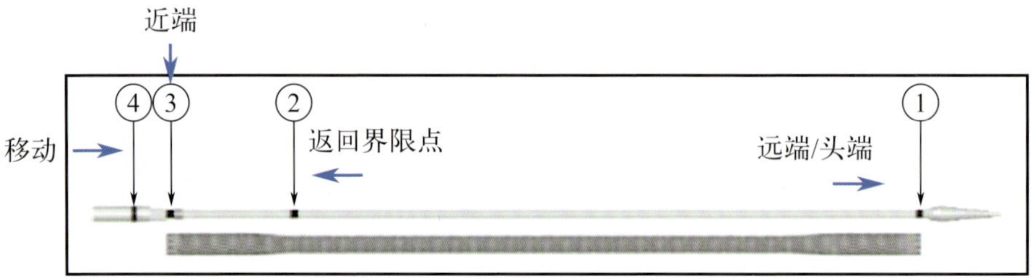

图 8-0-13　支架手柄调节方法

（2）支架完全释放后调整　距离目标位置相差不大可使用异物钳调整支架位置。

（3）支架距离目标位置大于 2cm 时。可使用异物钳拉回收线对支架进行回收支架（图 8-0-14）。

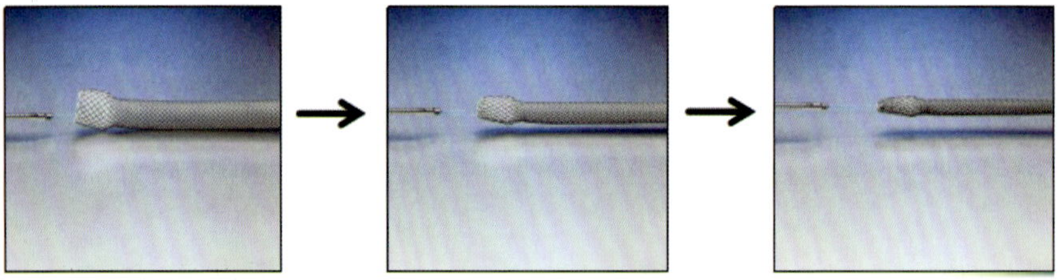

图 8-0-14　支架回收

（二）胃－十二指肠置入配合要点与技巧

1. 手术方式

通常采用经内镜置入支架的方法，操作应在 X 线监视下进行。

2. 支架的选择及放置顺序

对于病变位置处于幽门及十二指肠乳头上方的狭窄可选用单喇叭口金属支架。病变位置靠近十二指肠乳头附近可选用无覆膜金属支架，在同时置入十二指肠支架及胆道支架的“双支架置入”的方式。病变位置处于十二指肠乳头下方可选用无覆膜金属支架减少支架移位。病变范围大需要放置多个支架时首先将支架远端部署在十二指肠的直段，以减少肠壁蠕动引起的支架分离。

3. 测距

主要采用扩张球囊注射对比剂或空气在 X 线监测下进行测距。

4. 导丝通过狭窄段

（1）幽门 - 十二指肠支架置入前操作医生将胃内气体液体进行抽吸，通过“边吸边送”使镜身靠近胃小弯侧将内镜送至幽门狭窄段上方，将导丝通过狭窄段。

（2）若内镜无法通过幽门处，操作可通过调节镜身的方法进行尝试，具体方法：先将镜头靠近幽门口，使镜身在胃内形成袢曲，随后对准幽门处向右旋拉镜，通过镜身在取直过程中的张力可使镜身通过幽门。

（3）导丝无法顺利通过狭窄处时，可注射对比剂后在 X 线监视下助手反复尝试但不能使用蛮力，若导丝仍无法通过使用扩张球囊 / 造影导管支撑导丝通过狭窄段。

5. 支架释放与调整

助手释放支架“边放边拉”的手法释放支架，保持支架两端均超过病变部位 2cm。十二指肠蠕动快位置易发生变动按需调整，最后 X 线透视支架到达预期位置后才能释放完近端部支架。

6. 双支架放置顺序

当病变部位邻近十二指肠乳头或壶腹部时，根据内镜下胆管支架指南建议要先放置胆道支架，避免胆汁淤积。

（三）肠道支架置入配合要点与技巧

1. 手术方式

操作过程必须使用 CO_2 气体及 X 线监测下进行。

2. 测距

主要采用术前 CT、扩张球囊注射对比剂或空气在 X 线监测下进行测距。

3. 支架的选择

通常选择无覆膜金属支架并能导丝经内镜活检孔道，病变位于乙状结肠及直肠部位可选择不需要经过内镜活检孔道的支架。

4. 导丝通过狭窄段

（1）严重狭窄导丝无法顺利通过可使用乳头切开刀引导导丝，通过调整刀头方向进而调整导丝方向，协助导丝通过狭窄段。

（2）助手将导丝“盘圈”方法通过狭窄段，操作过程中动作轻柔，插入导丝后出现有落空感，立即 X 线监测，避免穿孔。

5. 支架置入与释放

（1）支架沿导丝经内镜孔道送至病变位置的远端，X 线再次定位确保支架能完全覆盖病变位置。

（2）释放前内镜视野找到支架的黄色过渡带并视野保持在距病变位置近端 4～6cm（图 8-0-15）。

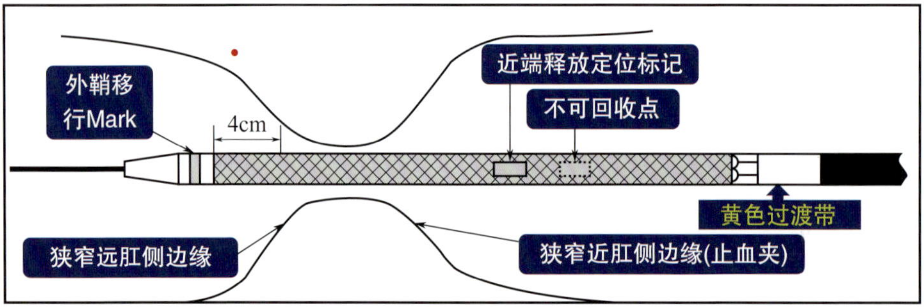

图 8-0-15　支架各标记点

（3）“自杀式”手法释放支架，在 X 线的监测下释放速度应缓慢，要实时调整位置，确保支架覆盖整个病变位置。

（4）当外鞘 Mark 点即将到近端释放定位标记点时，X 线下观察支架张开情况，若喇叭口张开情况好，可将支架整体稍往外移动，确保支架覆盖整个病变区域（图 8-0-16）。

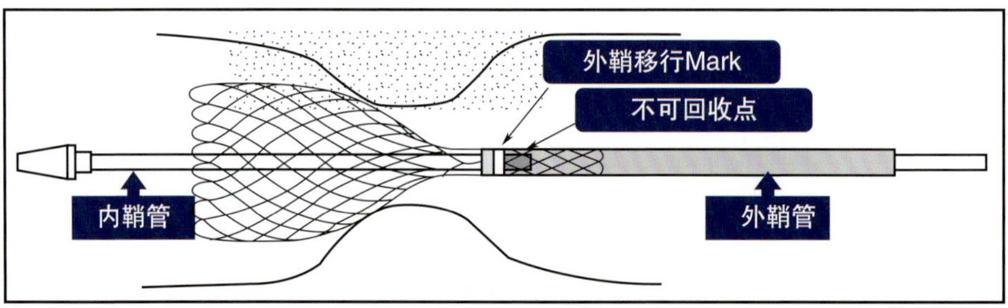

图 8-0-16　支架释放示意

六、并发症

消化道支架置入后临床效果明显对改善患者生存质量，延长患者生存时间，但支架置入后出现一系列的并发症。常见的疼痛及异物感、支架移位、出血、穿孔、反流及支架再狭窄等。操作中应该进行严密的临床观察，积极处理以预防或早期干预治疗相关并发症。

1. 食管支架置入并发症及处理

（1）疼痛及异物感　发生在术后 2 周内，主要表现为胸骨后及上腹部疼痛、异物感。因支架膨胀后张力增大引起的局部刺激，一般自行缓解，少数无法缓解的患者可遵医嘱使用止痛药物及抑酸治疗。

（2）胃食管反流　抗反流支架不能完全阻挡胃内容物的反流，因此支架置入后抬高患者床头，患者进食后取半坐卧位，避免进食刺激性食物，可服用抑酸药物缓解症状。

（3）出血　分为早期出血和晚期出血。早期出血主要以操作不当引发，晚期出血因肿瘤坏死、瘘或支架刺激引发。内镜观察下无活动性出血时无需特别处理，出现大出血时可局部喷洒肾上腺素或去甲肾上腺素，止血夹夹闭等内镜治疗方法，出现不可控制的大出血，内镜下治疗无法处理时及时转外科治疗。食管气管瘘大出血首先使用气囊压迫，及时行夹层动脉支架介入治疗。

（4）穿孔　经化疗、放疗后食管壁肿瘤缩小，支架与食管壁贴合不紧，支架出现移位摩擦穿孔，可使用覆膜金属支架封堵穿孔位置。

（5）支架堵塞与再狭窄　早期主要原因是食物的堵塞，后期是肿瘤的向内生长。支架置入后避免进食冷、硬、粗纤维及黏性食物，一旦出现吞咽困难应及时就诊，内镜下检查梗阻原因并及时疏通。

（6）食管气管瘘　由于肿瘤向纵隔或气管浸润生长后坏死。发生瘘后及时采用再次置入覆膜金属支架封堵瘘口的治疗方法，高位食管气管瘘可置入主气管覆膜支架封堵瘘口，保障气道通畅。

（7）支架移位　多发生于全覆膜支架移位。定期复查上消化道造影或是透视观察支架在位情况，一旦发生移位可及时调整，不能调整时应取出后重新置入支架。

（8）心律失常　支架置入过程中压迫迷走神经、禁食时间长导致水电解质紊乱或疼痛刺激均可引发心律失常。术前完善相关检查、纠正水电解质紊乱，术后予心电监护密切观察及使用镇静止痛药物。

（9）压迫周围脏器　主要支架膨胀后压迫气管导致呼吸困难，置入气管支架或取出食管支架缓解气道梗阻。

2. 胃 - 十二指肠支架置入并发症及处理

（1）穿孔　主要因支架置入前扩张有关。穿孔并发症后果严重，如患者出现剧烈腹痛并伴有发热、血象升高应首要考虑穿孔发生，立即 X 线透视发现膈下游离气体或后腹膜气体可确诊。小穿孔于禁食、胃肠减压及抗生素使用可控制，大穿孔应立即外科手术治疗。

（2）出血　支架置入后狭窄段扩张和刺激肠壁引起肠壁出血。少量出血时口服止血药，大量活动性出血需内镜下止血治疗。

（3）支架移位　主要发生在覆膜支架置入，因狭窄段扩张过大、狭窄段太短、叠放支架的受力点不同导致。支架移位后一般可从肛门自行排出，如发生穿孔应急诊外科手术取出。支架向上移动可内镜取出后重新置入。

（4）支架堵塞　因进食黏稠、粗纤维或硬质食物堵塞，一旦发现梗阻立即就诊，内镜下检查梗阻原因并及时疏通。

（5）胆管炎、胰腺炎及梗阻性黄疸　因十二指肠乳头被支架置入后覆盖压迫引发，病变位置靠近十二指肠乳头处，需放置无覆膜支架并置入胆道支架，已有胆道梗阻症状时可先行胆道支架置入。

（6）狭窄　参考食管支架置入狭窄处理。

3. 肠道支架置入并发症及处理

（1）出血　因支架压迫肿瘤组织引发。迟发性出血是因支架压迫肠壁引起黏膜溃疡所致。少量出血时使用药物等止血治疗观察生命体征；大出血时需外科手术。

（2）疼痛或里急后重感及大便失禁　一般情况下可自行缓解，剧烈疼痛应及时排除穿孔、支架移位等严重并发症，支架距肛门近疼痛越明显，伴里急后重感越明显。可使用止痛药物缓解疼痛症状，无法耐受或大便失禁的患者应及时取出支架。

（3）粪石梗阻　服用缓泻药物预防粪石梗阻，一旦出现粪石梗阻应立即行内镜下疏通。

（4）支架移位　主要与支架放置位置不理想有关，支架中心部位位于狭窄处，支架上下缘各超出 2cm，肠道支移位后调整难度大，需内镜下取出后再放置。

（5）穿孔　为最严重的并发症。患者出现腹膜炎症状经 X 线证实后，小穿孔立即禁食水，使用抗生素可有效控制，大穿孔需立即外科手术治疗。

（6）梗阻　因肿瘤的向腔内生长引发，可再次置入支架治疗，使用带放疗药物的支架抑制肿瘤的生长。

（7）菌血症和发热　主要发生在完全梗阻的患者，出现症状可使用抗生素控制感染。

（黄艳霞）

第九章

内镜下粪菌移植术

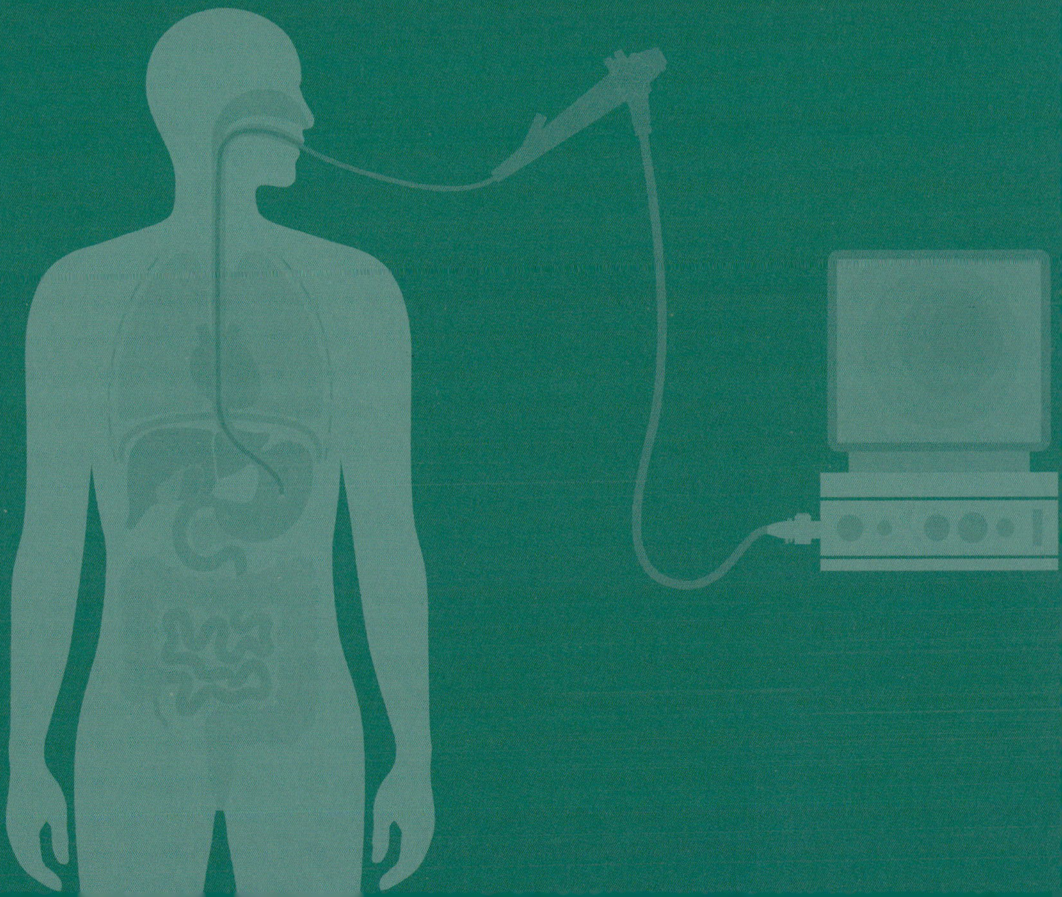

一、概述

粪菌移植（fecal microbiota transplantation，FMT），是指将健康人粪便中的功能菌群移植到患者肠道内，重建新的肠道菌群，实现治疗肠内及肠外疾病的目的。目前已被临床指南及共识推荐用于改善复发性或难治性艰难梭菌感染、慢性便秘、腹泻、肠易激综合征和炎性肠病等消化道疾病，随着对肠道菌群科学研究的深入，FMT 技术也逐渐应用到各种疾病的临床治疗中，如神经精神系统疾病（自闭 / 孤独症、焦虑、抑郁）等，成为改善消化、内分泌、神经等多种系统疾病的新型治疗方法。

移植途径的建立是 FMT 实施的重要环节，是菌群进入受体的路径，包括上消化道路径与下消化道路径，上消化道途径主要包括口服、胃镜、鼻肠管、胃 / 肠造口管；下消化道路径主要包括肠镜、结肠置管和灌肠。

二、适应证与禁忌证

1. 适应证

（1）消化系统疾病　包括艰难梭菌感染（CDI）；溃疡性结肠炎、克罗恩病、功能性便秘、肠易激综合征、菌群紊乱相关腹泻等。

（2）肠道菌群紊乱所致（伴有胃肠道症状）的消化系统外疾病

① 神经系统疾病：帕金森病、阿尔茨海默病、癫痫等。

② 精神疾病：孤独症、焦虑或抑郁、注意缺陷多动障碍等。

③ 代谢相关疾病：代谢综合征、糖尿病、肥胖症、高脂血症等。

④ 肿瘤相关疾病：肿瘤免疫治疗或放化疗所致肠炎等。

⑤ 过敏性或免疫系统疾病：自身免疫性肝炎、系统性红斑狼疮等。

2. 禁忌证

（1）各种原因导致消化道活动性出血、穿孔等肠道屏障严重受损的患者。

（2）存在严重腹泻、显著肠腔狭窄、肠瘘等患者。

（3）先天性或继发性免疫缺陷病患者。

（4）近期（4 周内）接受过免疫抑制药物或细胞毒性药物治疗者，例如利妥昔单抗、多柔比星或类固醇激素。

（5）妊娠或哺乳期女性。

三、术前准备

1. 患者准备

（1）知情同意　向患者及家属说明手术的目的、潜在风险、治疗过程以及可能的并发症后，签署知情同意书。

（2）患者评估　术前评估患者年龄、营养状况、合作程度、消化道动力情况、手术史及过敏史。

（3）药物评估　了解患者用药情况，有无服用阿司匹林等抗凝药物，有无服用抗生素类药物。

（4）肠道准备　粪菌移植前进行肠道准备，可以清洁肠道以暴露肠道黏膜，使得菌液能与黏膜充分接触，提高粪菌移植成功率。

（5）术前用药　上消化道路径患者可在 FMT 前 1 小时使用促胃肠动力药（甲氧氯普胺，肌内注射）促进胃蠕动，预防反流和呕吐。为了减少胃内酸性环境对移植微生物的定植干扰，可在 FMT 前 1 小时口服质子泵抑制药（奥美拉唑等）减少胃酸分泌。

（6）禁水禁食　在粪菌移植前建议禁水、禁食至少 4 小时，保障消化道完全排空，黏膜充分暴露。

2. 用物准备

（1）内镜相关设备　宜选用带附送水功能的大钳道内镜、附送水装置、二氧化碳装置。

（2）粪菌移植液。

（3）恒温水浴箱。

（4）粪菌移植导管。

（5）内镜用金属夹。

（6）3M 弹性胶布。

（7）石蜡油。

四、操作步骤

1. 上消化道路径

以胃镜下置管术为例。

（1）摆放体位　指导患者取左侧卧位，床头抬高 15°～30°。

（2）清空胃腔　协助医生进行胃镜操作，吸净胃腔和十二指肠内残留的液体。

（3）经鼻插管　护士检查患者鼻腔是否通畅，并使用石蜡油润滑预留好线圈的粪菌移植导管后，选择一侧鼻腔轻柔插入。

（4）肠内固定　在内镜直视下缓慢将导管送至十二指肠，必要时使用金属夹牵引，使用金属夹通过活检孔道夹住导管前端预留的线圈，在内镜的携带下将导管通过金属夹固定在十二指肠肠壁上，退镜。

（5）外露固定　使用3M胶布将导管固定于鼻翼以及同侧脸颊部，记录置入刻度。

（6）注入菌液　将菌液预热至37℃左右，从导管内缓慢注入。

（7）冲洗管路：通过导管注入温水20～40mL冲管。

2. 下消化道路径

以肠镜下置管术为例，见图9-0-1。

（1）摆放体位　指导患者取左侧卧位。

（2）夹线牵引（图9-0-1A）　金属夹通过活检孔道在体外夹住导管最前端的线圈，随后在肠镜的引导下将导管送至回肠末端或盲肠。

（3）肠内固定（图9-0-1B）　使用金属夹将导管固定于目标肠壁，观察导管位置稳定后退镜，退镜过程中吸净肠腔内的粪液。

（4）肠外固定（图9-0-1C）　使用3M胶布将导管固定于患者臀部，记录刻度。

（5）注入菌液　将菌液预热至37℃左右，并从导管内注入。

（6）冲洗管路　通过导管注入温水20～40mL冲管。

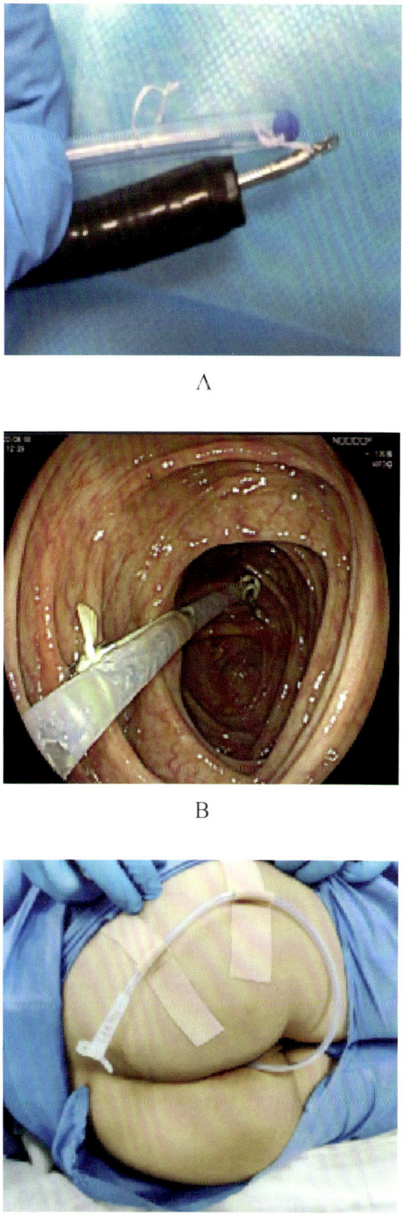

A　B　C

图9-0-1　下消化道路径之肠镜下置管术

A. 夹线牵引；B 肠内固定；C. 肠外固定

五、护理配合要点与技巧

1. 经内镜单次注入菌液配合要点

（1）菌液输注前，应双人核对供体编号与患者姓名。

（2）注射菌液前需将菌液复温至 37℃左右。

（3）经胃镜途径行粪菌移植患者，术后 4 小时建议保持头高足低位或半坐卧位，避免菌液反流和感染性肺炎的发生，注射菌液后避免在 1 小时内排便，尽量延长菌液的接触时间。

（4）经胃镜注入菌液时应当注意控制注射的速度，如果注射过快，菌液较多可能导致反流到胃内甚至食管内，可能导致患者出现呃逆、呛咳反应，甚至可能导致吸入性肺炎、窒息。

（5）经肠镜注入菌液的患者，术后 2 小时建议保持右侧卧位或臀高俯卧位，避免在 1 小时内排便，尽量延长菌液的接触时间。

2. 经内镜留置粪菌移植管配合技巧

（1）动作轻柔　经鼻插入导管时，护士应当轻柔送管，避免与鼻咽部摩擦导致黏膜破损或水肿引起患者呼吸不适。

（2）保护黏膜　在金属夹牵引导管进镜过程中，需注意将金属夹夹住线圈并退回活检孔道内，避免进镜时金属夹划伤胃肠道黏膜。

（3）适当固定　在固定导管时，金属夹不宜使用过多，否则可能导致治疗结束后难以拔管情况，见图 9-0-2。

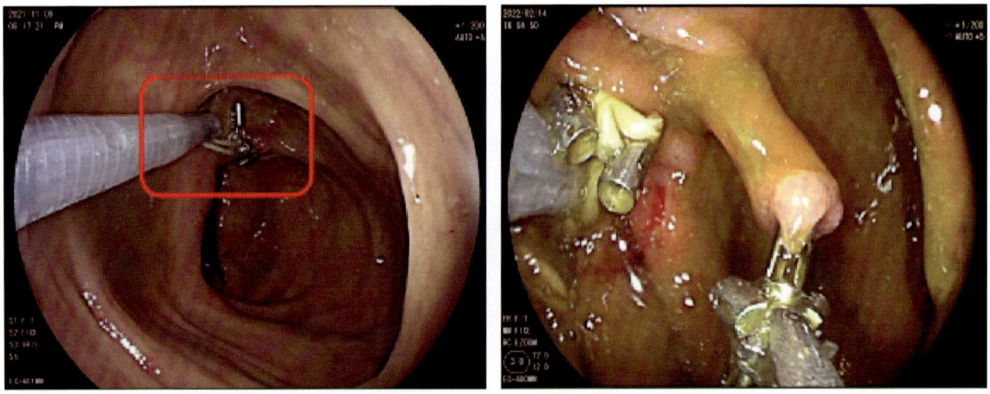

A　　　　B

图 9-0-2　困难拔管

A. 金属夹固定；B. 内镜下拔管

3. 固定导管

粪菌移植过程常需要分次注入菌液，在留置粪菌移植导管后，为防止脱管或是导管移位，需要对导管进行固定。

（1）上消化道路径　同胃管固定方式。

（2）下消化道路径　见图 9-0-3。

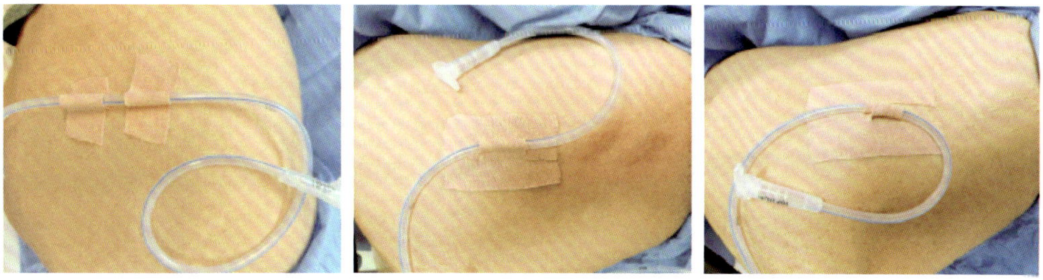

A　　B　　C

图 9-0-3　经下消化道导管固定方式

A. 双高举平台法；B. “工”字固定法；C. 螺旋固定法

六、并发症

（1）腹胀腹痛　由于菌液大量注入患者体内，且为了延长菌液与消化道黏膜的接触时间，不能将其立即排出，腹胀腹痛是粪菌移植最常见的术后并发症，一般在患者排泄后可自行缓解。另外腹痛可能与留置导管牵拉肠壁张力过高有关，因此在留置导管时要关注导管的顺应性，保证导管处于自由位，退镜时观察有无导管盘圈情况。

（2）恶心呕吐　上消化道移植途径的患者在注入菌液时，可能导致患者感官与心理上的不适，继而引发恶心呕吐等反应。将菌液与牛奶、果汁等混合后注入、将床头抬高以及分散患者注意力可在一定程度上缓解不适。若患者呕吐剧烈，可根据医嘱使用甲氧氯普胺等药物治疗。

（3）发热　粪菌移植术后发热可能与由于免疫应激反应或与原发病有关，大多数发热情况能在 36 小时内自愈或经对症处理后缓解。对症处理包括使用退热药物如非甾体抗炎药。

（4）脱管　一旦发现导管脱落，医护人员将评估导管脱落的情况，包括脱落的程度、是否有内容物泄漏、有无出血、穿孔等症状，并根据患者的病情与治疗方案选择是否需要重新置管。

（罗成　彭阳）

第十章

经皮内镜下胃造口术

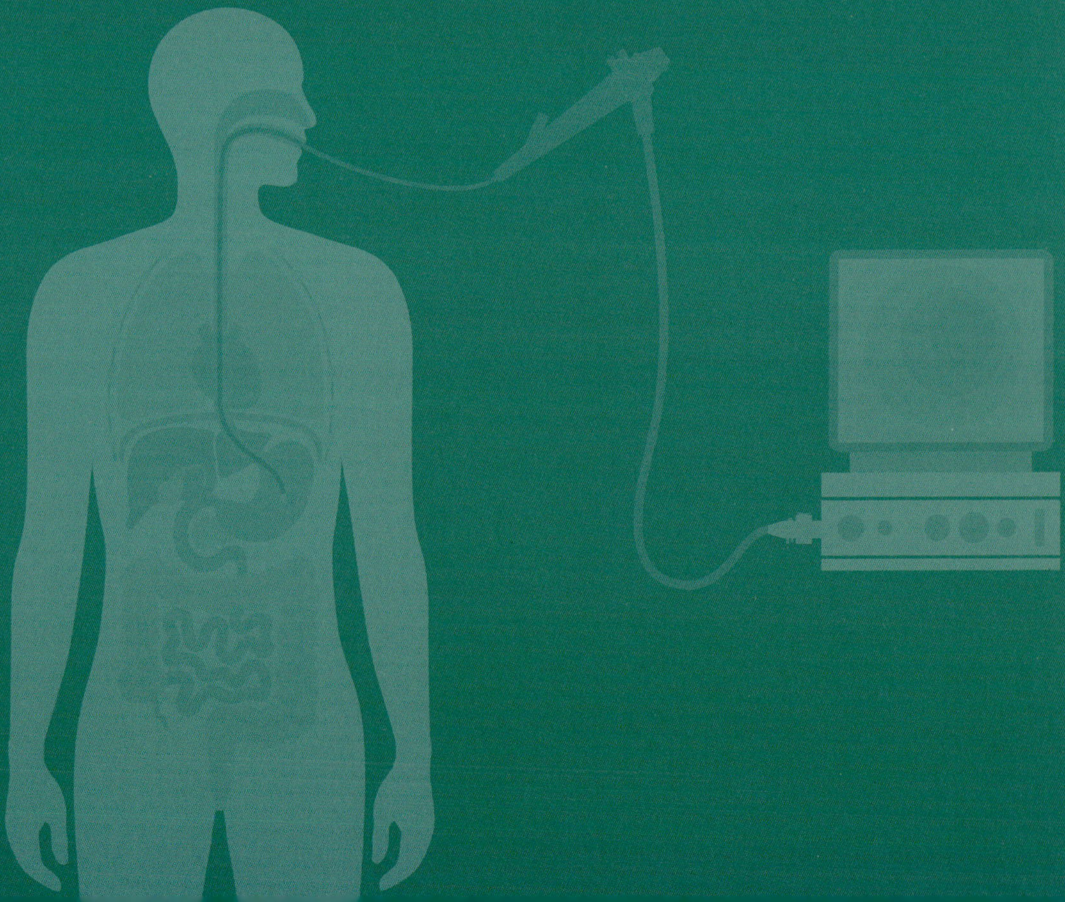

一、概述

经皮内镜下胃造口术（percutaneous endoscopic gastrostomy，PEG）是在内镜引导下经腹部皮肤穿刺置入造口管，给予胃肠营养支持的一种内镜下治疗技术。

对于不能经口进食的患者，留置鼻胃管是临床常用的治疗方法，但留置鼻胃管容易导致吸入性肺炎，同时鼻腔、咽喉、食管长期受压易发生局部黏膜糜烂、出血等并发症。内镜下胃造口术能建立肠内营养支持治疗，有效地改善无法经口进食患者的营养状况，同时也能避免留置鼻胃管注食带来的并发症。

二、适应证与禁忌证

1. 适应证

（1）各种中枢神经系统疾病或全身性疾病导致的吞咽障碍。

① 脑血管意外（如卒中）、脑肿瘤、帕金森病或阿尔茨海默病等。

② 系统性硬化症、重症肌无力。

③ 完全不能进食的神经性厌食或神经性呕吐。

④ 意识障碍、痴呆。

（2）上消化道疾病致吞咽障碍不能进食者，如口腔肿瘤、咽喉部肿瘤、食管肿瘤、良性食管狭窄等。

（3）意识水平降低，如重症监护患者、长期昏迷者。

2. 禁忌证

（1）严重的凝血功能障碍、休克、严重心肺疾病无法耐受手术者。

（2）胃前壁有巨大溃疡、肿瘤或穿刺部位腹壁广泛损伤，腹壁感染者。

（3）大量腹水、胃大部切除术后残胃极小者或胃扭转者。

（4）生存时间不超过数天或数周者。

（5）胃张力不全或完全性幽门梗阻者。

三、术前准备

1. 患者准备

（1）知情同意　向患者及家属说明手术的目的、潜在风险、治疗过程以及可能的并发症后，签署知情同意书。

（2）患者评估　术前评估患者年龄、营养状况、合作程度、手术史，检查血常规、凝血功能、肝功能情况等。

（3）药物评估　了解患者过敏史及用药史，有无服用阿司匹林等抗凝药物，若服用应停药至少 7 天后才可行内镜下胃造口术。

（4）禁水禁食　术前禁食 12h、禁水 4h。

（5）静脉通道　建立 2 条静脉通道，术前予抗生素预防感染。

2. 用物准备

（1）内镜相关设备　宜选用带附送水功能的大钳道胃镜，并准备经鼻胃镜，针对一些食管狭窄或肿瘤等患者，以防普通胃镜无法通过，附送水装置、二氧化碳装置。

（2）胃造口手术包（包含穿刺针、切开刀、扩张器、牵引线、带钢丝的造口管、固定器、无菌敷料、无菌手套、无菌洞巾、圈套器等）、记号笔。

（3）药物　1% 利多卡因注射液、生理盐水、碘伏。

（4）两套负压吸引装置。

（5）床旁准备急救车和急救药品，确认抢救设备性能良好。

（6）心电监护设备。

四、操作步骤

如图 10-0-1。

（1）体表定位　协助患者取平卧位，抬高头部 15°～30°并将头偏向左侧，观察胃镜在腹壁的透光点。

（2）标记位点　用食指按压此透光点，在内镜直视下可见胃腔内压迹，医生在腹壁选择最佳穿刺位置后用记号笔进行标记。

（3）局麻切开　医生消毒穿刺点皮肤，铺无菌巾。抽取利多卡因注射液在腹壁浸润麻醉，随后切开穿刺部位皮肤。

（4）置入导丝　使用造口包内穿刺针经皮肤切口垂直刺入胃腔，退出针芯，随后将导丝从套管针插入胃腔。护士使用圈套器套紧导丝后，连同胃镜一起退出口腔外。

（5）带入导管　护士将导丝口腔端与造口管前端钢丝套紧，适当润滑造口管，缓慢牵拉腹壁端导丝，将造口管经口、食管、胃和腹壁拉出腹壁外。

（6）固定导管　再次进入胃镜，观察造口管头端内闩是否紧贴胃壁，确认后退镜。将无菌纱布置于固定板与皮肤之间，固定锁紧造口管，于造口管距腹壁 20cm 处剪断，装上连接头。

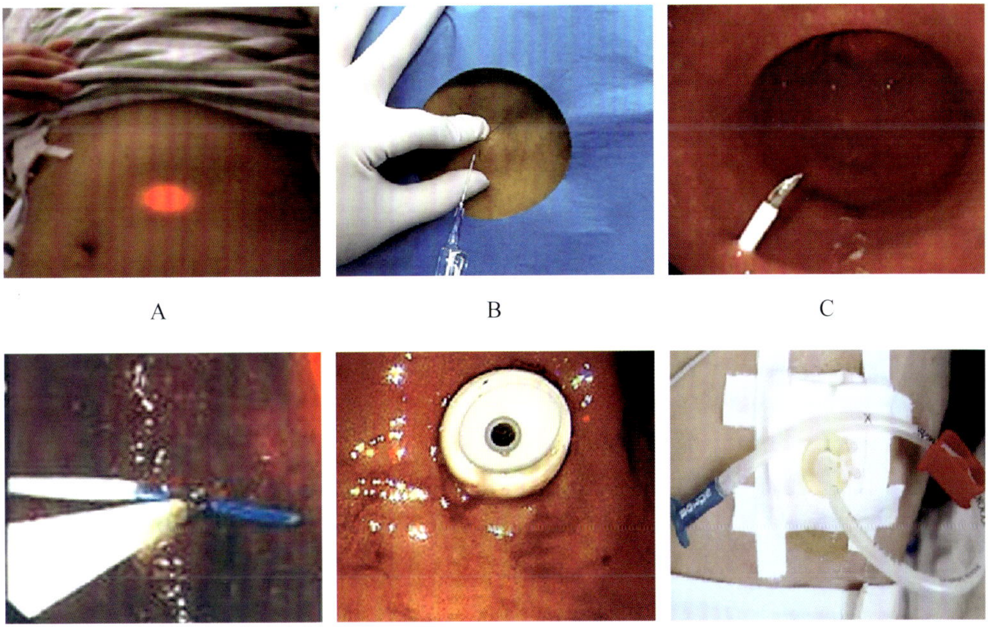

图 10-0-1　胃造口步骤

A. 体表定位；B. 局麻切开；C. 穿刺胃壁；D. 置入导丝；E. 带入导管；F. 固定导管

五、护理配合要点与技巧

（1）术中患者应取平卧位，便于定位与穿刺，适当将床头抬高，并将患者头部偏向左侧。

（2）在腹部定位时，应当向胃内注气使胃前壁与腹壁紧密接触，同时将室内灯光调暗，以便于观察腹壁透光点。

（3）胃造口术需穿过腹腔，因此在进行腹壁穿刺时应当尽量保证无菌操作，避免引起术后腹腔感染。

（4）在行腹壁穿刺时，需要关注腹壁与胃之间有无其他脏器或是肠段介于二者之间，避免穿刺造成其他脏器损伤或是穿透肠壁进入胃内，确认方法为：在穿刺针穿透腹壁后关注注射器内有无气体溢出，若是有气体溢出但是胃镜下未见穿刺针穿透胃壁，则说明穿刺针进入了腹壁与胃之间的肠管，此时需拔除穿刺针并更换穿刺点；若注射器内开始有气体溢同时胃内可见穿刺针穿透胃壁，则说明二者之间无其他脏器或肠管存在。

（5）在使用导丝牵引造口管进入患者体内时，需注意动作轻柔，可适当润滑造口管后再拉入体内，避免黏膜损伤。

（6）应当在置管后对导管外露部分进行标记，便于术后观察导管有无发生移位。

（7）注意造瘘管固定的松紧度，过松易出现导管移位，过紧则易造成局部缺血，甚至局部坏死情况。

六、并发症

（1）脱管　若发生造口管意外脱管，需立即使用纱布或敷料封闭造口，并及时前往医院重新置管。造口管长度应适当，既方便操作，又避免拉扯，意识障碍的患者应当使用腹带约束，防止拉扯管道。

（2）疼痛　手术过程中对皮肤、肌肉和其他组织的切割引起局部的炎症反应，从而导致疼痛，在进行皮肤切开前要对切口进行充足的浸润麻醉。此外造口管的压迫、移动也可能导致疼痛，因此在术后应当要充分固定导管的外露部，防止导管发生摇晃移位，如果造口管位置不当或压迫导致疼痛，需要调整造口管的位置再行固定，术后可适当使用镇痛药物，并逐渐减量。

（3）腹膜炎　在置入胃造口导管后，如果管壁与瘘口间隙较大，可能导致营养物质经瘘口漏入腹腔导致腹膜炎，此时应当停止输入营养液，对症治疗下观察炎症情况能否缓解。若炎症缓解，瘘口处组织自行生长封闭导管后，可继续使用该造口管输注营养液。但是若漏液较多、腹腔严重感染时，需在其他专科的指引下进行腹腔清创后，在内镜下重新置管，确保胃前壁、腹壁与导管紧密贴合，减少营养物质漏入腹腔的风险。

（4）出血　在操作过程中损伤血管，术中或术后可能出现造口出血的情况，多数情况下可通过按压伤口敷料进行压迫止血或使用药物止血，少数情况下需要拔管并进行内镜下甚至手术止血。

（5）造口皮肤感染　胃造口术应当保持造口周围皮肤清洁、干燥，每天检查造口周围皮肤，造口部位轻微感染时，可使用头孢菌素类药物治疗。

（6）堵管　食物直径过大、输注速度太慢、药物与食物配伍不当形成凝块、食物过于黏稠等情况都可能堵塞管道。

① 食物药物均需搅碎调匀、充分溶解后注入。

② 每次注入食物或药物前后均用 50mL 温开水冲管，每次注完食物后应坐起 30min 以免食物反流堵塞导管。

③ 保持造口管通畅，如长时间不喂养，至少每 8h 应冲洗管道 1 次。

（罗成　彭阳）

第十一章

内镜下息肉摘除术

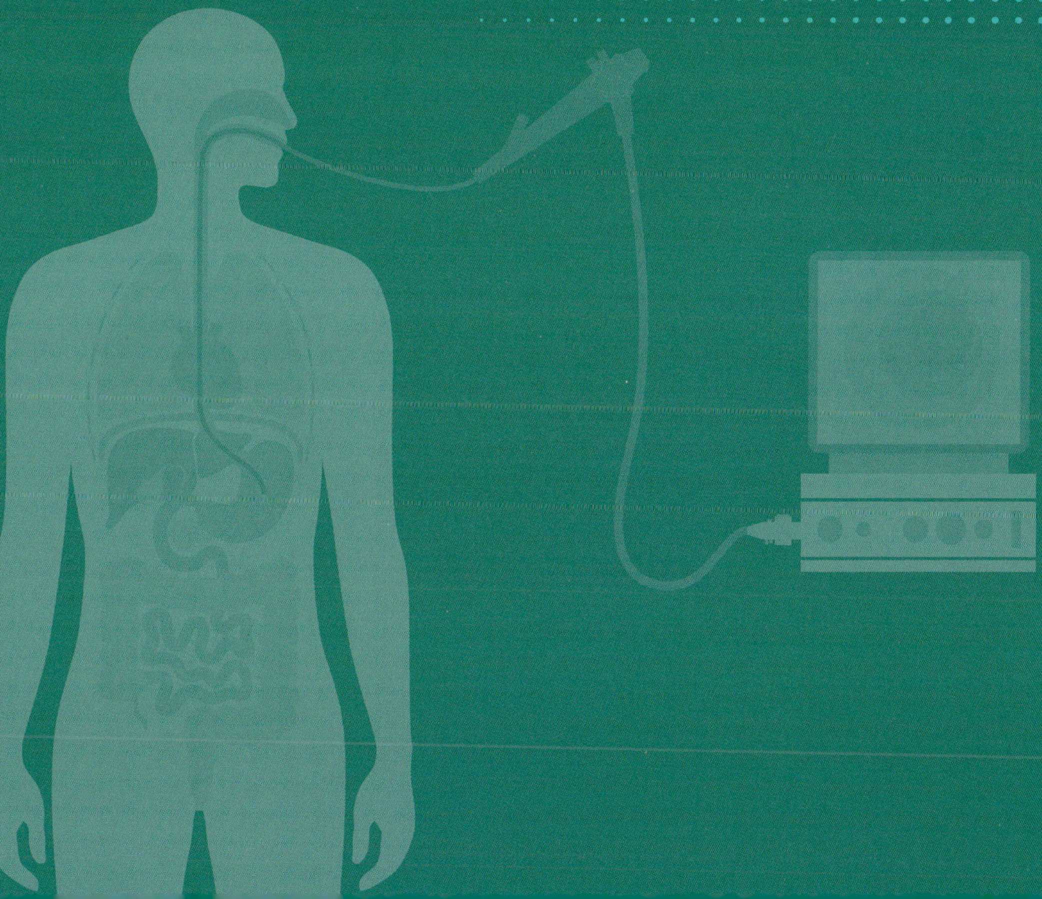

一、概述

息肉（polyp）是指黏膜表面上长出的赘生物，在未确定病理性质前均称为息肉，息肉属于良性肿瘤的一种，但其中一部分有恶变倾向。临床常根据息肉的大小、生长方式、性质及浸润深度，选择不同的内镜下治疗方式进行癌前病变早期治疗。

临床中常见的内镜下治疗方式有：钳除、冷圈套息肉切除术（cold snare polypectomy，CSP/Cold-EMR）、高频电凝切除（又叫热圈套息肉切除术，hot snare polypectomy，HSP）、内镜黏膜切除术（endoscopic mucosal resection，EMR）、内镜分块黏膜切除术（endoscopic piecemeal mucosal resection，EPMR）、内镜黏膜下剥离术（endoscopic submucosal dissection，ESD），多种治疗方式各有优缺点，其有效性和安全性在临床中已得到充分验证，回顾国内外内镜下息肉摘除的相关研究，其具有创伤小、操作简单、方便易行的优点，在临床中值得广泛推广应用。

二、适应证与禁忌证

1. 适应证

（1）同常规胃肠镜检查者。

（2）对于结直肠腺瘤性息肉或长径≥ 5mm 的息肉，均建议内镜下切除。

（3）对于结肠微小息肉，长径≤ 5mm 息肉确定或怀疑是腺瘤性时，同样建议内镜下切除。

2. 禁忌证

（1）同常规胃肠镜检查的禁忌证。

（2）有服用抗凝、抗血小板聚集的药物，需要停药 1 周才能行内镜下息肉切除。

（3）安装心脏起搏器者不能使用电刀切除息肉。

（4）内镜下观察有明显癌变倾向或黏膜下注射不能抬举的病变。

三、术前准备

1. 患者准备

（1）检查血常规、凝血功能、肝功能、心电图等。

（2）近期 1 周不能服用抗凝、抗血小板聚集的药物，比如阿司匹林、氯吡格雷等。

（3）取下患者贴身佩戴的金属饰品和活动义齿。

（4）告知患者息肉切除术的相关知识，并签署知情同意书。

（5）切息肉患者建议忌用甘露醇导泻，其在肠内被细菌酵解后会产生可燃气体，高频电凝、电切息肉时会有爆炸的风险。

2. 物品器械准备

（1）设备　内镜主机、胃肠内镜、附送水泵及管路、高频电工作站、氩气刀工作站、二氧化碳装置等。

（2）附件准备　常用的有内镜活检钳、注射针、圈套器（术前根据内镜报告选择合适的大小）、热活检钳、氩气电极、止血夹、尼龙绳装置、尼龙绳圈、异物网兜、喷洒导管、透明帽、中性电极、甲醛标本固定液、10mL/20mL 注射器等。

（3）药品准备　复方碘溶液、祛泡剂、靛胭脂、维生素 C 注射液、盐酸消旋山莨菪碱注射液 10mg、0.9% 氯化钠注射液。

四、操作步骤

（1）发现病变　用水冲洗病变表面的黏液（图 11-0-1）。

（2）判断病变　选择合适的染色剂，判断病变性质、大小、形态（图 11-0-2）。

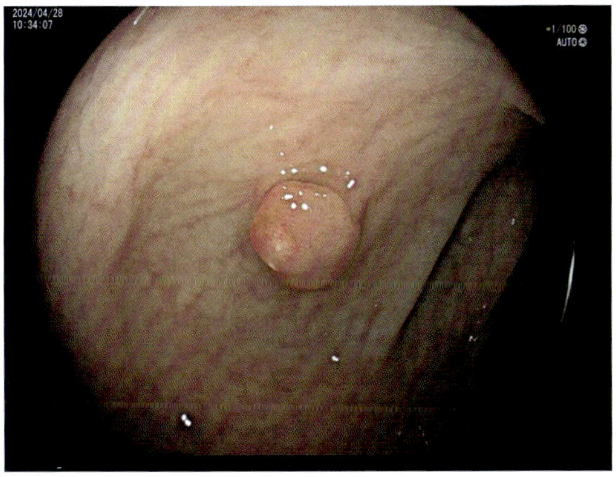

图 11-0-1　发现病变

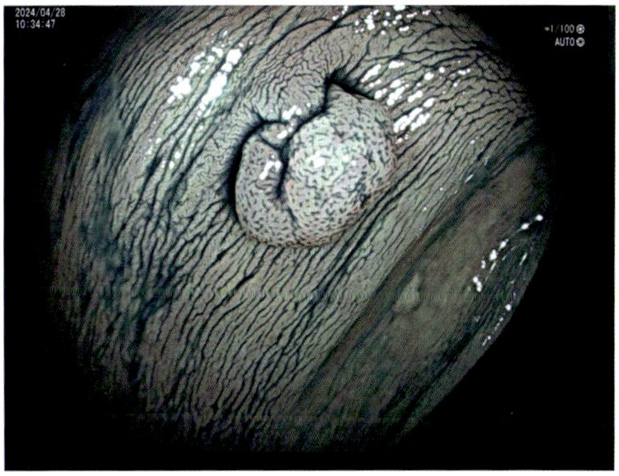

图 11-0-2　染色

（3）选择术式　根据综合判断，选择合适的术式（钳除、氩气电凝、冷切除、热切除、EMR、ESD 等）（图 11-0-3）。

（4）处理创面　观察创面，根据创面大小选择自然愈合、止血夹夹闭或尼龙绳缝合（图 11-0-4）。

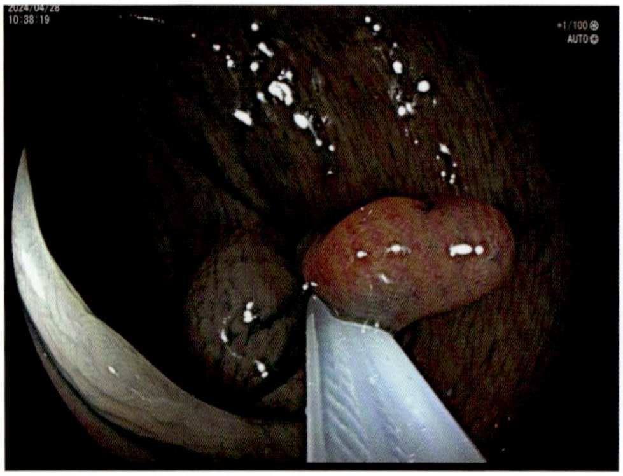

图 11-0-3　选择术式

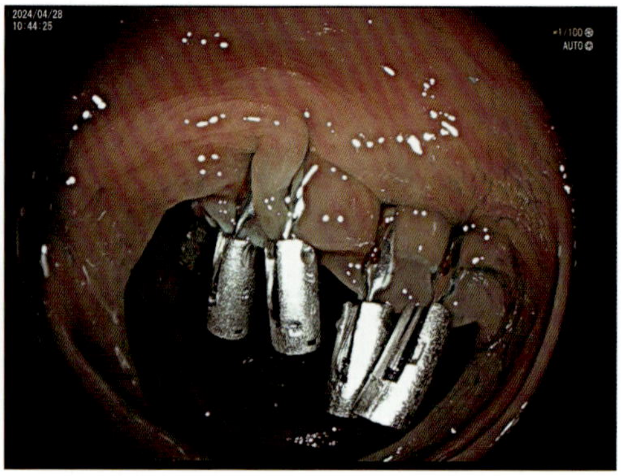

图 11-0-4　处理创面

（5）标本固定　选择合适的标本固定方式。

五、护理配合要点与技巧

1. 钳除

息肉＜5mm，活检钳开口选择大于息肉的直径，活检钳的最大开口方向与息肉保持水平。对于隆起性息肉（图 11-0-5），在钳取息肉时从息肉根部一次性钳除，如从顶部需要分次多次钳除。钳除胃底息肉，夹取时不能用力抵住黏膜，轻轻靠近息肉，夹闭提拉活检钳即可（图 11-0-6）。

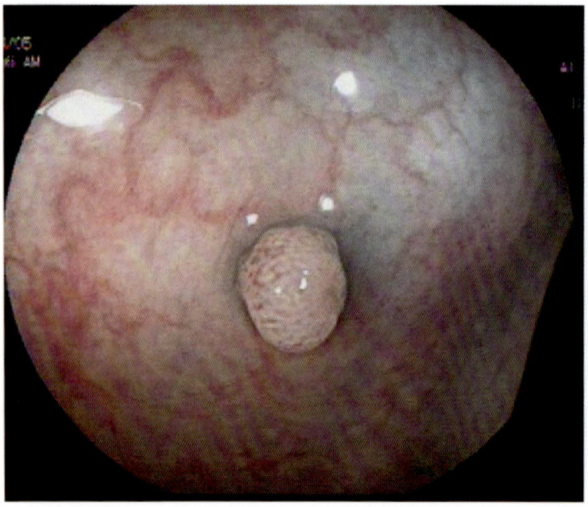

图 11-0-5　隆起性息肉

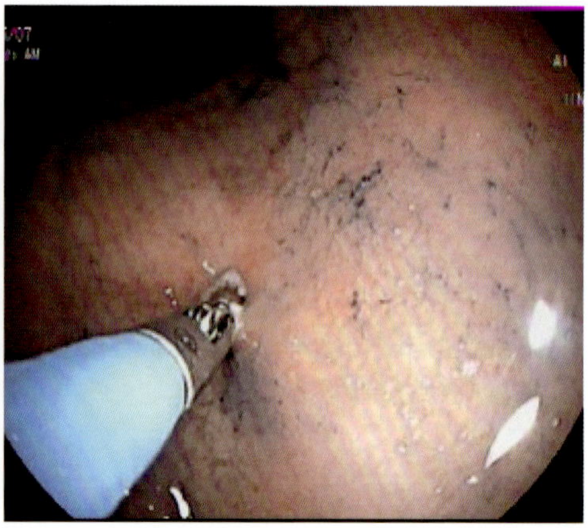

图 11-0-6　活检钳钳除

2. 氩气电凝

息肉＜5mm，在使用氩气管前检查有无缺损、有无折叠。治疗时，氩气电极导管经内镜钳道插入，在内镜下可看见氩气管黑色Mark点，先端与黏膜保持2mm的距离（图11-0-7），及时清理前端“组织结痂”。在医生停止使用氩气导管时，再将其收回钳道内，避免误踩脚踏造成内镜损伤。肠道蠕动过快时，予盐酸消旋山莨菪碱注射液10mg静脉注射。

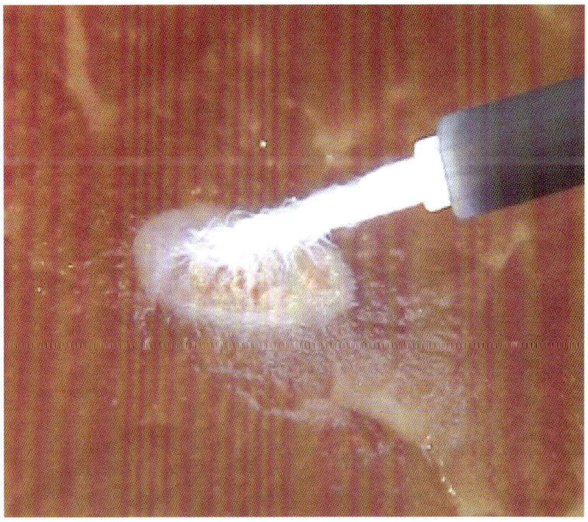

图11-0-7　氩气管电凝

3. 热钳除

息肉＜5mm，热活检钳，打开到最大直径，夹住息肉后向上轻轻提起，远离基底，保持向上的牵拉力，使基底部远离正常黏膜，减少电凝灼伤，及时清理钳瓣内的组织。

4. 冷切除/Cold-EMR（适合6～9mm息肉）

（1）选择合适大小的圈套器，操作时完全打开圈套器，头端抵在病变远端，使病变处于圈套器中间如“荷包蛋”式，术者缓慢吸气的同时，助手缓慢使圈套器套管推出抵达息肉基底部的同时轻轻收紧圈套器，使用圈套器钢丝的机械性切割力切断息肉（图11-0-8、图11-0-9）。

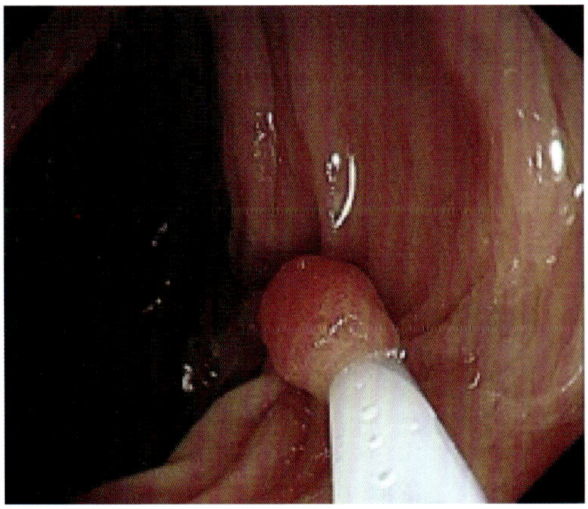

图11-0-8　收紧圈套器

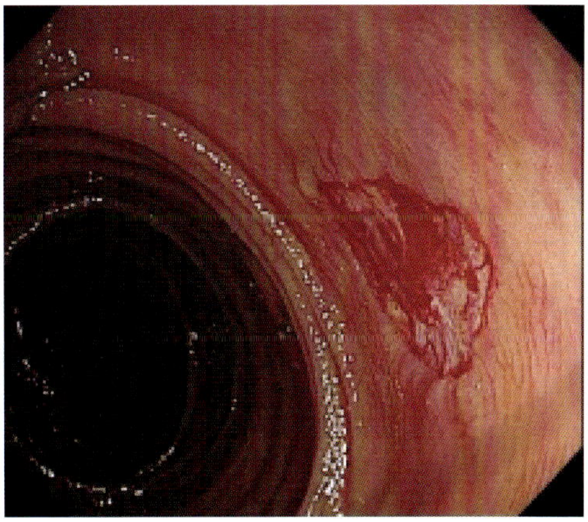

图11-0-9　机械勒除

（2）勒除困难时，有可能是正常黏膜或黏膜下组织嵌入过多，手柄力量传达到头端困难，助手检查圈套器外鞘管是否有打折，减少弯曲，在充气的状态下，稍微打开圈套器并向上提拉释放过多的组织，再次将圈套器手柄收到底，将组织切断。

5.EMR（适合 10mm ＜直径＜ 20mm 的无蒂或平坦型息肉）

（1）注射　选择注射点最佳位置是息肉基底正面中间，内镜向下给黏膜一定的张力，注射针针尖斜面向上，边推注生理盐水边穿刺，可以随时调整注射针刺入的深度（图 11-0-10）。较大的息肉一次隆起不佳，二次注射时，选择隆起的边缘再次注射，比在正常黏膜下注射容易隆起。

（2）圈套器套取　圈套息肉时使圈套器前端抵在病变远侧的黏膜，打开圈套器下压外鞘管，套取大于病变边缘 5mm 的正常组织，缓慢收紧，收紧的力度适中，避免冷切割，然后轻轻提起圈套器，远离正常黏膜，减少电灼伤。

（3）缝合创面，充分冲洗，附送水瓶内勿添加祛泡剂，以免镜头模糊影响视野观察。止血夹使用时选择垂直肠腔皱襞走行夹闭，减少张力，术者在缓慢吸气时，助手轻轻推送止血夹，抵住黏膜，缓慢夹闭（图 11-0-11）。

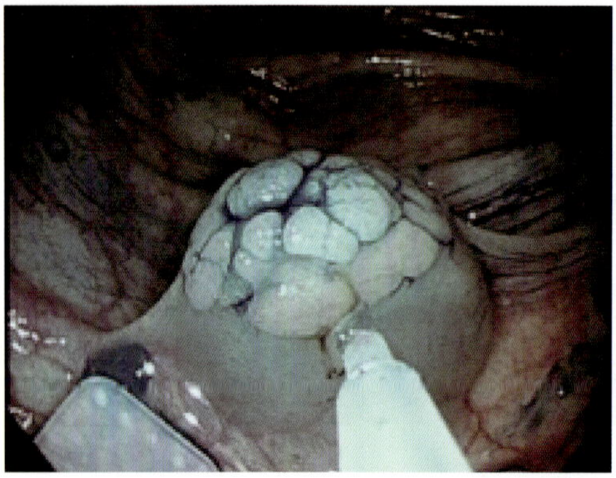

图 11-0-10　黏膜下注射

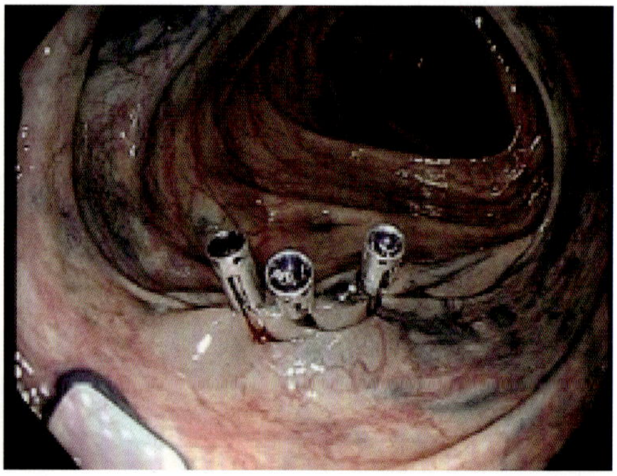

图 11-0-11　夹闭创面

6. 热切除

选择粗钢丝的圈套器，电流密度小，有利于电凝，可以减少术中出血与意外冷切除的概率。

（1）对于亚蒂或者蒂部直径＜ 10mm 的息肉，选择能套入息肉头部大小的圈套器，在距离底部约 5mm 处缓慢收紧圈套器，息肉颜色变为“乌紫色”，回拉圈套器杆，使息肉悬空于肠腔内再通电切除（图 11-0-12、图 11-0-13）。

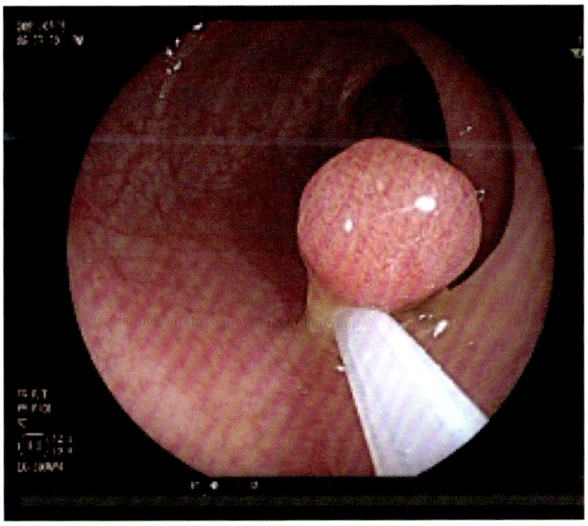

图 11-0-12　收紧圈套器

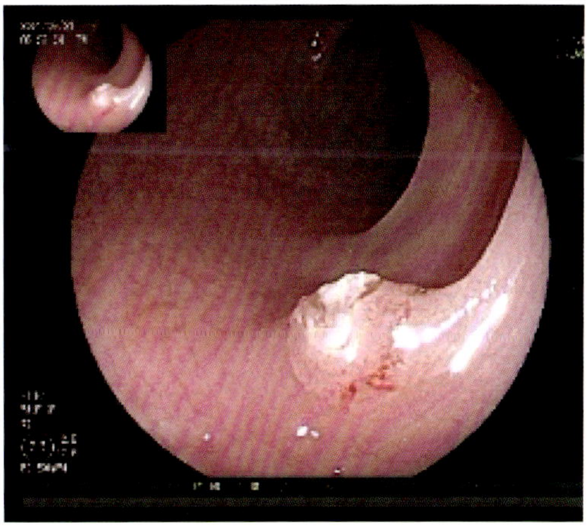

图 11-0-13　电切除

（2）蒂部直径≥ 10mm 的息肉，蒂部较粗的息肉，预先在根部基底使用止血夹或者尼龙绳阻断血流。

① 止血夹夹闭根部：选择合适大小的止血夹，预留圈套器套取的位置，贴近息肉根部夹闭，息肉头部出现紫黑色，证明夹闭血管有效。如止血夹夹闭后预留的圈套位置不足时，可以选择在止血夹底部圈套切除，不建议圈套止血夹切除。

② 尼龙绳结扎根部

a. 尼龙绳结扎装置的安装方式：取出一体式尼龙绳结扎装置，推动手柄，使置入器挂钩与尼龙绳连接，收回手柄到尼龙圈卡点处，然后推出塑料外套管，使尼龙绳全部收回到塑料外鞘管内。

b. 尼龙绳结扎装置的使用方式：经内镜钳道到达息肉处，拉回塑料外鞘管，使尼龙绳充分伸展，套入息肉头部，在息肉根部上方 5mm 预收（图 11-0-14、图 11-0-15），推出塑料外鞘管，确定位置后，手柄缓慢收紧同时尼龙绳外鞘管向回拉，保持塑料外鞘管前端笔直，收紧尼龙绳，使息肉变为乌紫色，向前推动手柄使挂钩与尼龙绳分离，释放尼龙绳。在尼龙绳结扎部上方 0.5cm 处（图 11-0-16），使

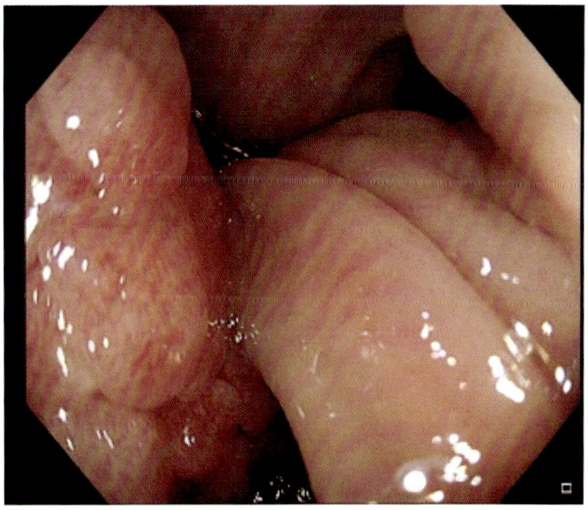

图 11-0-14　找准位置

用圈套器勒紧息肉，先电切然后电凝切除，血管残端较粗有潜在出血风险时，先使用电凝处理暴露的血管残端，然后使用止血夹夹闭创面（图 11-0-17、图 11-0-18）。

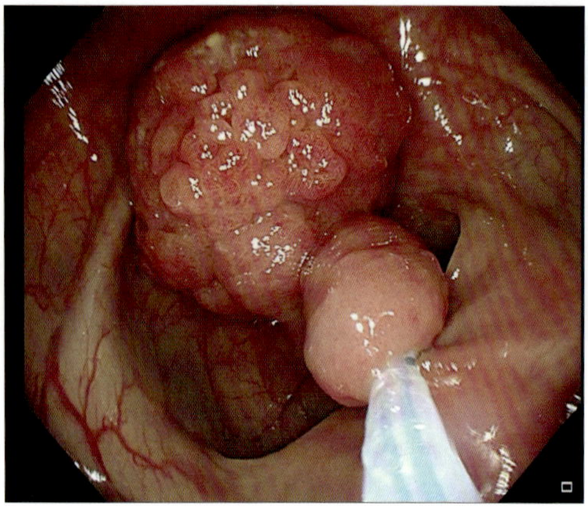

图 11-0-15　尼龙绳预收

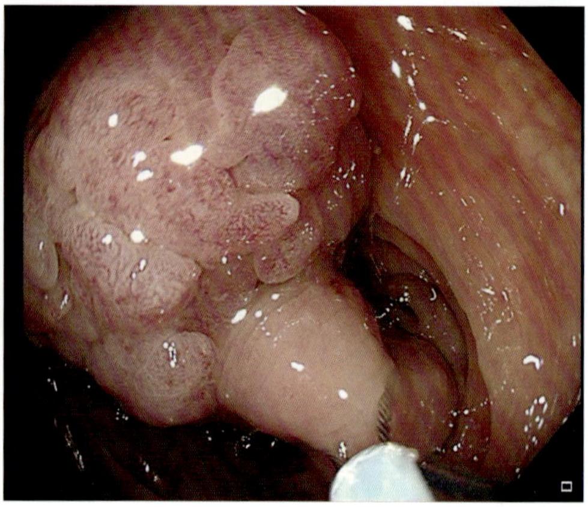

图 11-0-16　圈套器收紧

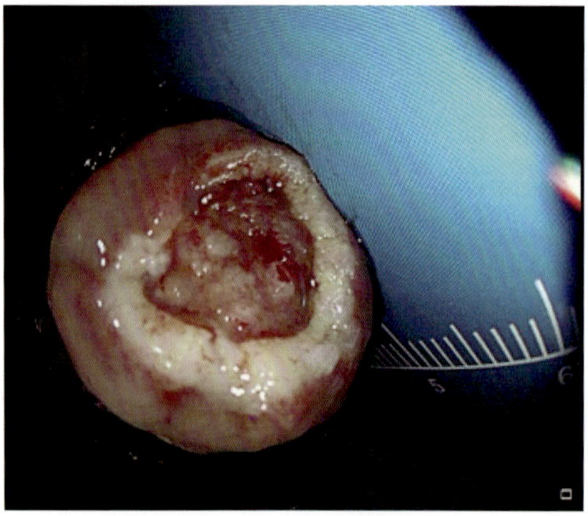

图 11-0-17　电凝电切

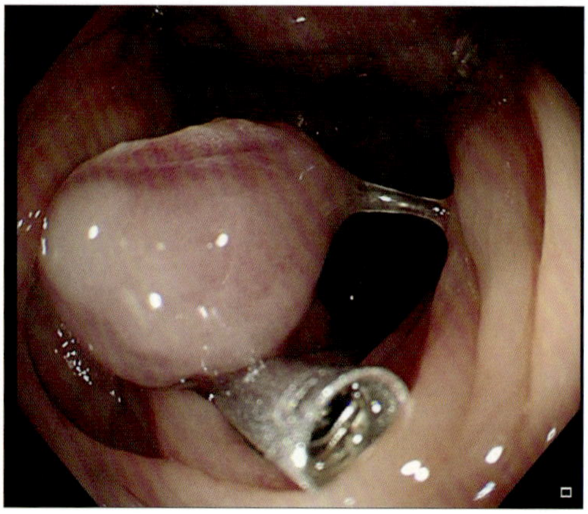

图 11-0-18　夹闭蒂部创面

c. 当结扎装置环脱勾时，重新在体内尝试使用内置勾回收，当无法回收时，使用异物钳取出，重新安装。

d. 当释放结扎环与结扎内置勾不能脱离时，手柄反复伸收，向外拉塑料外套管并抖动，如塑料外套管前端已褶皱无法拉直，结扎内置勾嵌顿，使用钢丝剪剪断结扎装置，退出内镜，重新进入内镜，使用内镜剪刀，剪断残留在体内的结扎装置内置勾。如无内镜剪刀时，肠道可保留在体内，随尼龙绳自然脱落。

六、并发症

消化道出血、迟发型穿孔是常见的并发症。

（1）出血　出血时根据出血情况，判断是动脉出血还是静脉出血。切面边缘出血可使用圈套器尖端电凝止血。判断为动脉出血，要充分暴露出血的血管，使用热止血钳电凝止血，然后再使用止血夹夹闭。迟发性出血（图11-0-19），充分冲洗，暴露创面（图11-0-20），无明显出血时，加固止血夹夹闭创面（图11-0-21）。

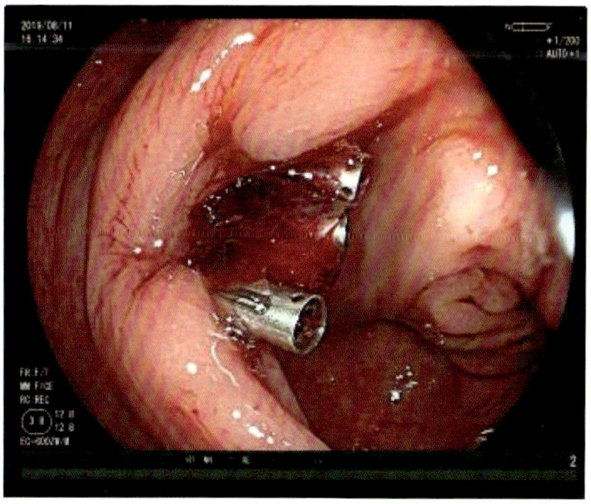

图 11-0-19　迟发出血

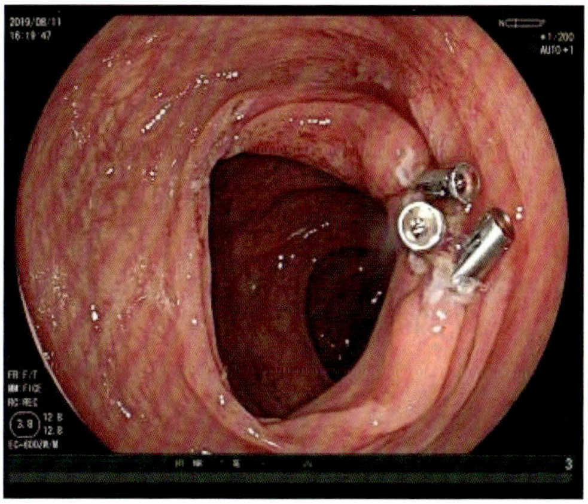

图 11-0-20　暴露创面

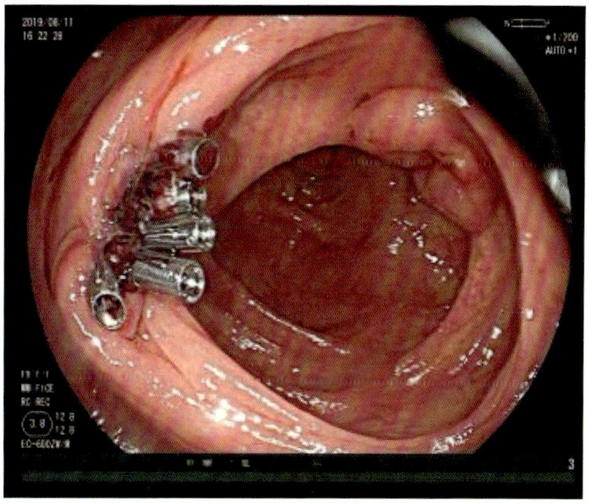

图 11-0-21　加固创面缝合

（2）穿孔　穿孔使用止血夹夹闭止血即可，对创面较大难夹闭时可选择三臂夹一次性使用软组织夹或者尼龙绳处理穿孔，同 ESD 术中穿孔处理策略。

（雷正霞）

第十二章

内痔的内镜治疗

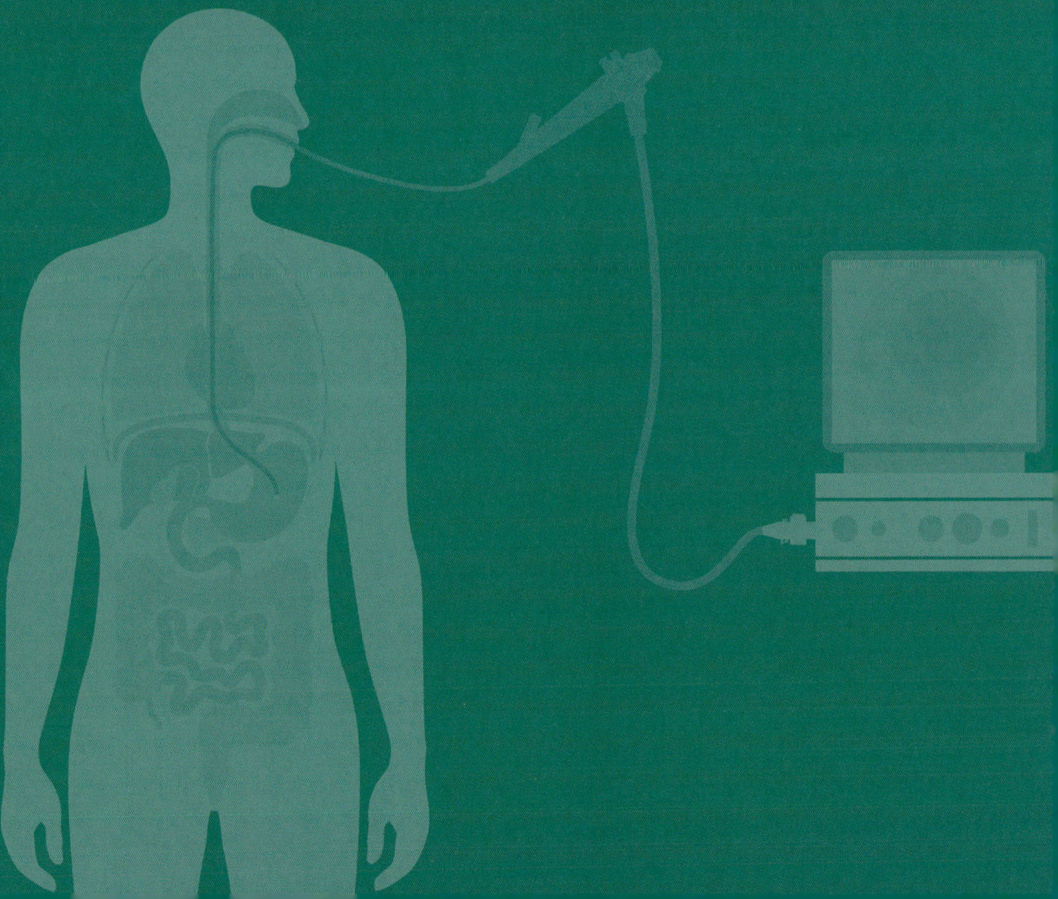

痔病是最常见的肛肠疾病，其中内痔占绝大部分。消化内镜在内痔的治疗中优点众多，在中国已经开始逐步普及。临床研究结果初步显示，内痔的消化内镜微创治疗有着操作灵活、患者痛苦小、恢复期短、并发症少和费用低等特点。根据内痔的分度和临床症状不同，选择内镜下微创治疗的方法也有所不同。本章将内痔内镜微创治疗分为内痔套扎术、直肠硬化剂注射术、内痔套扎联合硬化治疗术三大类叙述。

第一节　套扎治疗

一、概述

内痔套扎治疗主要是物理性阻断内痔血供，导致局部组织形成纤维化瘢痕，对痔脱垂有一定的提拉作用，术后有肛周疼痛、排尿困难、套扎环脱落等风险。

二、适应证与禁忌证

1. 适应证

（1）Ⅰ～Ⅲ度内痔伴有内痔相关症状（见内痔的 Goligher）。

（2）Ⅰ～Ⅲ度内痔经饮食及药物保守治疗无效。

（3）内痔手术后复发，肛门反复手术后不能再次手术。

（4）高龄、高血压、糖尿病和严重的系统性疾病，不能耐受外科手术。

（5）不愿接受外科手术。

2. 禁忌证

（1）Ⅳ度内痔、混合痔及外痔。

（2）Ⅰ～Ⅲ度内痔伴有嵌顿、血栓、溃烂、感染等并发症。

（3）严重心、脑、肺、肝、肾功能衰竭不能耐受内镜治疗。

（4）伴有肛周感染性疾病、肛瘘及炎症性肠病活动期等。

（5）凝血功能障碍或正在使用抗凝或抗血小板药物。

（6）妊娠期妇女。

三、术前准备

1. 患者准备

（1）3 年内未行全结肠镜检查或有结肠疾病高风险的患者按照肠镜检查术前

准备。

（2）无需行结肠镜检查或需要紧急治疗的患者可以选择术前排便或者术前灌肠。

（3）套扎治疗前应检查血常规、凝血功能。

（4）行无痛内镜下治疗的患者需完善术前麻醉评估等。

（5）签署知情同意书。

（6）服用抗凝或抗血小板药物的患者，建议术前 5 天停用或肝素代替治疗。

2. 物品及器械准备

（1）常规用物　同肠镜检查物品准备。

（2）设备准备　内镜以广角带附送水的胃镜为佳，胃镜弯曲前端较短，操作灵活，方便反转倒镜治疗。另外需要完善肠镜检查的患者准备肠镜准备。

（3）附件准备　套扎器目前内镜以多环套扎器为主。相对单环套扎器，方便安装，减少操作时间，根据情况选择套扎器。

四、操作步骤

（1）摆体位　患者取左侧卧位，操作医生进行视诊（图 12-1-1）和肛门指检。

（2）评估内痔　需要肠镜检查的患者先肠镜检查，内镜下评估内痔情况（图 12-1-2）。

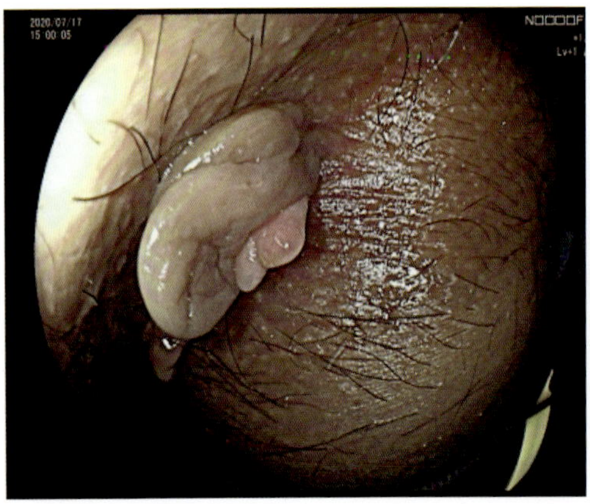

图 12-1-1　肛门视诊

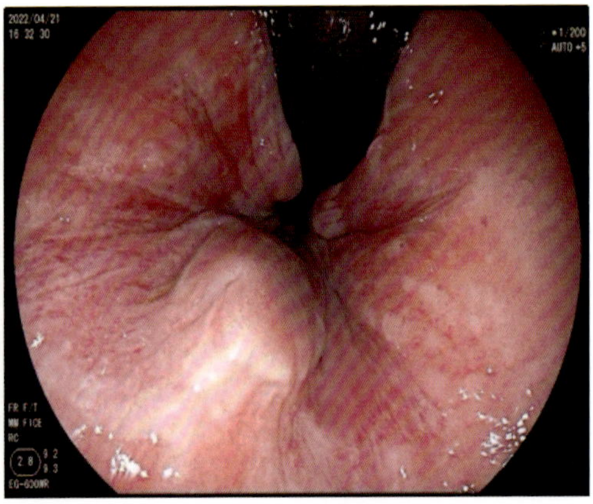

图 12-1-2　评估内痔

（3）安装器械　使用胃镜，安装套扎器，进镜前充分润滑肛门。

（4）内镜治疗　将安装好套扎器的胃镜送入肛门齿状线附近，选择顺镜或倒镜，内镜对准套扎部位持续负压吸引，将需要套扎的部位完全吸入套扎器内，旋转手柄释放套扎圈（图 12-1-3）。重复上述操作，完成对痔疮的套扎治疗（图 12-1-4）。

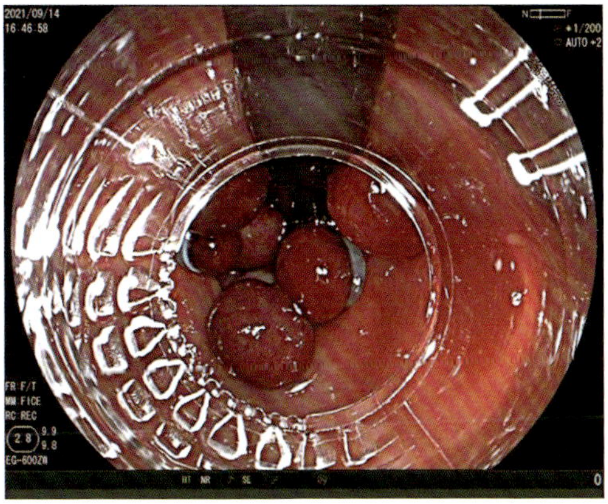

图 12-1-3　内痔套扎

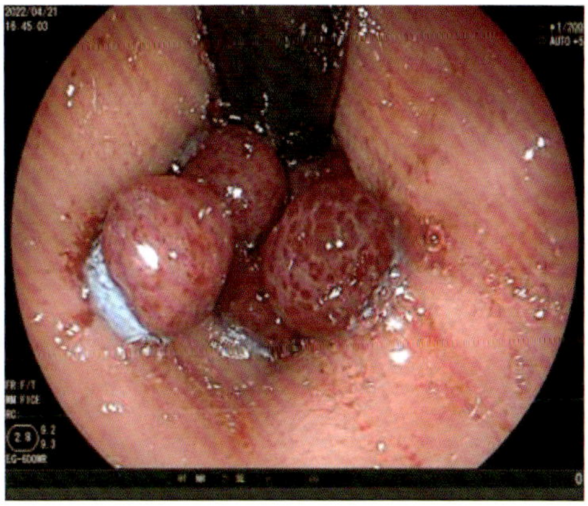

图 12-1-4　套扎完毕

（5）结束治疗　治疗完成后吸气退出内镜，在体外释放完剩余的套装环，然后再拆卸套扎帽。

五、护理配合要点与技巧

（1）套扎器的安装技巧　对于安装套扎器，是否将活检帽取下再安装取决于术者的习惯。无论选择哪种方式，在安装套扎器时一定要使套扎器手柄底部与活检孔道紧密连接，保障吸引时内镜的密闭性。不同品牌的套扎器的安装方式不一样，根据不同种类选择合适的安装方式，下面举例波科七环套扎器的安装方法。使用富士 580RD 胃镜不摘除活检帽，打开活检帽，将导丝穿过活检孔道（图 12-1-5），直到拉环线圈从内镜的远端伸出。将套扎手柄装置安装在内镜的活检帽上（图 12-1-6）。固定带绕镜身一周，将手柄固定到内镜上（图 12-1-7）。拉直镜身，将拉线环穿过导丝环（图 12-1-8），套扎帽穿过拉线环，对拉拉紧。拉直镜身，从手柄近端往回拉紧导丝（图 12-1-9），套扎帽黑色线条对准内镜活检孔道（图 12-1-10）。收紧钢丝的同时指腹向下按的压力将套扎帽安装到内镜先端（图 12-1-11），勿旋转套扎帽。内镜下可见一圈蓝色套扎环时，即安装成功（图 12-1-12）。

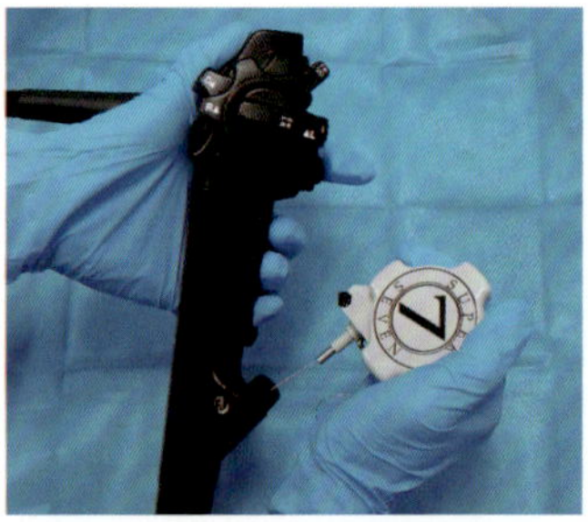

图 12-1-5　穿钢丝

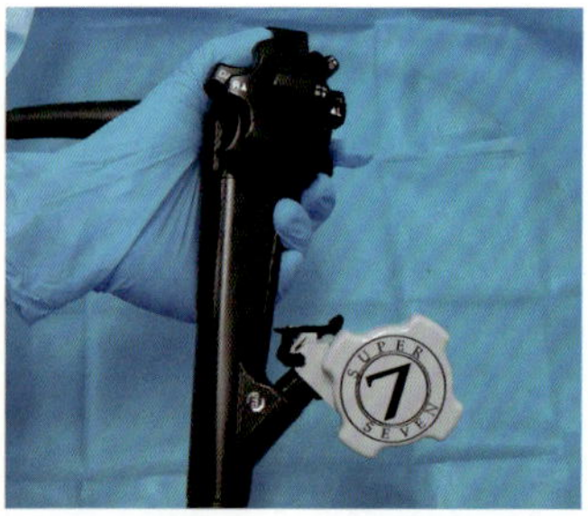

图 12-1-6　插入活检帽

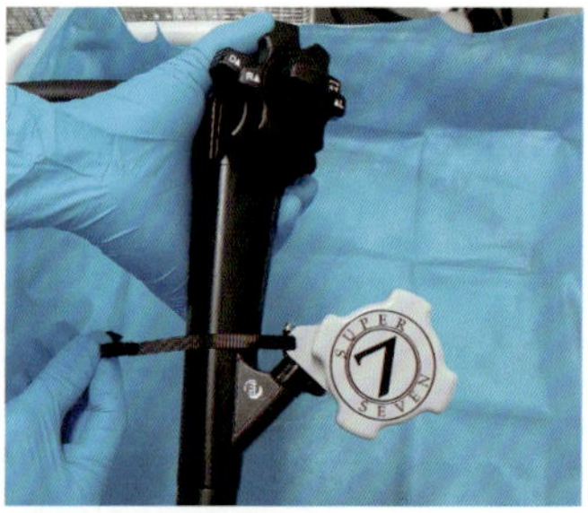

图 12-1-7　固定手柄

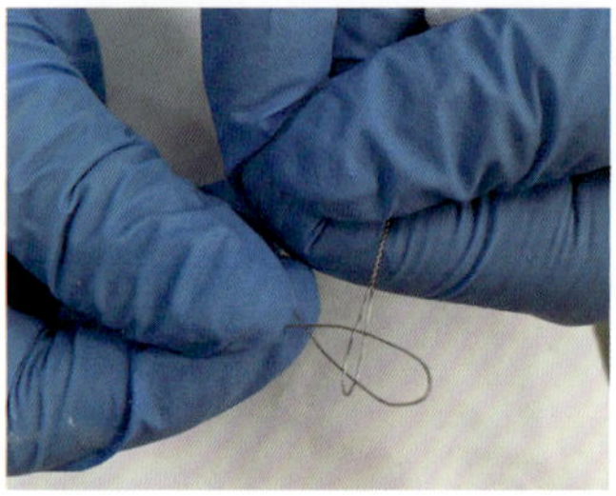

图 12-1-8　安装套扎环

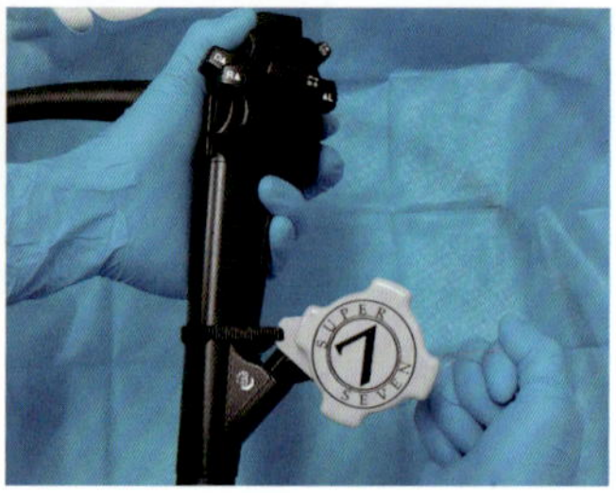

图 12-1-9　回拉导丝

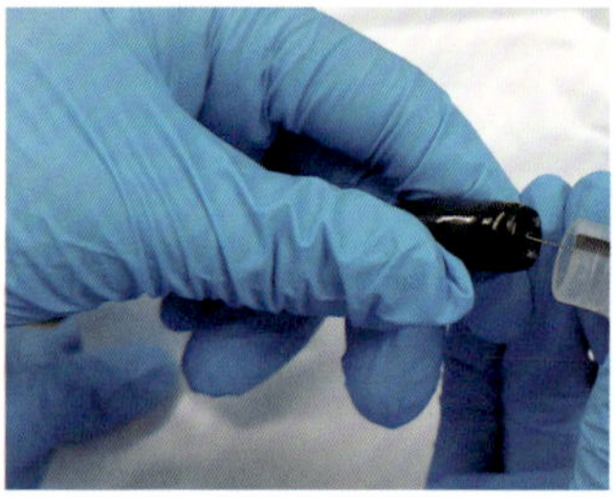

图 12-1-10　套扎环对活检孔道

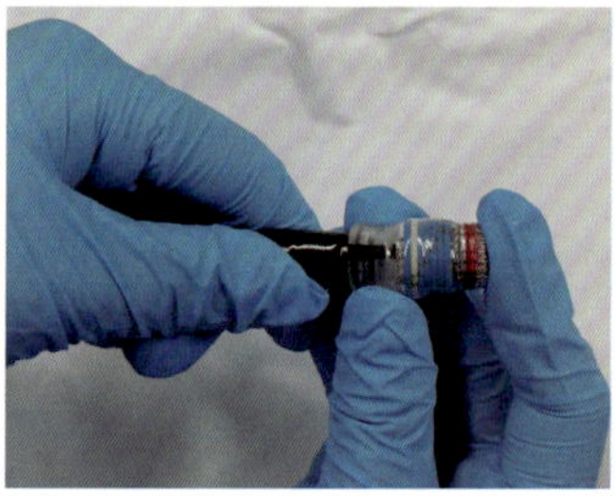

图 12-1-11　贴合安装

（2）精细准备　套扎帽外表面粗糙，在进镜前充分润滑套扎帽，减少与肛周的摩擦。负压吸引保持在 300mmHg，操作前体外测试吸引，即手套吸出球状（图 12-1-13），确定有效吸引力，确保在体内形成“满堂红”。必要时采用 CO_2 气体，减少患者术后腹胀和气体相关并发症。

（3）内痔脱垂　先将脱垂部位还纳。套扎部位靠近齿状线时，助手在外拉紧肛周皮肤，避免套扎时吸入皮肤，引起术后疼痛。

（4）多点套扎　建议倒镜从低位痔核开始，逐步套扎高位痔核。一次性治疗套扎环数尽量不超过 7 环。

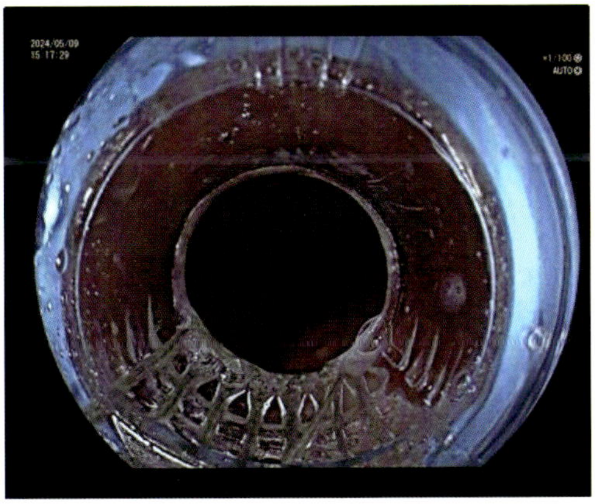

图 12-1-12　安装后内镜视图

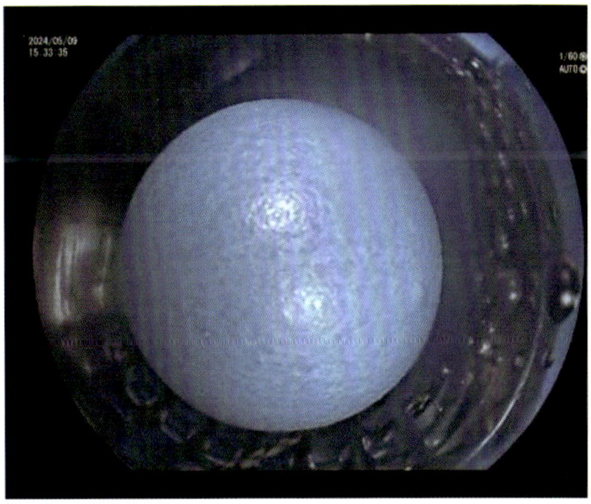

图 12-1-13　吸引功能测试

（5）倒镜套扎　先行母痔口侧痔上黏膜（肛直线口侧 2～3cm 处）3 点位置套扎，再行其垂直下方（已完成套扎点的肛侧同一纵轴向位）2～3 点母痔处套扎，即垂直串联套扎法。

（6）默契配合　初次操作的术者建议搭配有经验的助手，操作者无法同时控制内镜和释放套扎圈时，助手可协助扶内镜镜身，保持向前的力，避免内镜滑脱，导致吸入黏膜不足或套扎环脱落。

六、并发症

（1）肛门肿胀　套扎后局部循环受阻，可用高锰酸钾混合液（1 片 +1000mL 温水）连续坐浴 3 天。平卧时可垫高臀部，促进肛门直肠血液回流，缓解肛门水肿。

（2）尿潴留　术后局部肿胀、疼痛，男性患者前列腺增生会导致排尿困难。可以热敷下腹部、淋浴，一般可缓解，如仍无法排出时可选择导尿。

（3）出血　套扎时充气过多或套扎部位过于密集导致胶圈提前滑脱。胶圈滑脱大出血时应及时急诊内镜止血，严重者需要外科缝扎。结扎环正常脱圈是术后 4 小时到 14 天。脱圈时有少量出血是正常现象，可局部应用消炎止血软膏。

（4）疼痛　套扎部位在齿状线以下或套扎到肛周皮肤会引起疼痛。术中选择倒镜套扎，从低位痔核开始，尽量避免齿状线区域。术后可选择温水坐浴，疼痛严重者可口服止疼药物。术后 7 天可用塞肛药物，避免提前脱圈。

（5）外痔血栓形成或嵌顿　过度或超适应证治疗、患者依从性差，术后久坐或站立导致局部循环受阻。局部应用消炎镇痛膏和坐浴，保守治疗无效时需外科手术。

第二节　硬化治疗

一、概述

主要是向痔静脉丛黏膜下注射不同种类的硬化剂，导致组织无菌性炎症，进而形成血管及周围组织纤维化，阻塞异常肛垫的血供，使之逐渐萎缩，从而达到治疗目的。术后不良反应较少，但也存在易复发及肛周黏膜溃疡、坏死、感染等风险。

二、适应证与禁忌证

1. 适应证

同内痔套扎术的适应证。

2. 禁忌证

（1）Ⅳ度内痔、混合痔及外痔。

（2）Ⅰ～Ⅲ度内痔伴有嵌顿、血栓、溃烂、感染等并发症。

（3）严重心、脑、肺、肝、肾功能衰竭不能耐受内镜治疗。

（4）伴有肛周感染性疾病、肛瘘、放疗史及炎症性肠病活动期等。

（5）硬化剂过敏者。

（6）妊娠期妇女。

三、术前准备

1. 患者准备

同内痔套扎术的准备内容。

2. 物品及器械准备

（1）常规用物　同肠镜检查物品准备。

（2）设备准备　内镜准备带附送水的胃镜或肠镜。

（3）附件及药品准备　选择4～6mm的消化内镜注射针，胃镜或肠镜的直筒透明帽。硬化剂我国常用的是聚桂醇。

四、操作步骤

（1）摆体位　患者取左侧卧位，操作医生进行肛门视诊和肛门指检。

（2）评估内痔　需要肠镜检查的患者先肠镜检查，内镜下评估内痔情况（图12-2-1）。

（3）安装器械　使用胃镜或肠镜安装透明帽，进镜前充分润滑肛门。

（4）内镜治疗　根据痔疮的分度选择倒镜或者顺镜，操作者将注射针扎入痔核（图12-2-2），根据痔核的大小，注入适量的硬化剂。

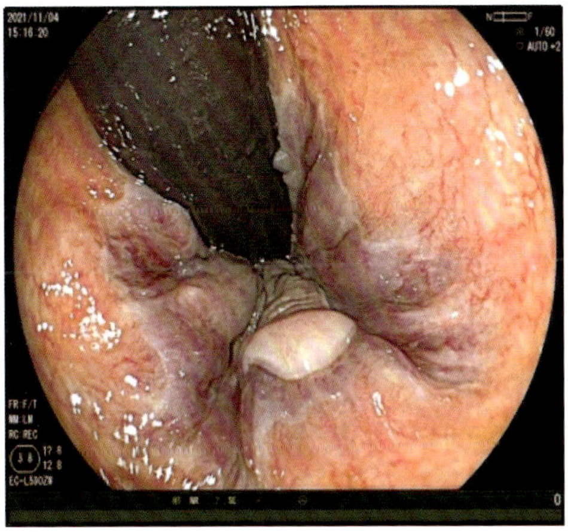

图12-2-1　内痔评估

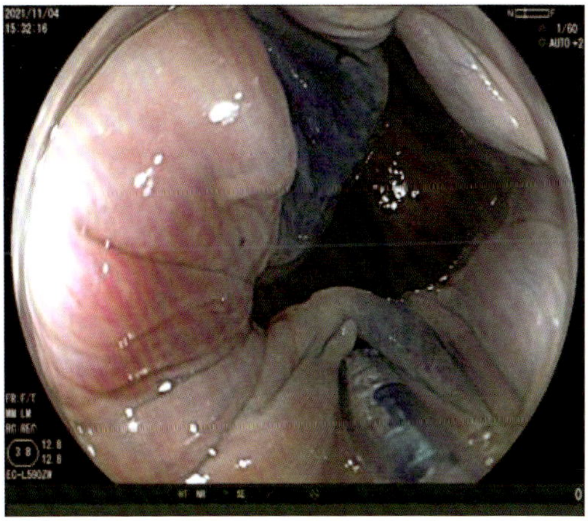

图12-2-2　硬化注射

（5）结束治疗　治疗完成后吸气退出内镜，用手指按摩痔核，增加硬化剂渗透效果。

五、护理配合要点与技巧

（1）透明帽的安装技巧　对于肛周肿胀的患者，安装透明帽时可以考虑使用透明敷贴固定，减少透明帽对肛周皮肤的摩擦。将透明敷贴对半裁剪（图12-2-3）。透明帽有侧孔的位置安装在注水孔道的对侧。透明帽前端安装时不能过短，露出透明帽侧孔（图12-2-4），透明敷贴绕镜身一周，确保透明敷贴与镜身紧密贴合（图12-2-5）。

（2）精细准备　使用原液注射时抽取硬化剂，建议使用10mL注射器。抽取药物的方法：先将注射器插入聚桂醇安瓿瓶内，留置针头，取下注射器排除负压，避免在抽取药物时产生泡沫，造成注入剂量不准确。

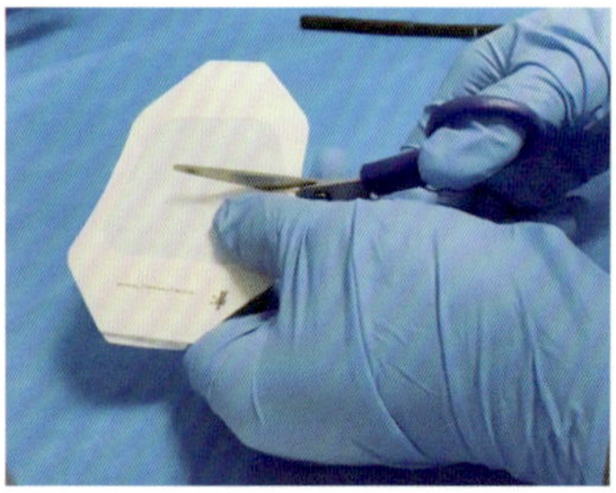

图 12-2-3　对半裁剪

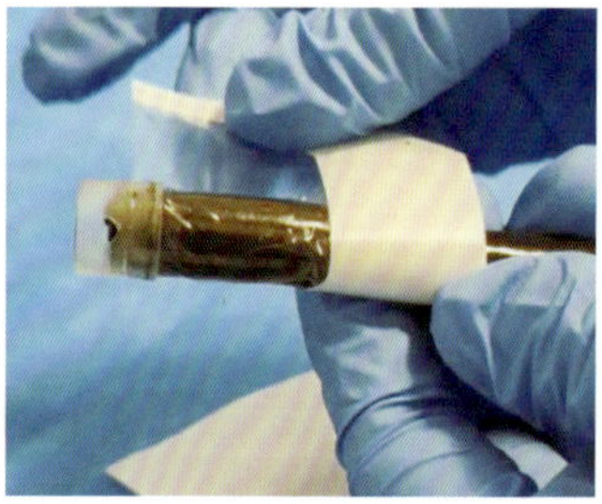

图 12-2-4　露出侧孔

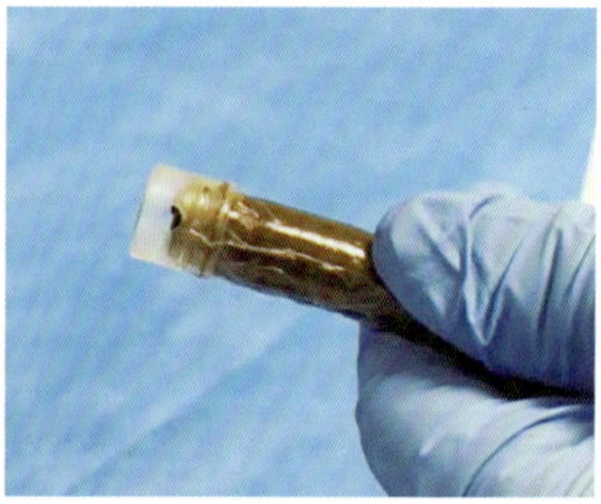

图 12-2-5　敷贴环周贴合

（3）扎注射针　不推荐肛肠科经肛镜使用的长针，4～6mm 的黏膜注射针即可，有助于减少错位注射。注射针要预先排气，注射部位是痔核黏膜下，先出针，小于 40° 角在齿状线上方进针，缓慢刺入，勿使用暴力，以免滑脱或刺入过深。选择倒镜治疗，助手出针要注意针尖与内镜的距离，避免针尖扎到内镜。

（4）推注硬化剂　硬化剂以 0.1mL/s 的速度注射到痔核，一般每个点位原液不超过 0.5～1.5mL，注射总剂量不超过 10mL。痔核出现饱满感，缓慢收针，用外鞘管按压注射部位 10s 再松开。具体注射点数和剂量根据痔核大小、部位、注射后硬化剂的弥散范围来决定。助手在推注硬化剂时，固定注射针手柄，要保持出针的刻度不变。推注有阻力或者有硬化剂流出时应及时与术者沟通，调整进针深度。

（5）应用亚甲蓝注射　临床中也使用亚甲蓝追踪显示效果。10mL 硬化剂添加 0.1mL 亚甲蓝。拔针后穿刺孔流出蓝色指示液或淡红色血液流出，则为适宜治疗剂量；鲜红色血液流出，则提示剂量少，需注射点旁补充注射，直至拔针后流出淡红色血液。

（6）泡沫硬化剂　空气 + 聚桂醇原液 1 ∶ 1 配制，使用 10mL、5mL 注射器与三通连接反复推拉十余次（图 12-2-6），注射方法同原液注射。

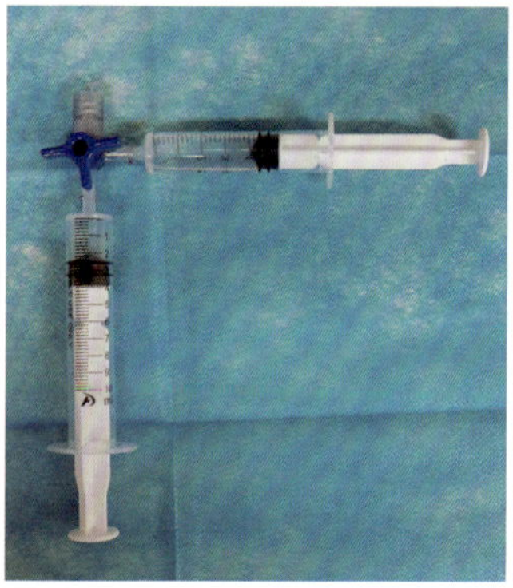

图 12-2-6　泡沫硬化剂配制

六、并发症

（1）肛门部不适或疼痛　注射点位在齿状线下方或注射过量。可口服地奥司明缓解不适或使用痔疮药物复方角菜酸酯塞肛。

（2）出血　痔核硬化剂注射量过少，或患者服用抗凝、抗血小板类药物。术前、术后停服 5 天抗凝药物，术中出血时在痔核处追加硬化剂注射后局部按压止血。术后少量出血时可用消炎止血药膏，大量出血需急诊内镜止血。

（3）肛周感染、脓肿、肛管溃疡　治疗过程中错位注射、注射过深或异位注射可导致。治疗可局部应用消炎镇痛膏。

第三节　内痔套扎联合硬化治疗术

一、概述

内镜下套扎联合硬化剂注射治疗术是对Ⅲ度痔核较大或者脱垂较严重的母痔内镜下套扎治疗后可能会有少量痔核残余，存在脱垂或出血倾向，追加在套扎帽的辅助下，顺镜在每个套扎球内和套扎环间隙中的痔核基底部少量注射硬化剂原液或者泡沫硬化剂，每点原液注射剂量< 0.5mL。套扎后再注入硬化剂，使套扎组织球明显肿大，使局部血管形成无菌性化学性炎症，减少术后胶圈滑脱及脱圈再出血的发生，同时可以闭塞血管，减少术后出血的发生。是一种极微创、少痛苦、易操作、高疗效、低风险治疗Ⅱ / Ⅲ度内痔的方法。

二、适应证与禁忌证

同内痔套扎术与直肠硬化剂注射术的适应证及禁忌证。

三、术前准备

（1）患者准备　联合内痔套扎术与直肠硬化剂注射术的患者准备。

（2）物品及器械准备　联合内痔套扎术和直肠硬化剂注射术术前器械准备用物。

四、操作步骤

（1）摆体位　患者取左侧卧位，操作医生进行肛门指检。

（2）评估内痔　需要肠镜检查的患者先肠镜检查，内镜下评估内痔情况（图 12-3-1）。

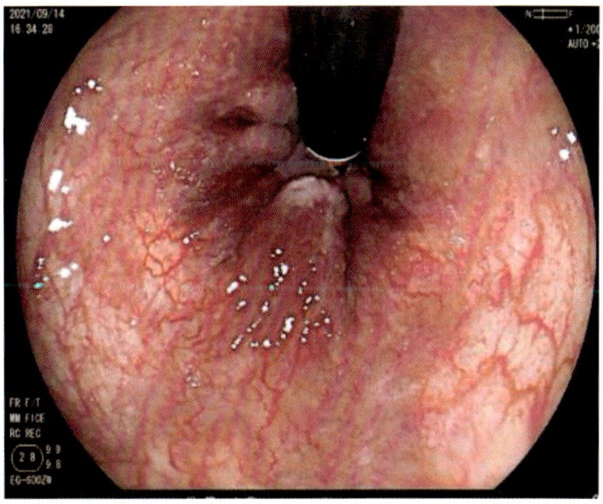

图 12-3-1　评估内痔

（3）安装器械　使用胃镜安装套扎器，进镜前充分润滑肛门。

（4）内镜治疗　操作者按照痔疮套扎步骤完成套扎（图 12-3-2），从活检孔道取掉套扎手柄，保留套扎帽，继续使用胃镜进行套扎组织球内或者套扎环间注入硬化剂（图 12-3-3）。

（5）结束治疗　注射结束后退出内镜，拆掉套扎帽，再次进镜观察有无出血，吸干净直肠残留液体，边吸气边退镜。

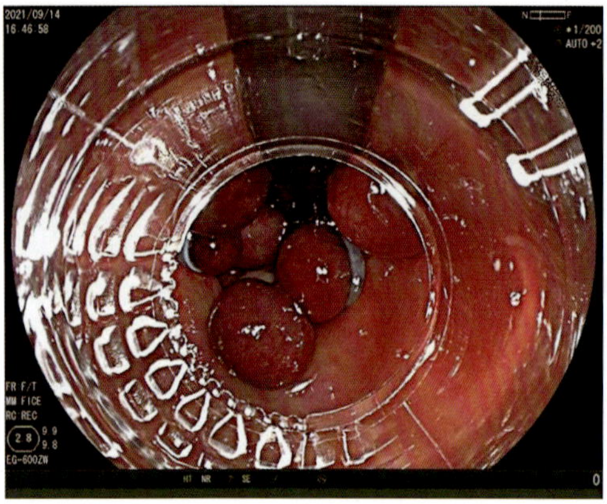

图 12-3-2　内痔套扎

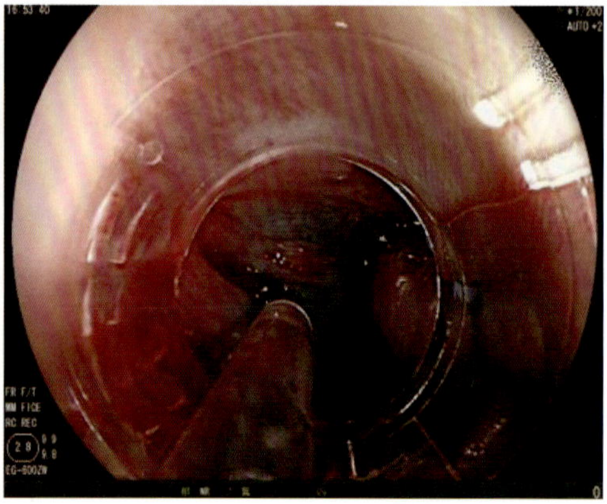

图 12-3-3　套扎后硬化

五、护理配合要点与技巧

（1）出针时机　套扎后再次进行硬化剂注射时，注射针出针时要缓慢，套扎组织球内注射时使用内镜轻轻刺入即可，不可在套扎组织球面来回摩擦，使其划破。

（2）注射剂量　内痔套扎后残留痔核仍有红色征，在痔核基底部 2～3 点注射，每点不超过 0.5mL。

（3）套扎环间隙注射　助手协助固定内镜，保持内镜的稳定性。内镜滑脱时，及时收回注射针。边注射边观察出血情况，必要时借助套扎帽按压止血。

六、并发症

同内痔套扎术和直肠硬化剂注射术的术后护理。

（雷正霞）

第十三章

内镜下胃肠置管术

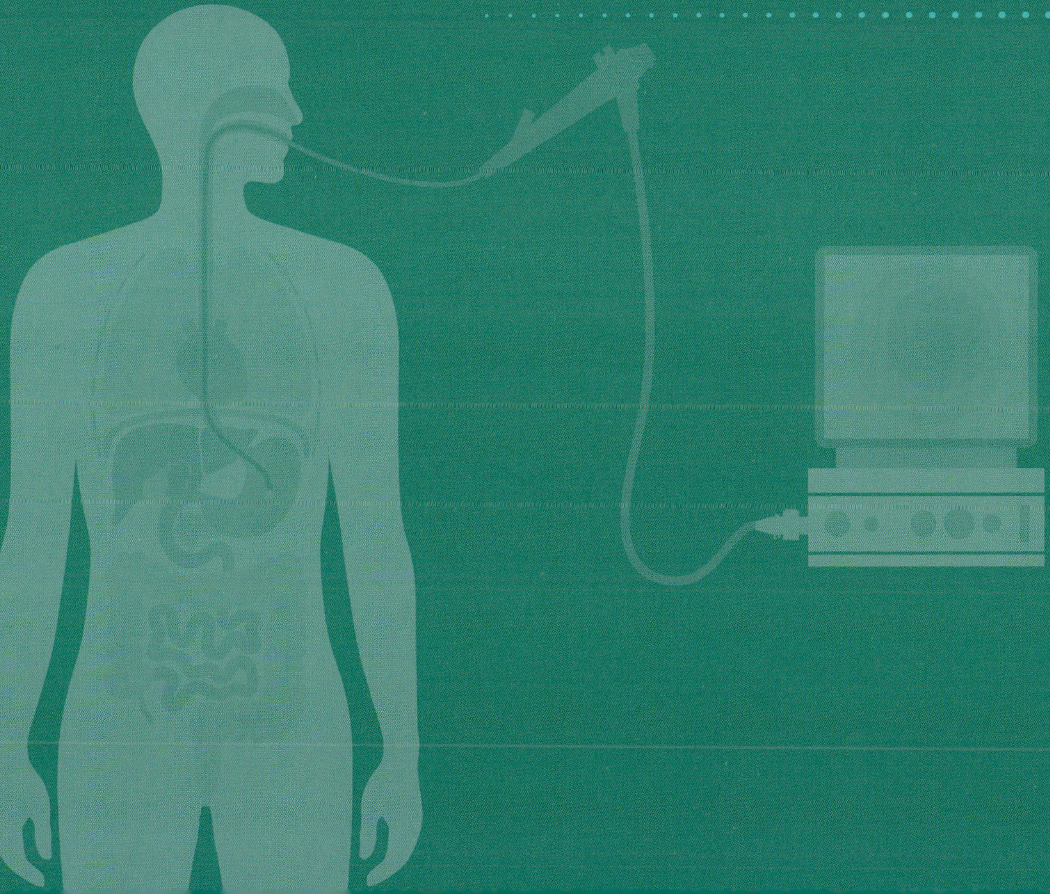

经内镜胃肠道置管术（transendoscopic enteral tubing，TET），是指通过内镜协助置入导管，并将导管带入胃肠道深处的技术。主要包括两种：经内镜空肠营养管置入术和经内镜肠梗阻导管置入术。

第一节　经内镜空肠营养管置入术

一、概述

经内镜空肠营养管置入术是利用胃镜将空肠营养导管放置到十二指肠远端，建立肠内营养通道，从而使营养物质通过营养管输入，达到肠内营养的目的，操作方便、安全有效，可长期保留。

二、适应证与禁忌证

1. 适应证

（1）意识障碍或昏迷，如脑血管意外、脑外伤、颅脑手术后。

（2）吞咽和咀嚼困难。

（3）慢性消耗性疾病，如癌症、烧伤、艾滋病晚期等。

（4）纠正或预防营养不良，如严重抑郁症或厌食症、急性胰腺炎等。

2. 禁忌证

（1）食管 - 胃底静脉曲张破裂出血、食管溃疡出血。

（2）肠梗阻、肠道出血、穿孔。

（3）严重肠道蠕动障碍。

（4）严重肠道吸收障碍。

三、术前准备

1. 患者准备

（1）知情同意　向患者及家属说明置管的目的、潜在风险、置管过程以及可能的并发症后，签署知情同意书。

（2）患者评估　术前评估患者年龄、营养状况、合作程度，询问患者有无鼻中隔偏曲或其他鼻部手术史等。

（3）清洁鼻腔　术前提醒患者清洁鼻腔。

（4）心理护理　置管前向患者解释经鼻空肠营养管置入术的目的、方法及注意事项，术后会在鼻腔留置导管，可能出现恶心、腹痛、腹胀等不适，告知其缓解方法，以消除其紧张、恐惧心理。

（5）禁水禁食　术前禁食 12h、禁水 4h。

2. 用物准备

（1）胃镜　宜选用带附送水功能的大钳道胃镜，并准备一条经鼻胃镜，针对一些食管狭窄或肿瘤等患者，以防普通胃镜无法通过。

（2）空肠营养管。

（3）药物　盐酸利多卡因胶浆、灭菌注射用水。

（4）活检钳或金属夹。

（5）5.3M 弹性胶布、牙线、20mL 注射器。

四、操作步骤

（1）咽部局麻　检查前 5 分钟嘱患者含服利多卡因胶浆行咽部麻醉。

（2）清空胃腔　内镜医生行胃镜检查，吸除胃内残留液体后退镜。

（3）插入导管　护士将导丝插入空肠营养管内并润滑导管前端，清洁一侧鼻腔，将空肠营养管由一侧鼻腔插入胃内。

（4）辅助送管　胃镜直视下使用活检钳或金属夹夹带空肠营养管头端与胃镜同步下送至十二指肠降段。

（5）球囊注水　放松活检钳或金属夹并将其收回钳道内，往空肠营养管前端球囊注入灭菌注射用水 5～10mL，内镜下观察球囊隆起，以防止导管滑脱。

（6）固定导管　退镜观察导管在胃内有无曲折盘圈，护士将导丝拔出导管，使用 3M 弹性胶布将导管固定于患者鼻翼及脸颊处，记录刻度。

五、护理配合要点与技巧

（1）由于导丝的亲水性，在插入导丝前需要在管腔内注满生理盐水。

（2）置管过程避免粗暴插管，应当轻柔送管，以免引起黏膜损伤。

（3）到达口咽部时宜在内镜视野下轻柔送管，避免盲插进入气管。

（4）退镜时要在鼻翼处固定导管，以防导管随内镜退出十二指肠。

（5）置管后记录刻度，妥善固定营养管，严防导管脱落及反折。

（6）置管前可在导管前端预留线圈，便于术中牵引携带导管进入十二指肠。

（7）使用活检钳夹带线圈时，尽量避免使用齿口活检钳，如图 13-1-1，在胃内夹带线圈时应选择夹住线圈头，而不是一侧线圈绳，避免达到十二指肠后线圈与活检钳缠绕，难以分离，如图 13-1-2。

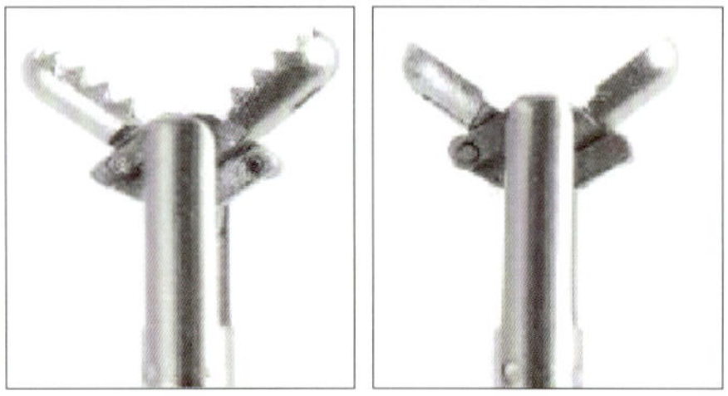

A　B

图 13-1-1　活检钳区别

A. 齿口活检钳；B 平口活检钳

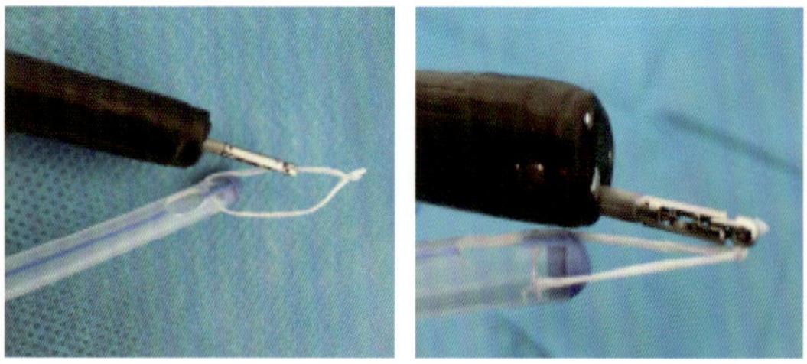

A　B

图 13-1-2　活检钳夹线圈

A. 夹线圈；B. 夹线头

六、并发症

1. 消化道穿孔

插入导丝时关注导丝是否从导管前端的侧孔中穿出，发现穿孔后，护士应当立即更换为二氧化碳气源，并配合内镜医生夹闭穿孔处黏膜。

2. 误吸

置管前应当将床头抬高 30°～45°，避免胃内容物反流，导管应当在内镜监视下插入食管，避免误入气道。注食时患者取半坐卧位，以减少反流，记录注入营养液及药物的量和时间，严密观察患者生命体征及有无腹痛、腹胀、肌紧张等情况。

3. 导管移位

（1）置管时应当尽量将导管放置于十二指肠远端，到达预定位置后应注水 8～10cm 使水囊膨隆，防止退镜时导管发生移位。

（2）内镜退镜时应当在鼻翼处固定导管，并向内轻微送入导管，与退镜时的摩擦力形成反作用力，避免将导管带出十二指肠。

（3）发现导管移位后，应当停止注入营养液，并在禁食禁水后再次行内镜下空肠营养管置入术。

4. 鼻腔黏膜受损

（1）导管固定张力过高易引起鼻部黏膜受损，建议使用弹性胶布固定，固定时注意导管是否处于自由位，避免胶布撕扯皮肤。

（2）由于留置时间过长，导管质地会变得较硬，对鼻软骨的压力进一步增加，对于长期留置导管的患者，应当根据生产厂家的建议，定期更换。

（3）告知患者保持皮肤干燥清洁，护士更换胶布时先将鼻翼处的油脂和污物清洗干净以减少对皮肤的刺激，并注意勿贴于同一皮肤部位。

第二节　肠梗阻导管置入术

一、概述

肠梗阻是常见急腹症之一。基本治疗方法主要是禁饮食、胃肠减压、肠外营养支持等。其中胃肠减压常通过鼻胃管来实现。传统的鼻胃管长度较短，只能减少胃内压和抽吸胃液，而对肠腔内的液体无法做到充分引流，致使大量气液积聚在肠道，造成肠壁扩张水肿，继而血流受阻，影响肠道功能恢复，可能导致治疗时间延长或失败。

肠梗阻导管长度较长，通过前球囊的重力作用和近端肠蠕动球囊的推动作用，将导管向小肠远端推进，可以到达梗阻部位的近端，直接进行吸引减压。在减压充分的情况下缓解肠道水肿和恢复血运，为恢复肠功能奠定了良好基础。

二、适应证与禁忌证

1. 适应证

（1）不愿或不宜外科手术（无外科手术机会、外科手术条件欠佳和预计外科手术预后不佳）的小肠梗阻。

（2）外科术后肿瘤复发导致肠道吻合口狭窄梗阻。

（3）外科手术前过渡期缓解肠道梗阻，改善手术条件的治疗。

（4）其他原因导致肠道梗阻无积极治疗方法时的临时姑息治疗。

2. 禁忌证

（1）有严重的出血倾向或凝血功能障碍者。

（2）严重的心、肺功能衰竭预计无法耐受操作过程刺激。

（3）广泛肠粘连并发多处狭窄或有无法疏通之肠道阻塞。

（4）肠梗阻伴门脉高压食管 - 胃底静脉曲张出血期、急性炎症、胃溃疡或溃疡性结肠炎。

（5）肠蠕动减慢或消失、绞窄性肠梗阻。

三、术前准备

1. 患者准备

（1）知情同意　向患者及家属说明置管的目的、潜在风险、置管过程以及可能的并发症后，签署知情同意书。

（2）患者评估　术前评估患者年龄、营养状况、合作程度、询问患者有无鼻中隔偏曲或其他鼻部手术史等。

（3）清洁鼻腔　术前提醒患者清洁鼻腔。

（4）术前检查　术前行全腹部 CT 检查评估患者肠腔梗阻部位及肠腔的充胀程度，对于梗阻时间长、梗阻及中毒症状重者，尽快纠正水、电解质及酸碱平衡失调。

（5）禁水禁食　术前禁食 12h、禁水 4h。

2. 用物准备

（1）胃镜　宜选用带附送水功能的大钳道胃镜。

（2）肠梗阻导管套件（含导管及导丝）。

（3）牙线。

（4）药物　肠道解痉药（山莨菪碱等）、利多卡因胶浆、灭菌注射水。

（5）活检钳或金属夹。

（6）3M 弹性胶布、20mL 注射器。

四、操作步骤

（1）检测球囊　向肠梗阻导管前球囊内注入 15mL 灭菌注射用水测试球囊是否完整且无偏曲。

（2）留置线圈　使用牙线在肠梗阻导管头端系成牵引线圈并将导丝插入导管内。

（3）清空胃腔　协助者取左侧卧位，内镜医生行胃镜检查并吸尽胃内积液后退镜至口腔。

（4）插入导管　护士使用利多卡因凝胶涂抹于导管前端，沿鼻腔置入肠梗阻导管至胃内。

（5）辅助送管　在内镜直视下使用活检钳（或金属夹）夹持肠梗阻导管（头端线圈）越过幽门，将导管送至十二指肠水平段。

（6）球囊注水　向前球囊内注入灭菌注射用水 15mL，退镜。

（7）固定导管　退出导丝，退回导丝同时送入导管，使其在胃内呈松弛状态，记录刻度，并将外露的肠梗阻导管固定于耳后。

五、护理配合要点与技巧

（1）在导管前端预留线圈时，关注前球囊的位置，切勿损伤前球囊。

（2）操作时避免粗暴插管，不能正确体会接触狭窄处的阻力感，可能导致黏膜损伤甚至穿孔。

（3）肠梗阻导管前端存在侧孔，避免导丝从侧孔穿出，插管时候导丝易损伤肠壁。

（4）球囊内勿注入生理盐水等含电解质晶体的溶液，可能会出现晶体结晶而导致无法抽出溶液的情况，宜注入灭菌注射用水等不易结晶的液体。

（5）在使用附件夹带送入肠梗阻导管时，避免夹取水囊处导管，导致水囊破损。

（6）固定肠梗阻导管时切勿在鼻翼处固定导管，导致导管无法下行，应当在脸颊部预留 10cm 的外露长度处固定导管，随着导管下行不断重新预留并重新固定导管。

六、并发症

（1）脱管　术后如出现导管脱出移位状况，需回抽水囊内液体后将导管拔出，必要时于内镜下重新置管。

（2）肠套叠　拔管时注意将球囊液体完全回抽，并且避免在强负压下拔管，容易吸附肠黏膜造成肠套叠。

（3）穿孔　出现出血的患者，需立即进行内镜下穿孔修补术，若穿孔面积较大，应直接进行外科手术。

（4）堵管　导管的内腔可能由于肠管内容物形成堵塞，每天用温生理盐水冲洗导管，确认导管处于通畅状态。

（5）无法下行　导管无法继续下行可能是由于负压吸引将部分肠黏膜吸附进入侧孔内，在导管补气口内注入 10mL 空气即可解除黏膜嵌顿状况。

（王玉龙）

第十四章

双气囊小肠镜护理技术

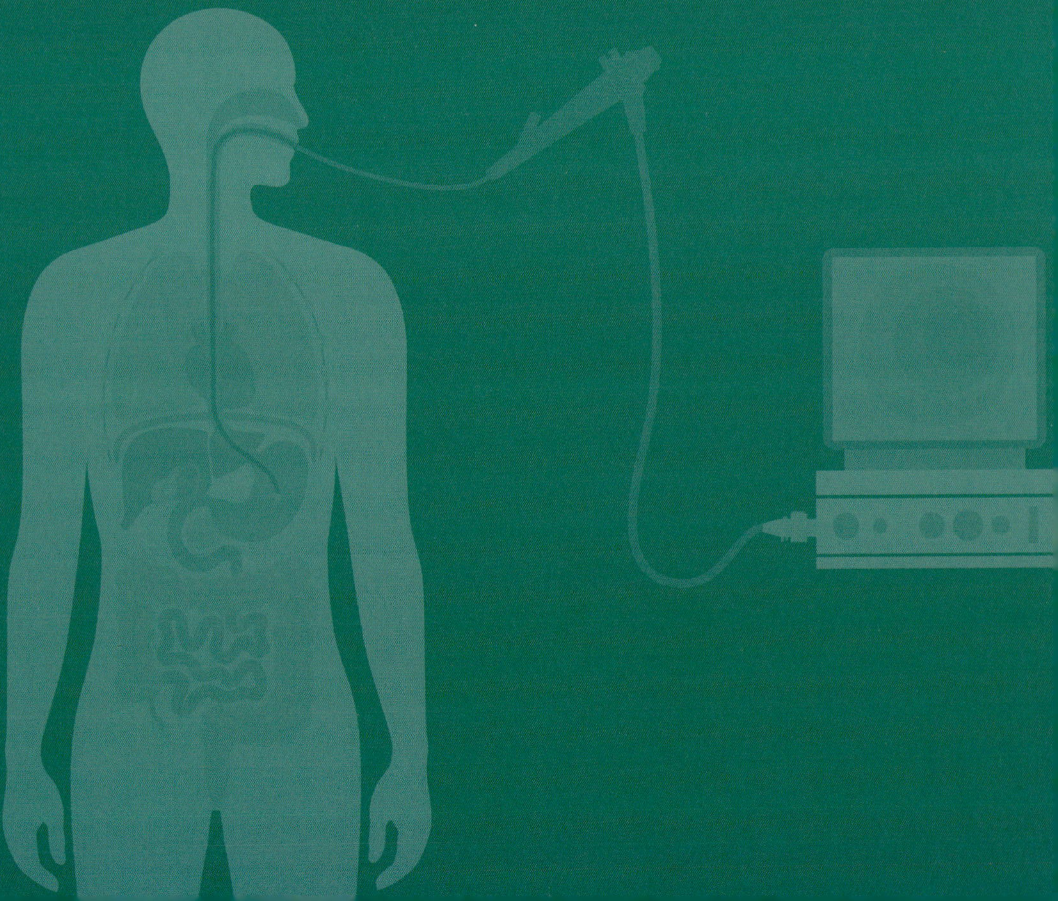

第一节 双气囊小肠镜操作配合

一、概述

小肠是人体中最长的消化管道，位于消化道的中段，成人全长为5～7m，距口和肛门都很远，小肠管腔长而游离、迂曲，使内镜进镜和观察均很困难。双气囊小肠镜（double-balloon enteroscopy，DBE）是一种用于小肠检查的先进医疗工具，通过内镜技术，配备双气囊系统，可以更全面地探测小肠疾病。小肠作为消化系统的重要组成部分，往往容易被忽视，但它可能受到多种疾病的影响，如溃疡、克罗恩病等。在双气囊小肠镜检查中，通过引入气体扩张小肠腔，使医生能够更清晰地观察小肠黏膜，提高检查的准确性。这种方法既可以诊断疾病，又能进行一些治疗操作，如活检、息肉切除等。

二、适应证与禁忌证

1. 适应证

（1）潜在小肠出血（不明原因缺铁性贫血）。

（2）疑似克罗恩病（Crohn’s disease）。

（3）疑似小肠肿物或增殖性病变。

（4）不明原因小肠梗阻。

（5）外科肠道手术后异常情况（如出血、梗阻）。

（6）临床相关检查提示小肠存在器质性病变。

（7）已确诊的小肠疾病（如克罗恩病、息肉、血管畸形等）治疗后复查。

（8）小肠造影有异常。

（9）小肠疾病治疗如息肉摘除、小肠止血、小肠扩张、异物取出（包括滞留的胶囊内镜）。

（10）不明原因腹泻或蛋白丢失。

（11）疑似吸收不良综合征（如乳糜泻等）。

（12）困难结肠镜无法完成全结肠检查。

（13）外科手术后ERCP（毕Ⅱ式术后）的患者。

2. 绝对禁忌证

（1）严重心、肺等器官功能障碍。

（2）无法耐受或配合内镜检查。

3. 相对禁忌证

（1）小肠梗阻无法完成肠道准备。

（2）有多次腹部手术。

（3）妊娠妇女。

（4）其他高风险状态或病变（中重度食管 - 胃底静脉曲张、大量腹水等）。

三、术前准备

1. 患者准备

（1）肠道准备　经口 DBE 检查前禁食 12 小时，检查前禁水 4 小时；经口检查者，检查前口服消泡剂，咽部行局部麻醉；经肛进镜者，肠道清洁十分重要，直接影响术中视野，按照结肠镜检查前的方法进行肠道准备，当排泄物为清水样时，方可进行检查。

（2）心理准备　由于 DBE 检查耗时较长，且接受检查患者多数为病程长、病因复杂或未明确诊断患者，因此充分的术前关怀尤为重要，可向患者介绍检查方法、检查时间、操作流程等相关知识，提高患者的信任度，降低患者的恐惧焦虑心理。

（3）体位　左侧卧位同普通胃肠镜检查卧位，为 DBE 检查最多使用的卧位。患者检查过程保持左侧卧位，头微后仰，双腿屈曲 90°，下腿可稍微曲。

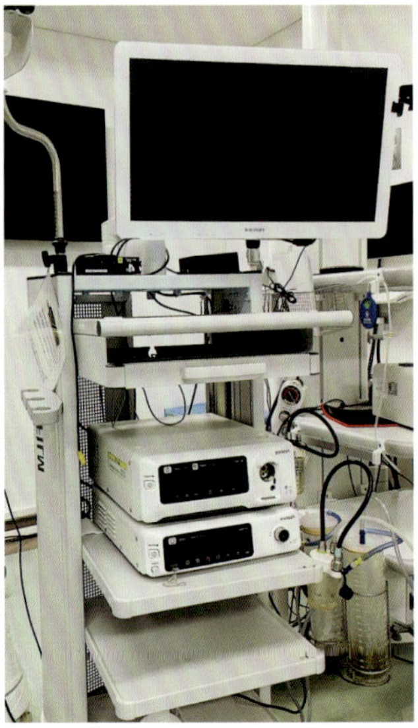

图 14-1-1　主机

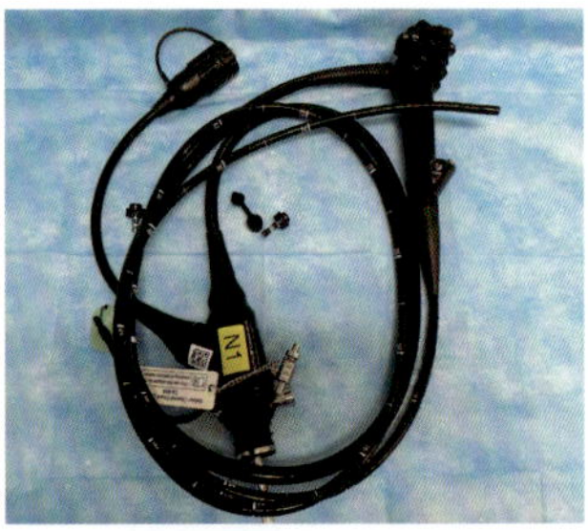

图 14-1-2　小肠镜

2. 用物准备

（1）设备　内镜主机及系统、DBE 气泵及连接管、双气囊小肠镜、CO_2 气泵、内镜水泵。如图 14-1-1 至图 14-1-4。

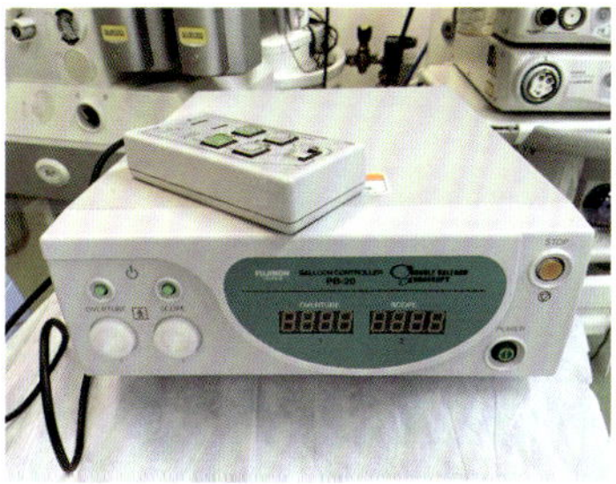

图 14-1-3　小肠镜气泵

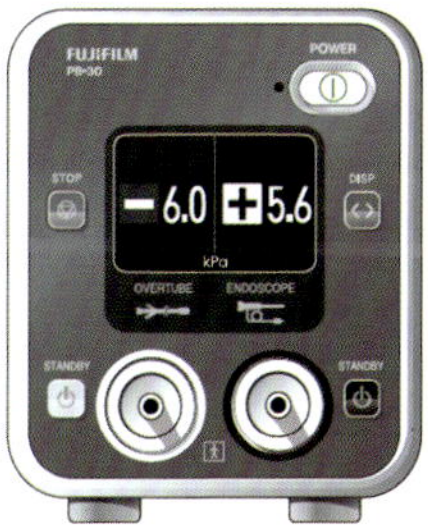

图 14-1-4　CO_2 气泵

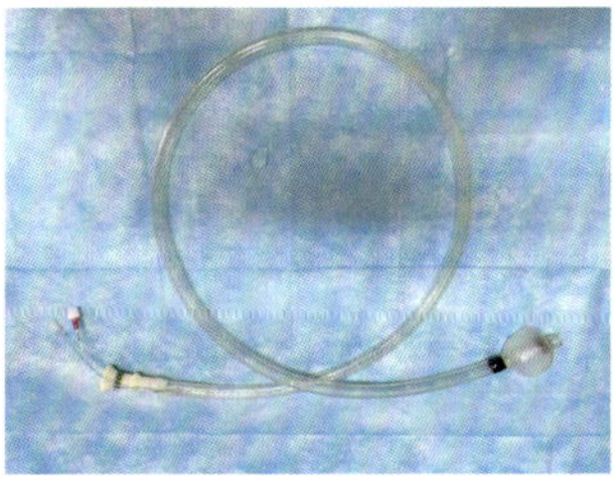

图 14-1-5　DBE 外套管

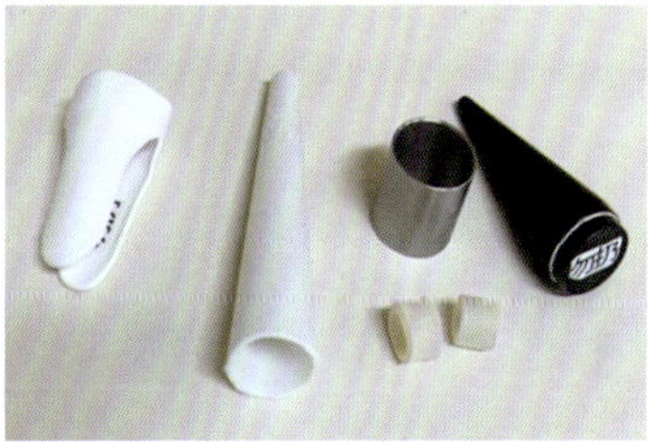

图 14-1-6　球囊安装附件

（2）附件　DBE 外套管、球囊、胶圈、球囊安装附件，如图 14-1-5、图 14-1-6。

四、操作步骤

（1）确认进镜途径，摆放体位　与操作医生确认进镜途径，经口或经肛小肠镜，根据操作要求摆放适宜体位。

（2）进镜前测试小肠镜功能　检查前保证设备、附件处于备用状态，保证小肠镜、外套管及相关附件功能性完好。

（3）进镜　协助操作医生完成小肠内镜进入小肠深处。

（4）标记或处理病变　协助操作医生完成内镜下留取病理、检查标记等术中操作。

（5）退镜　协助操作医生完成小肠内镜退出，小肠的检查及相关治疗操作。

五、护理配合要点与技巧

1. 进镜路径的选择

操作医生根据临床诊断、病灶位置、胶囊内镜时间指数、小肠 CT/MRI 等综合情况判断并确定进镜途径，助手需在操作前与操作医生充分沟通，确认途径后进行准备。

2. 床位摆放技巧

合理的操作摆放可提高操作者与配合者的舒适度，使检查更加方便操作。下面简单介绍等腰三角形摆放。

① 经口 DBE 检查患者，可轻微改变体位，但不能右侧卧位和仰卧位。

② 经肛 DBE 患者可改变体位，左侧、平卧位或右侧卧位均可。

③ 可适当调低床位，助手左手托扶高度降低，右手保持不变，双脚分开，适当降低身体重心，左右手与套管同水平线成 30°～34°。

④ 条件允许操作者与助手可采取坐位操作，使用有手托可旋转座椅可适当减少助手左右臂支撑力，达到省力效果。

3. 小肠镜安装

（1）检查设备完整性　检查 DBE、主机及相关设备是否处于正常备用状态，注气注水是否通畅；DBE 外套管及小球囊有无破损、密封情况；气囊气泵连接线、内镜小球囊注气管道是否已经充分干燥。

（2）安装外套管　安装前将少量纯化水注入外套管内左右摇晃充分润滑，再将其套入内镜插入部。安装后使用气枪或注射器再次干燥内镜小球囊注气管道，保证充分干燥（图 14-1-7）。

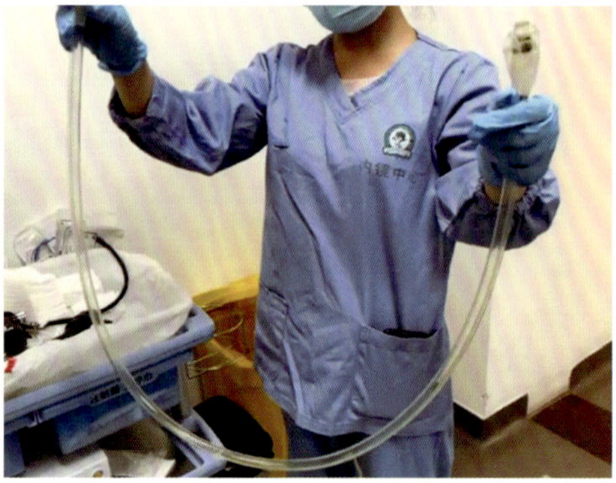

图 14-1-7　充分润滑

（3）安装前球囊　将前球囊两端平整套入内镜先端，使用胶圈固定两侧，进内镜先端部胶圈尽量与内镜先端平齐，防止堵住送气孔，如图 4-1-8（当使用透明帽时，近内镜先端的胶圈可使用防水胶布代替胶圈，将球囊与透明帽固定在内镜先端）。

（4）试气　使用气囊气泵连接管将内镜、外套管与 DBE 气泵连接。先观察气囊充气时间是否正常，再将双气囊同时放入水中检测是否漏气，再按 pause 键，观察气囊维持状态是否可持续，一般气囊内压可维持在 60kPa（约 45mmHg）。试气成功后将双气囊放气处于备用状态。试气时应逐个先打起外套管气囊观察外囊鼓起情况，再打内镜气囊观察，避免两个球囊同时打气，以便识别气泵连接管与气囊连接情况，如图 14-1-9、图 14-1-10。

（5）润滑　向外套管注水口处注入充分的润滑剂作为内镜与套管间润滑介质。经肛 DBE 检查时，可使用肠镜胶润滑外套管。检查过程中保证套管与内镜、套管与患者口 / 肛门润滑，如图 14-1-11。

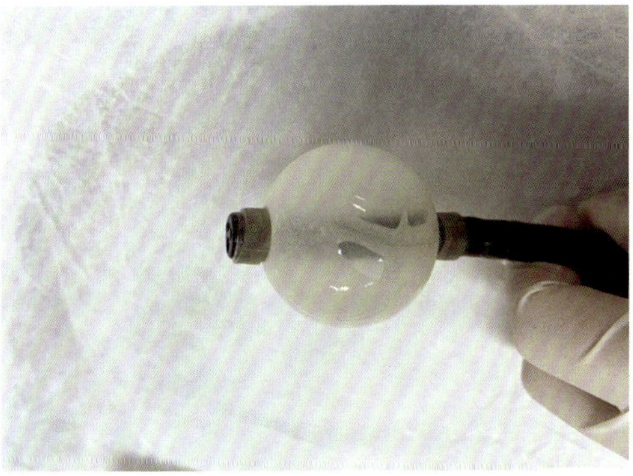

图 14-1-8　安装前球囊

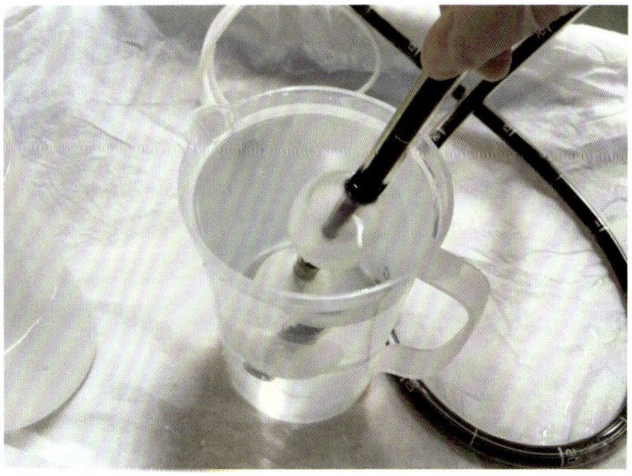

图 14-1-9　检测是否漏气

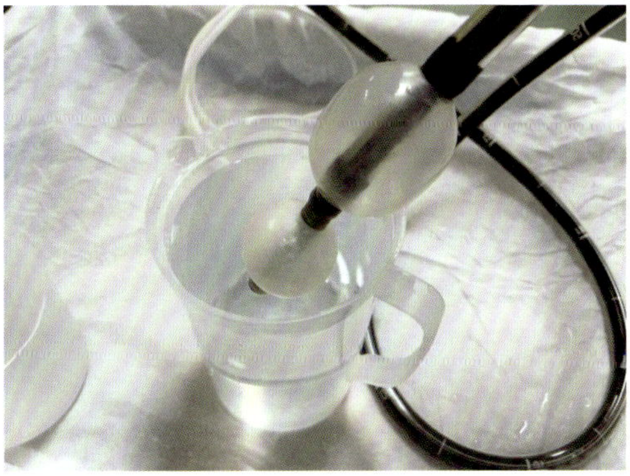

图 14-1-10　检测连接管连接是否正确

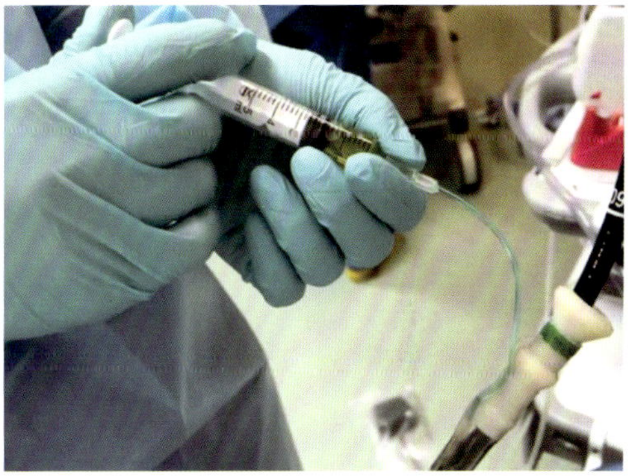

图 14-1-11　润滑

六、进镜护理操作配合要点与技巧

1. 省力技巧

（1）助手双脚分开站稳与肩同宽，右手脱扶外套管的高度根据医生高度调整；左右侧肘部抵住腰部形成支点。双腿轮换受力，改变重心，如图 14-1-12。

（2）根据身高合理调节合适手术床高度。

（3）使用手臂扶托。

（4）操作者及助手可采用坐位进行检查。

2. 扶套管技巧

（1）双手持套管两端，助手双臂外展，使体外套管成一直线，如图 14-1-13、图 14-1-14。

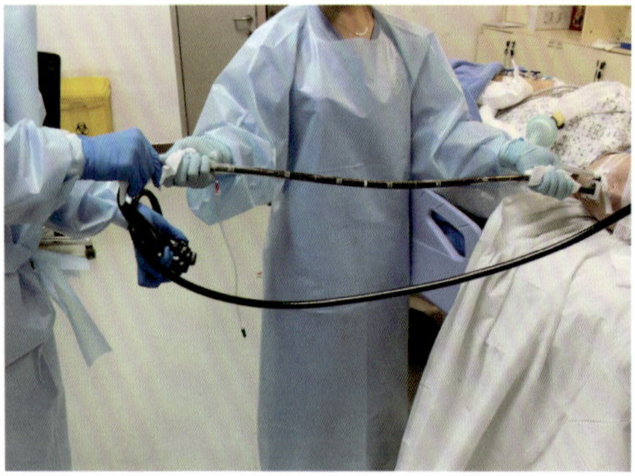

图 14-1-12　省力技巧

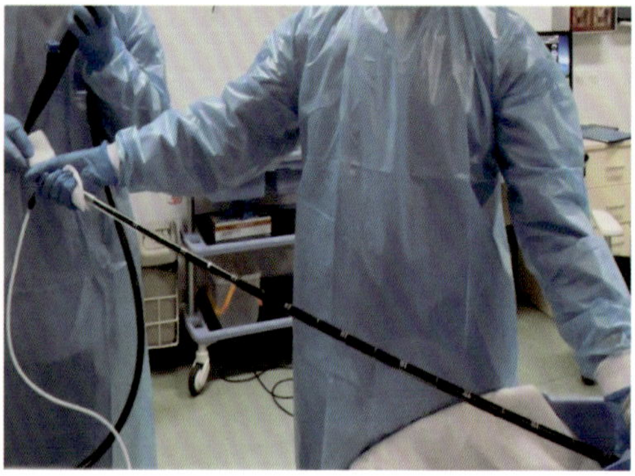

图 14-1-13　双臂外展

（2）右手使用干纱布包绕套管尾端防止内容物外溢，干纱布浸湿时及时更换。包绕时注意勿窝折外套管进气管，如图 14-1-15。

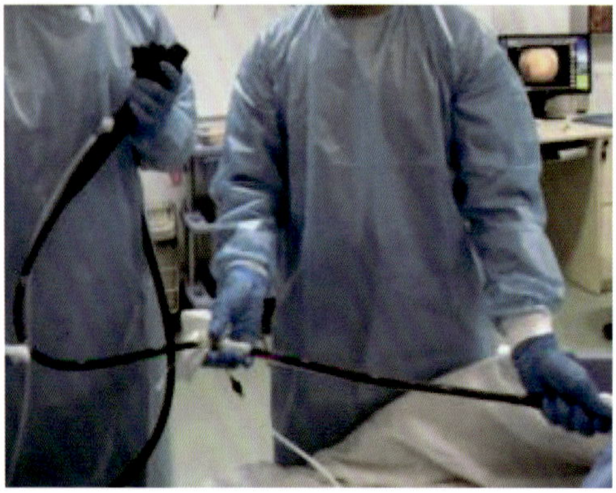

图 14-1-14　外套管呈直线

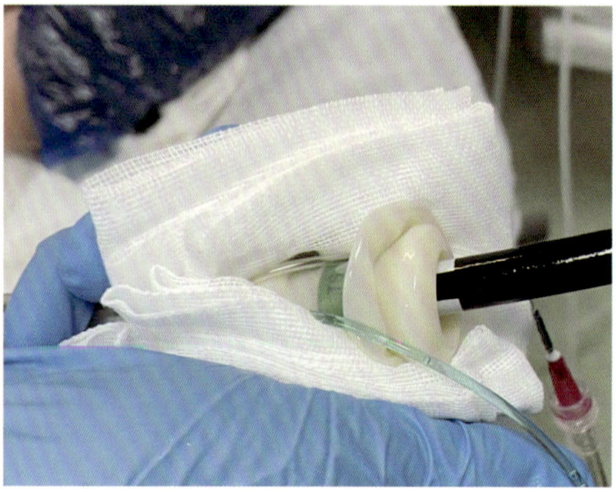

图 14-1-15　干纱布包绕

（3）左手使用润滑纱布托扶近患者端套管，始终保持套管充分润滑，减轻套管与患者间摩擦。有利于套管推进。托扶时注意勿挤捏套管，否则会增加套管与镜身间阻力，造成进镜困难。

（4）内镜前球囊及外套管球囊禁忌涂抹润滑剂。

（5）托扶套管时应尽量保证腔外套管保持一条直线，最大限度减轻内镜进镜阻力。

（6）操作过程中保持与医生进镜拉镜同步的用力反馈，即与医生反向作用力。

（7）尽可能保持套管稳定支撑作用。

3. 进套管技巧

（1）跟进套管过程中，助手时刻观察镜下视野肠腔有无回脱（内镜视野回退），若回脱立刻停止跟进套管。

（2）当进套管通畅时，保持套管匀速向内送入至内镜 Mark 点。

（3）当进套管困难时，左手持套管前端，螺旋匀速进套管；右手紧握内镜镜身，感知内镜通畅度，随时回拉/跟进内镜，左右手协调配合进镜，缩短进套管时间，有效解襻、避免成襻作用。必要时配合医生完成进套管动作，如图 14-1-16、图 14-1-17。

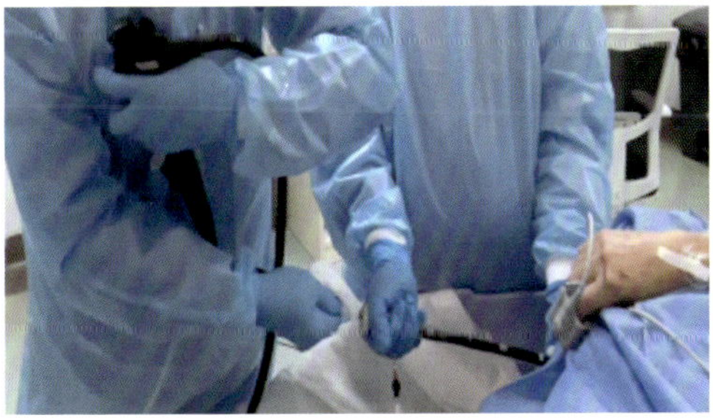

图 14-1-16　进套管

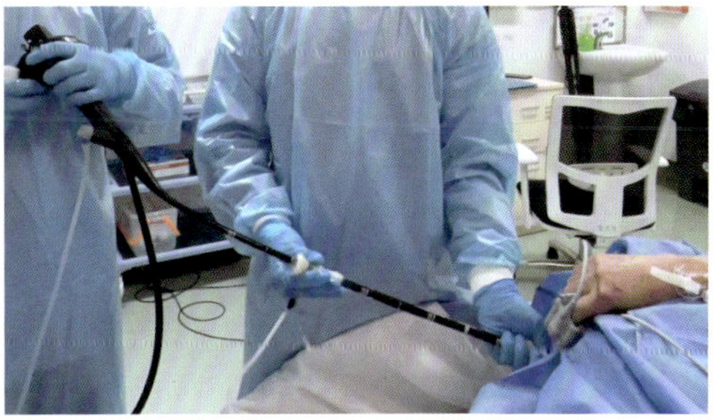

图 14-1-17　螺旋匀速

（4）遇到阻力较大时，禁忌盲目用力跟进套管，随时与操作者沟通完成有效跟进。

（5）进套管前后保证气囊充分充放气，跟进套管动作轻柔。

4. 回拉套管技巧

（1）助手右手同时固定外套管与镜身，防套管与内镜发生窜位，使前端两球囊位置发生相对远离。

（2）左手用力缓慢匀速回拉，时刻注意屏幕内肠腔有无脱滑（脱滑立停）。

（3）评估回拉效果，以阻力稍稍出现为结束回拉标记，通常当气囊压力超过设定值 60kPa（45mmHg）时，报警器将报警。如图 14-1-18。

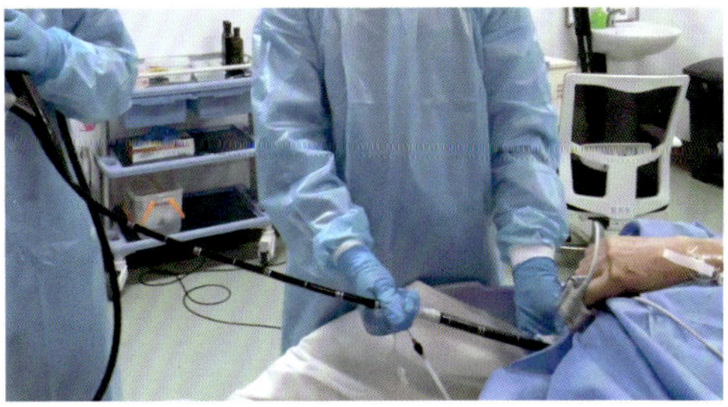

图 14-1-18　回拉套管

（4）回拉套管前后保证气囊充分充放气，回拉套管动作轻柔。

5. 常见特殊操作技巧

（1）进镜困难时

① 变换体位，条件允许情况下可变换体位。

② 助手法防襻：通过按压左下腹或肚脐处（防襻乙状结肠）、肚脐下（防襻横结肠）、左下腹（脾区）、右上腹（肝区）进行手法防襻。如图14-1-19。

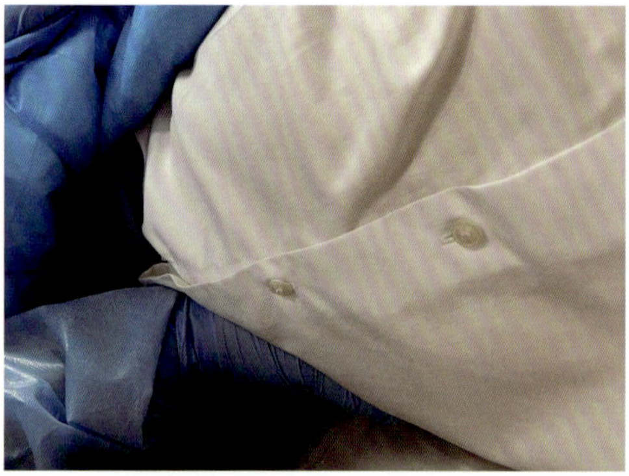

图 14-1-19 手法解襻

③ 向肠腔内注水（可使用特殊附件），操作者使用水交换法，有利于防止因注气过多引起肠腔过度冲充盈膨胀导致进镜困难。

④ 带襻解襻：尝试越过肠襻继续进镜与套管，重复进镜回拉2～3轮后，再次充分拉直以达到解襻的目的。

（2）充分润滑

① 套管内注入润滑剂：注入时保持套管倾斜位，边注入边挤捏套管，加速流入，排出空气，如图14-1-20。

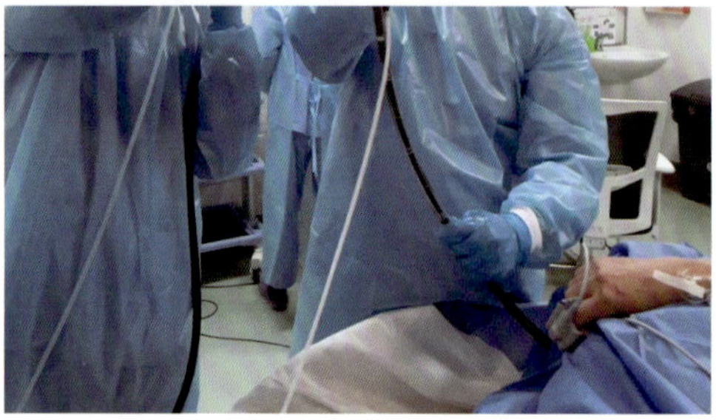

图 14-1-20 套管内注入润滑剂

② 镜身外使用注射器环图形涂抹润滑油，保证套管与患者间充分润滑，降低进拉套管阻力。

③ 内镜活检孔内根据情况可注入温水（或冰水）放松刺激肠管蠕动，同时开放视野。

6. 标记或处理病变

（1）进镜退镜均须完成内镜下肠管疾病的观察与治疗　这与结肠镜检查治疗不同，由于小肠结构游离，蠕动较结肠强烈，易掉肠襻，造成病变视野丢失，因此在进镜或退镜过程中，若发现病变应立刻标记或治疗，把握最佳时机，操作过程中操作者与助手不可松懈。

（2）阳性病灶的处理

① 黏膜内层的病变，无论弥漫或局限，可行活检。

② 血管性病变、黏膜下病变不活检，条件允许时可做超声内镜检查。

③ 黏膜下隆起、增殖性病变，有手术指征者，可行内镜下或手术切除后病理检查。

④ 可在阳性病灶附近的黏膜内注射标记物质（如亚甲蓝）或用金属夹钳夹黏膜作为标记，如图 14-1-21。

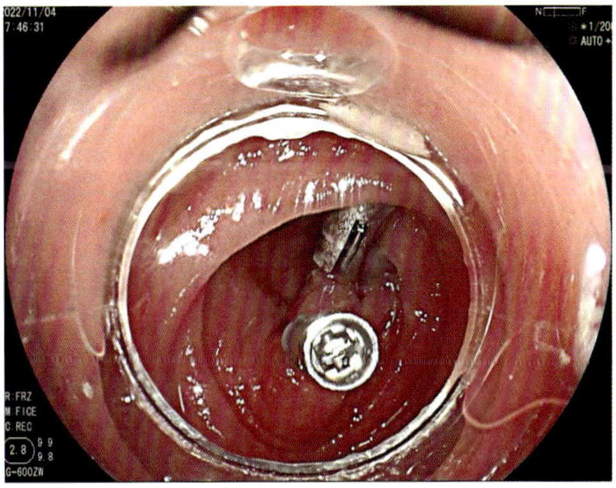

图 14-1-21　金属夹标记

（3）推送器械技巧

① 当进镜足够深时，由于内镜盘曲导致当治疗送入器械时阻力增大，此时切记不可蛮力推送附件，防止内镜活检管道内发生损坏。

② 当到达病变位置时，调整内镜处于灵活位置并尽可能将内镜拉直，内镜先端部尽量保持自由位，再将套管球囊充气固定。

③ 若仍无法推送入器械，可将内镜与套管缓慢后退，在后退过程中尝试推送入器械。

7. 退镜护理配合

（1）原则　缓慢匀速，不宜过快，防止拉紧的肠襻松脱，影响检查。

（2）安全　内镜先退至 160cm 处，外套管球囊充分放气后，缓慢退出 5～10cm 外套管，而后缓慢退镜，重复退套管、退内镜动作，直至完全退出患者小肠。

（3）若发现病变，立即将外套管球囊充气、固定，保持视野，便于观察及治疗。

（4）协助医生判断进镜深度，一般内镜一个视野下最远襻至最近襻为 5cm。

8. 其他注意事项

（1）时刻关注患者生命体征及病情变化。

（2）预防压力性损伤，合理应用减压垫或缓冲用物于患者骨凸等易受压处，DBE 检查每 30 分钟查看患者受压处皮肤情况。

七、并发症

双气囊小肠镜是一项安全的内镜检查技术，总体并发症发生率低于 1%。其中上消化道常见的并发症如下。

1. 消化道出血

发生率为 0.9%，可见于小肠多发溃疡的摩擦或活检后、小肠息肉切除术后，如图 14-1-22、图 14-1-23。

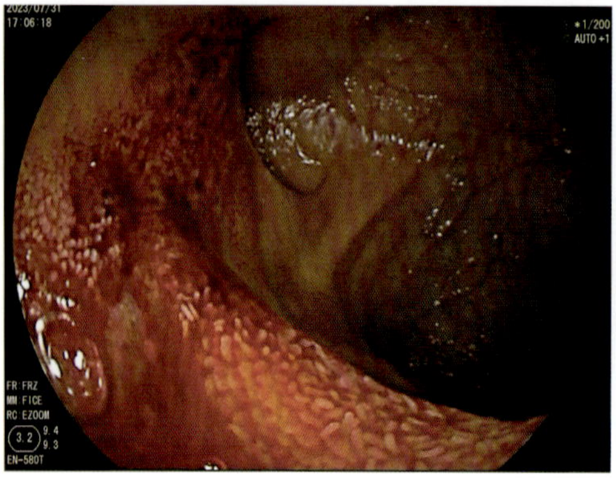

图 14-1-22　溃疡摩擦出血

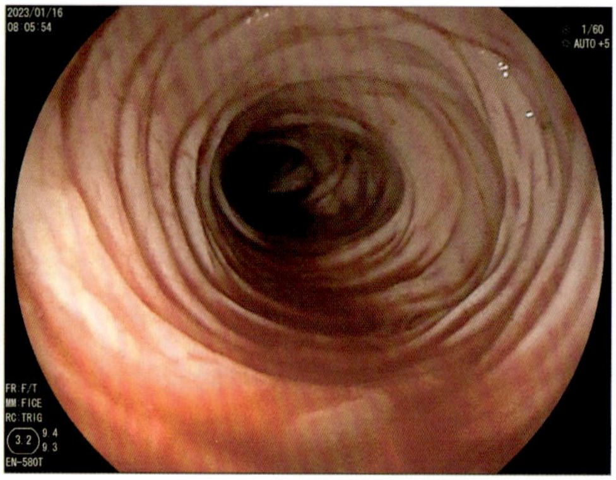

图 14-1-23　息肉切除术后出血

（1）临床表现　黑便、血便。

（2）处置措施　对于出血量较少且出血部位位于小肠两端者，可再次实施小肠镜检查，寻找出血部位并实施内镜下止血；对于小肠深部出血或出血量较大患者，应及时手术治疗。

2. 穿孔

发生率为 0.2%，诊断性小肠镜检查发生穿孔较罕见，可见小肠溃疡、小肠狭窄、小肠憩室等情况。治疗性小肠镜检查相对诊断性小肠镜发生率相对较高（1%～3%），可见于小肠息肉切除后、小肠狭窄扩张术后。如图 14-1-24、图 14-1-25。

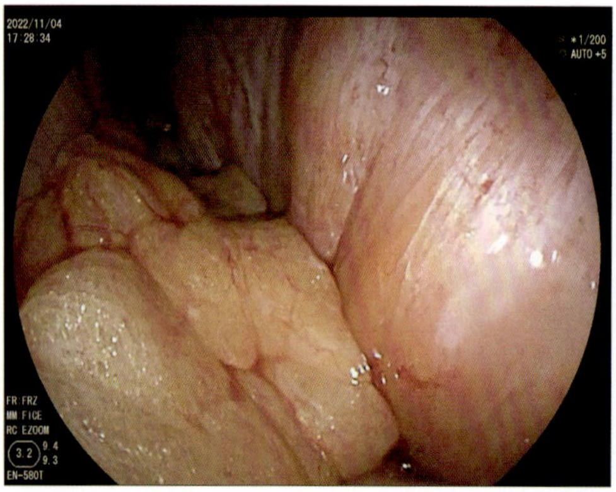

图 14-1-24　小肠穿孔

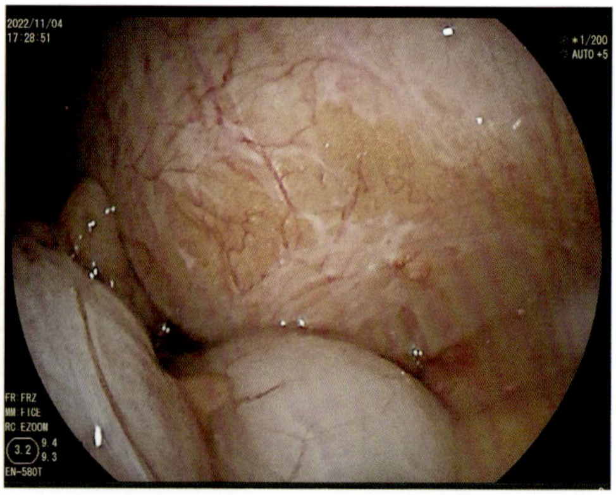

图 14-1-25　穿孔后见腹腔

（1）临床表现　剧烈腹痛、板状腹，X 线或 CT 下可见膈下游离气体。

（2）处置措施　术中穿孔可用止血夹夹闭，禁食、胃肠减压。严重者行外科手术治疗。检查穿孔后禁忌再次进行小肠镜检查。

3. 胰腺炎

发生率为 0.1%，多由于外套管反复摩擦十二指肠乳头、牵拉肠系膜引起胰腺微循环障碍所致。

（1）临床表现　腹痛、血淀粉酶升高，严重者 CT 可有胰腺渗出象。

（2）处理措施　禁食、胃肠减压、抑酸、生长抑素等对症治疗。一般 3～5 天可缓解。

4. 黏膜损伤

可见于肠系膜根部组织撕裂，见于腹腔粘连情况。可予患者禁食、补液等保守治疗，严重者必要时手术治疗。如图 14-1-26。

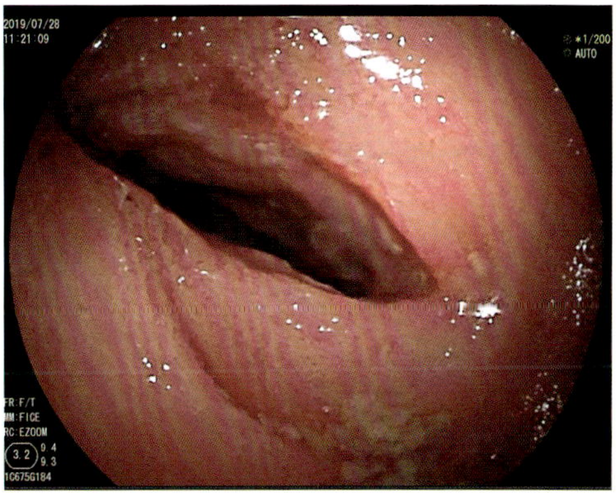

图 14-1-26　黏膜损伤

第二节　双气囊小肠镜介入治疗护理配合

一、概述

DBE 下治疗相比胃肠镜治疗的助手操作要求更高，这取决于小肠游离的解剖结构差异及 DBE 本身差异决定。冗长的小肠导致 DBE 不易到达病灶处，迂曲的角度、狭小的空间给治疗操作带来困难，丰富的血管供应、菲薄的肠壁容易导致术中及术后穿孔。医师与助手的默契配合是小肠镜治疗成功的关键之一，小肠镜治疗的难度大、风险高，助手应避免仅仅被动地执行术者指令，而应主动预防风险、及时抓住配合时机、敏锐发现问题、积极化解问题。因此助手需要有充分的内镜治疗配合经验，包括内镜下息肉切除、EMR、ESD、异物取出、食管 - 胃底静脉曲张治疗、消化道扩张及支架置入等。

诊疗开始前，助手需对患者病情进行充分了解，参与术前讨论，与操作者确认手术方式、术中风险评估及并发症预防处理。术中严密观察患者生命体征及病情变化；配合医生完成内镜下冲洗、治疗等。术毕完成标本收集、耗材统计、病人交接等。

二、适应证与禁忌证

1. 适应证

（1）出血性病变治疗。

（2）小肠异物取出术治疗。

（3）小肠息肉切除治疗。

（4）小肠良性狭窄扩张治疗。

（5）小肠狭窄切开治疗。

2. 禁忌证

同小肠镜检查禁忌证。

三、术前准备

（1）患者准备　同小肠镜检查。

（2）器械准备　钛夹、活检钳等常用内镜检查治疗耗材。（注：由于DBE镜身长200cm，治疗操作活检孔径3.2mm，因此选择直径＜3.2mm、长度≥2300mm的内镜耗材。）

（3）药品准备　解痉药（间苯三酚注射液、盐酸山莨菪碱注射液）、止血药（去甲肾上腺素注射液、凝血酶注射液、肾上腺素注射液等）、其他抢救物品药品。

四、护理配合要点与技巧

（一）小肠巨大息肉切除术护理配合

1. 器械和药物准备

黏膜注射针、电圈套器、负极板、止血夹、活检钳等，器械类型参考EMR章节。

2. 操作要点

由于小肠管壁薄、血管丰富，因此使用EMR方式对息肉进行切除。

（1）黏膜下注射　使用加入靛胭脂生理盐水对息肉基底进行黏膜下注射，可加入 1 ：10000 肾上腺素混合液，待基底充分充盈。进针不宜过深，角度要小。如图 14-2-1、图 14-2-2。

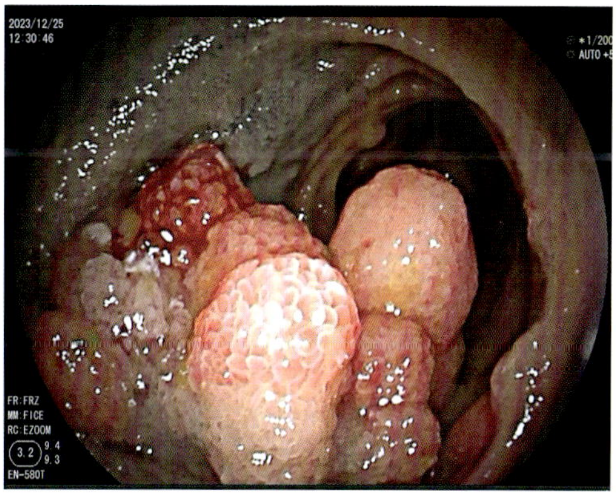

图 14-2-1　注射（一）

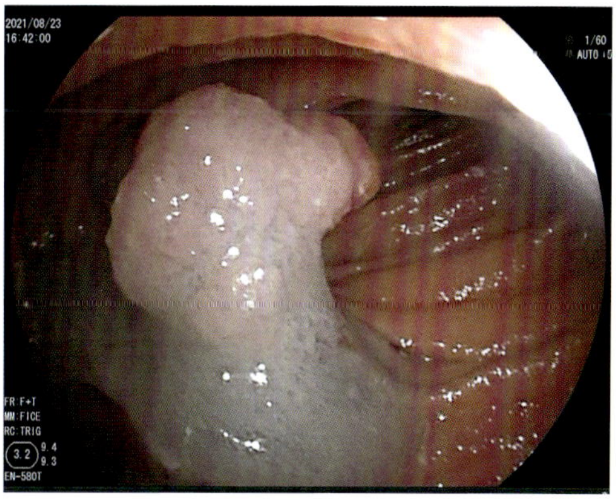

图 14-2-2　注射（二）

（2）圈套器切除　如图 14-2-3。

① 对于长蒂息肉可先使用尼龙绳或钛夹靠近息肉侧颈部进行套取夹闭，再予圈套器套取切除，使用电凝电切交替方式。

② 宽基底息肉使用圈套器分块切除。

③ 当息肉足够大时（充满肠腔整个视野），圈套器套取过程注意是否套取正常黏膜。当收圈时明显有较大阻力时应松圈，调整位置后重新收圈。反复进行，直至牵拉阻力明显减小。

④ 当收圈后基底较大时，在电切过程中，助手可能会出现无切割迹象，助手可轻微松圈再收圈对息肉进行切割。

⑤ 由于小肠特殊解剖结构，收取过程应眼疾手快，抓住时机。

（3）缝合　尽可能将创面缝合，把握最佳位置与最佳时机，及时夹闭释放。如图 14-2-4。

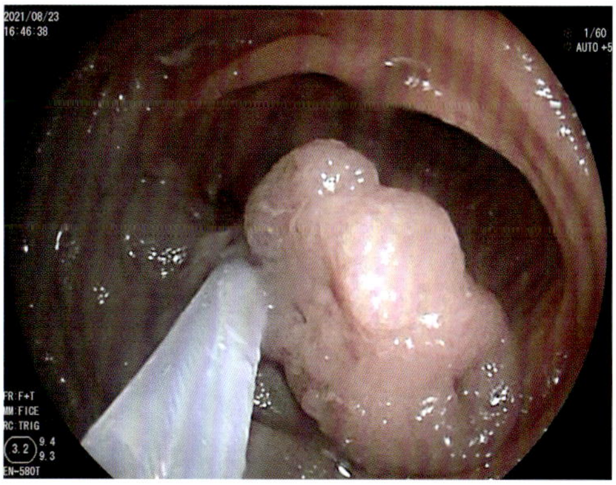

图 14-2-3　圈套

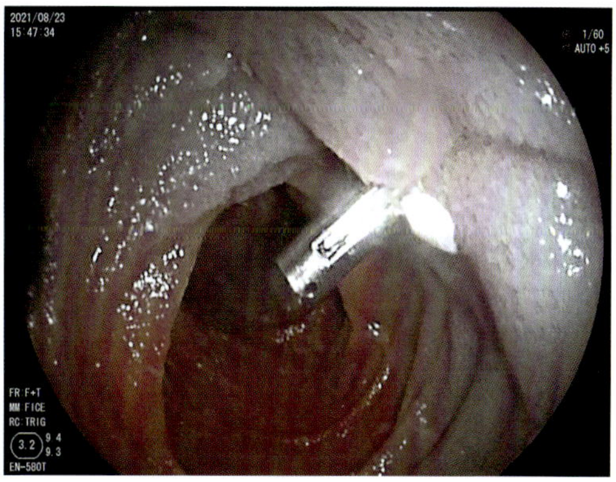

图 14-2-4　缝合

（4）标本收集　由于小肠镜进镜困难，针对较大标本，无法从内镜活检孔道吸出的，可舍弃部分，选择部分小标本进行收集固定。

（二）小肠出血治疗护理配合

小肠出血常用止血方法有药物喷洒、黏膜下止血药物注射、病变切除、APC、钛夹夹闭、硬化剂注射等。

1. 器械和药物准备

喷洒导管、黏膜注射针、氩气电极、止血夹、热止血钳、硬化剂、亚甲蓝等。如图14-2-5。

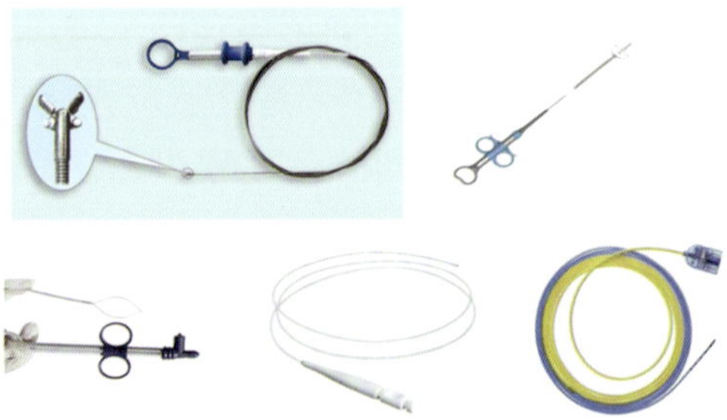

图14-2-5　止血器械

2. 操作要点

（1）血管畸形出血治疗配合技巧

① 使用氩气电凝：软性电极需伸出镜子前端15mm左右，至少看到一个刻度标记，先端与黏膜保持2cm距离，直到黏膜发白碳化。使用后及时抽出氩气刀，防止误伤黏膜。如图14-2-6。

② 使用钛夹夹闭：把握最佳位置与最佳时机，及时夹闭释放。如图14-2-7。

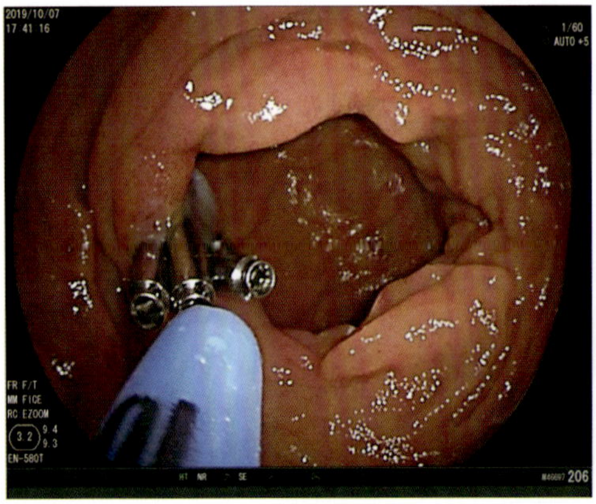

图14-2-6　氩气电凝

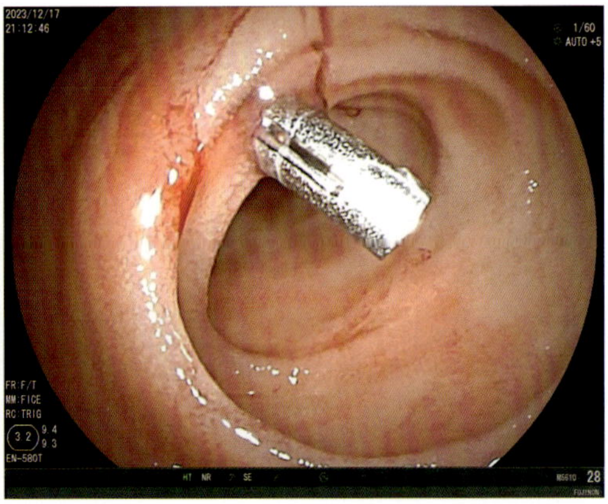

图14-2-7　钛夹夹闭

③ 硬化剂注射：硬化剂用量速度根据病变类型决定，随时与医生沟通。注射过程保证一准（扎得准）、二稳（剂量稳）、三快（给药快），剂量报数，与医生保持高度一致，直至黏膜膨胀变白。根据医生要求可加入染色剂。如图14-2-8。

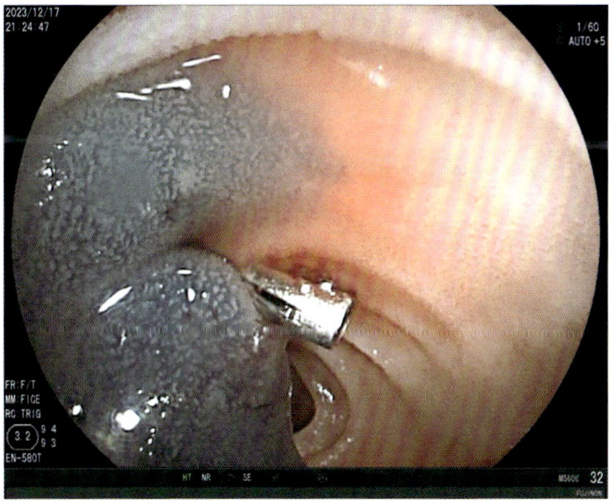

图 14-2-8　硬化剂注射

（2）小肠憩室出血治疗配合技巧　使用钛夹夹闭：当憩室较小时，可使用 APC 灼烧出血点后予钛夹夹闭，把握最佳位置与最佳时机，及时夹闭释放，如图 14-2-9。当病变区域较大时，随时进一步内镜下治疗或外科治疗，如图 14-2-10。

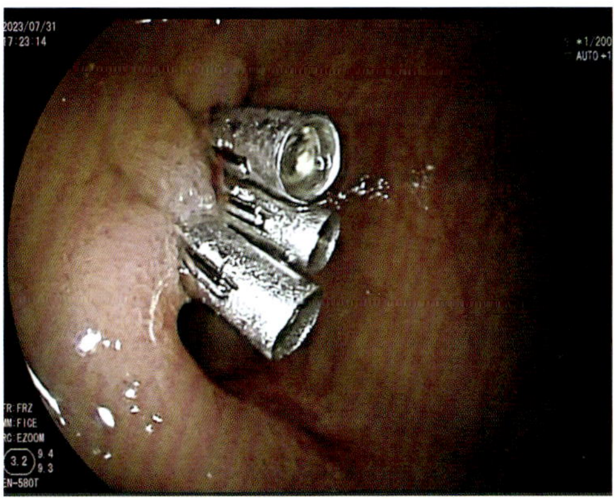

图 14-2-9　夹闭憩室

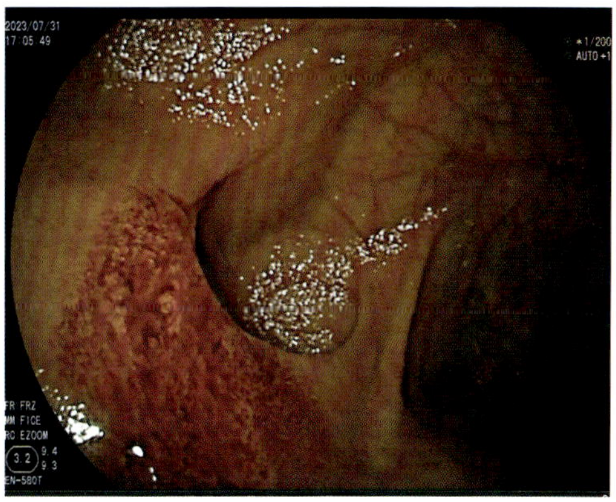

图 14-2-10　进一步治疗

（三）小肠狭窄扩张治疗护理配合

1. 器械和药物准备

导丝、扩张球囊、对比剂、高压枪等。

2. 操作要点

（1）观察狭窄部位，必要时造影，如图 14-2-11。

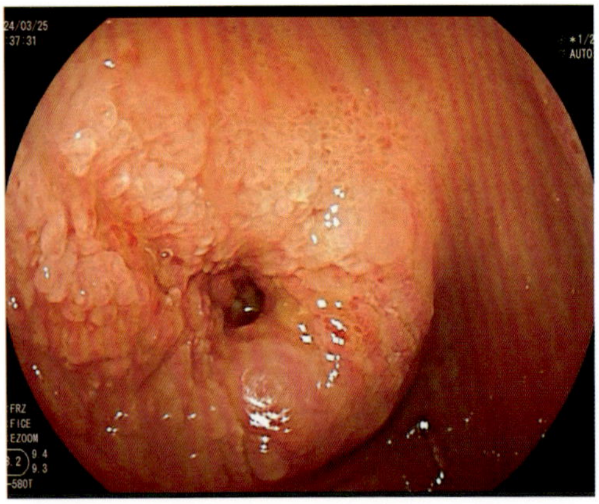

图 14-2-11　评估

（2）使用导丝引导　判断狭窄程度后置入导丝进行试探，使其越过狭窄段一定距离后，固定导丝。

（3）向狭窄部插入扩张球囊（注：此时扩张球囊应可顺利进入小肠镜活检孔道），如图 14-2-12。原则上扩张压力不超过各球囊规定压力值，一般需在透视下进行。扩张初期需严格控制缓慢提升球囊压力值，速率与医生保持一致。扩张一次时间一般 1～3 分钟。如图 14-2-13。

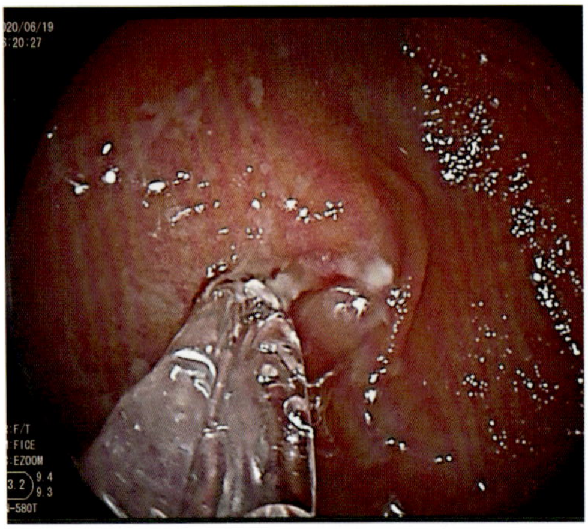

图 14-2-12　插入球囊

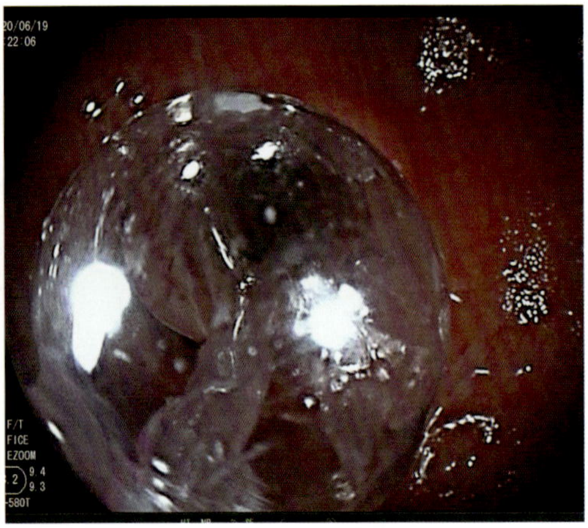

图 14-2-13　缓慢扩张

（4）扩张后再观察　观察扩张程度，评估肠管状态，有无合并出血、穿孔、黏膜撕裂情况，再考虑是否二次扩张。

（四）小肠狭窄切开治疗护理配合

1. 器械和药物准备

黏膜切开刀、中性电极、高频电刀、止血夹等。

2. 操作要点

（1）观察狭窄部位，必要时造影，如图 14-2-14。

（2）确认狭窄程度　评估狭窄增生组织炎性浸润程度、纤维化狭窄弹性情况等相关难治性狭窄。

（3）放射状切开　根据狭窄处纤维化程度对瘢痕组织选择性进行放射状切开，切开方向和深度具有可控性，应根据患者实际情况进行针对性精准治疗，如图 14-2-15。

（4）创面处置　出血严重者予止血处置，如图 14-2-16，切开较深处可应用止血夹夹闭。

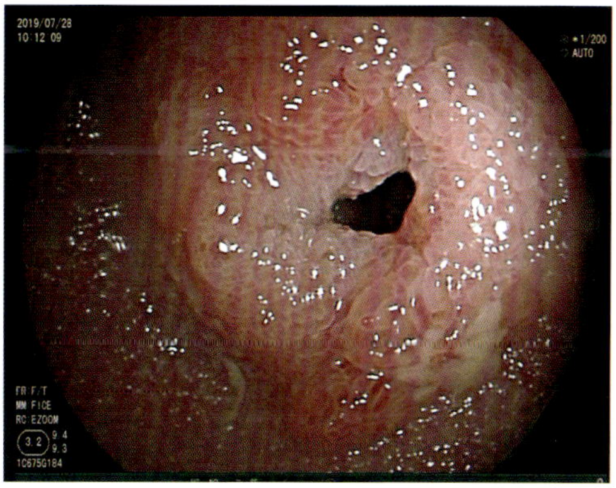

图 14-2-14　观察

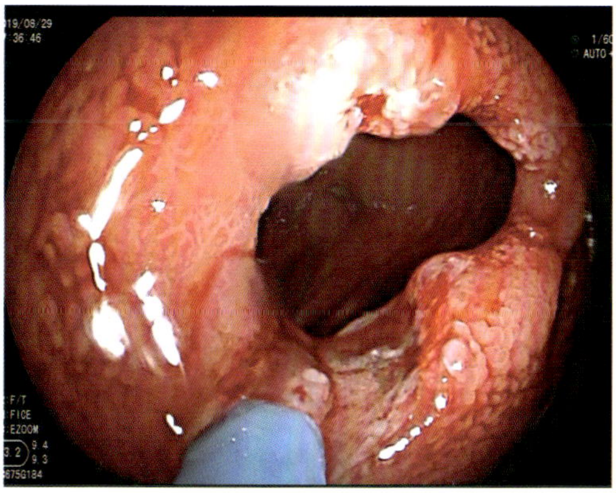

图 14-2-15　放射切开

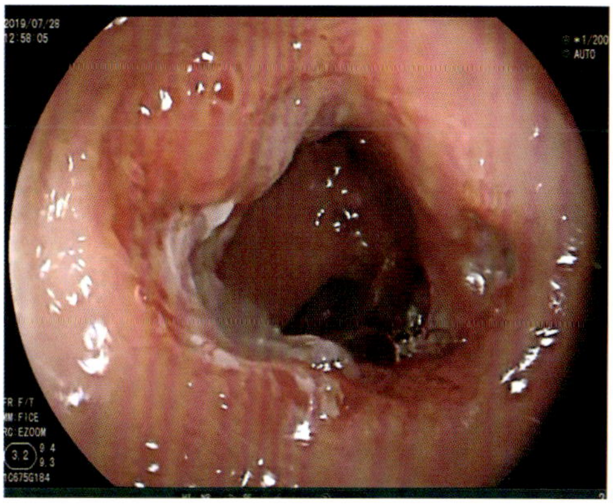

图 14-2-16　处理创面

（五）小肠异物取出护理配合

1. 器械和药物准备

电圈套器、异物钳、止血夹等。

2. 操作要点

（1）小肠进镜寻找异物位置，如图 14-2-17。

（2）使用圈套器、异物钳将异物取出，如图 14-2-18、图 14-2-19，有条件可在小肠镜透明帽辅助下取出异物。

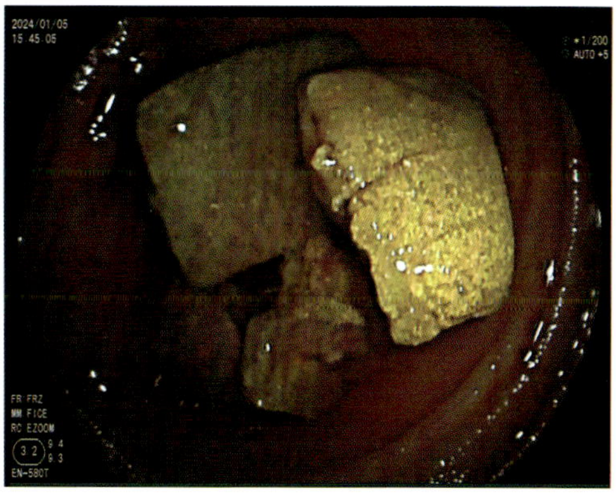

图 14-2-17　寻找异物

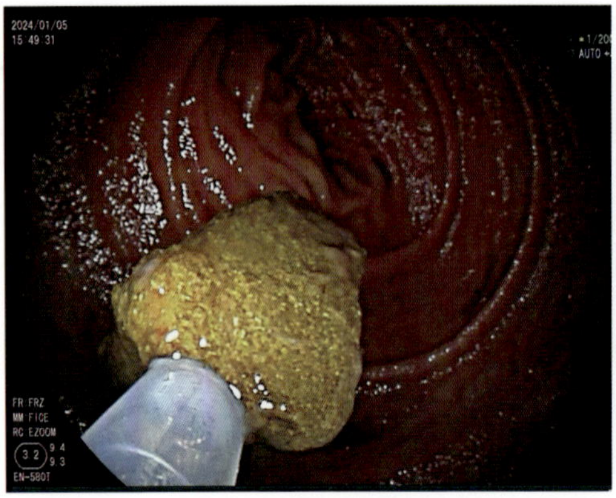

图 14-2-18　套取异物

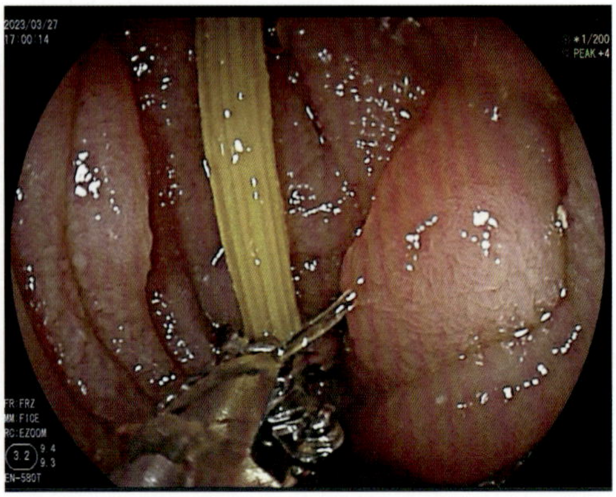

图 14-2-19　钳取异物

（3）把握时机　由于小肠特殊解剖结构，掌握最佳时机至关重要。

五、并发症

详见小肠镜检查术后并发症处置。

（李来贺）

第十五章
超声内镜下介入治疗

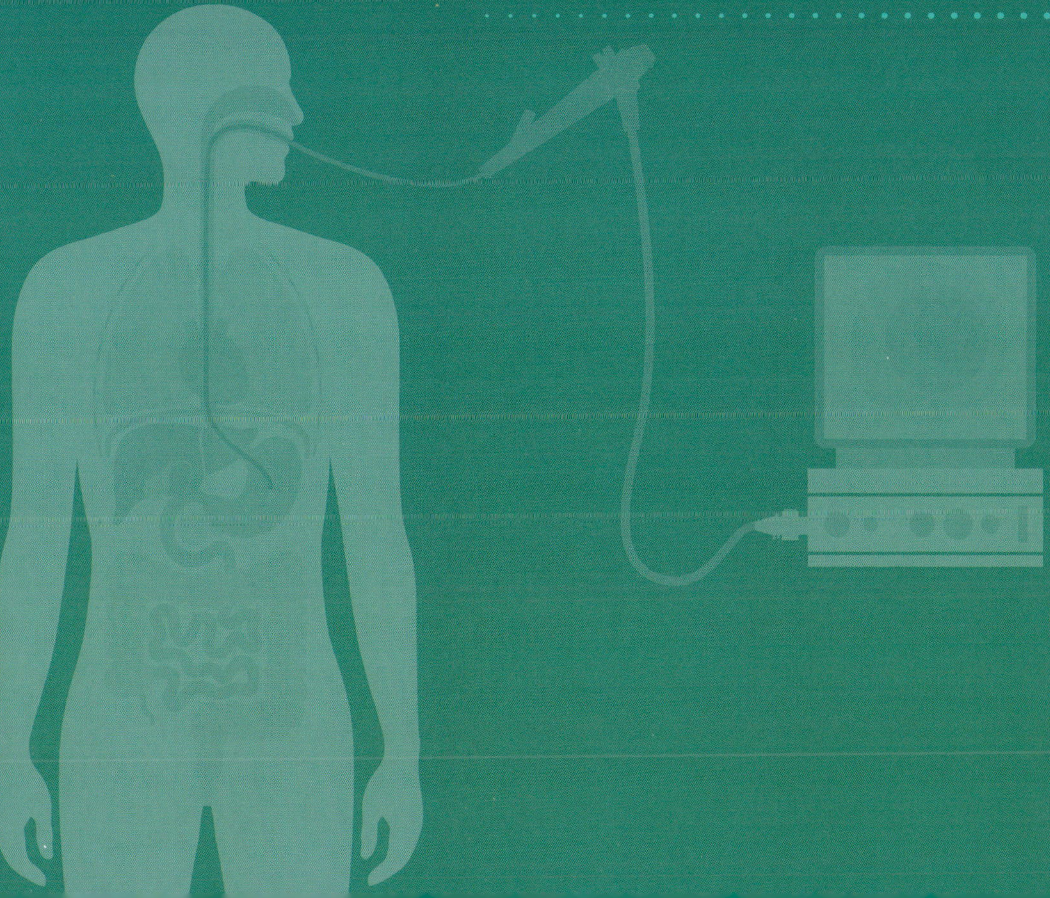

第一节　超声内镜引导细针穿刺活检术

一、概述

超声内镜引导细针穿刺活检术（EUS-guided fine needle biopsy，EUS-FNA）是一种微创性介入诊断内镜技术，在超声内镜（endoscopic ultrasound，EUS）实时引导下，使用专用穿刺针通过内镜管道穿刺入消化道及邻近器官病变进行穿刺抽吸，以获取组织细胞学诊断的一种技术。与传统腹部超声或 CT 引导下的经皮穿刺细针抽吸术相比，EUS-FNA 具有穿刺距离短、安全性高等优点。

二、适应证与禁忌证

1. 适应证

（1）胰腺癌及其术前分期。

（2）胰腺炎性肿块。

（3）胰腺神经内分泌肿瘤。

（4）胰腺囊性病变。

（5）疑诊慢性胰腺炎，特别是自身免疫性胰腺炎。

（6）微量腹水定性。

（7）腹膜后淋巴结活检。

（8）中、后纵隔淋巴结及占位性病变和部分肺部病变。

（9）胃肠黏膜下肿瘤。

（10）弥漫性胃、食管壁增厚。

（11）直肠周围盆腔占位。

（12）其他如肾上腺肿块、部分肝占位性病变等。

2. 禁忌证

（1）严重心、肺、脑疾病不能耐受操作，严重精神疾病不能配合，口咽部和食管急性损伤内镜穿孔风险极大或有严重出血倾向的患者。

（2）由于可能引起严重感染，除非高度怀疑恶性可能，不建议对纵隔囊性病变常规行 EUS-FNA。

（3）不能到达的病灶，EUS 下病灶显示不清，在穿刺路径有交叉的大血管或者其他管道而不能避开。

三、术前准备

1. 患者准备

（1）患者需空腹8小时以上。年老体弱及行胃大部分切除术后患者应适当延长禁食禁水时间。

（2）术前询问过敏史、用药史和既往史，询问有无活动义齿，女性受检者询问月经史等。

（3）评估是否有高血压、心脏病等服用心血管类抗凝药物等情况。

（4）术前检查凝血功能、血小板、心电图。

（5）有黄疸者术前3天每天肌内注射维生素K_1。对于囊性病变患者，术前常规应用抗生素预防感染。

（6）术前详细了解穿刺部位的各种影像学资料，明确穿刺部位及其毗邻器官情况，选择合适穿刺路径。

（7）向患者讲解检查过程及检查中可能存在的风险，并签署相关知情同意书。

（8）建立静脉通道，术前30分钟口服祛泡剂。

2. 器械准备

（1）超声内镜　穿刺用超声内镜，活检钳道要求3.7mm以上。

（2）穿刺针　常用穿刺针的规格一般选择19～25G。

（3）用物准备　10%甲醛固定液、细胞保存液、玻片、95%乙醇、无菌手套、生理盐水、无菌纱布、滤纸、治疗车、治疗巾、无菌包（治疗碗、镊子）、5mL注射器。

（4）内镜系统　内镜主机、超声主机、图文报告系统。

四、操作步骤

（1）扫查　测量病灶大小，计算最大可穿刺深度及最小应穿刺深度，如图15-1-1。了解病变血流分布、病变与胃肠壁间有无血管横跨、病变周围组织结构血流分布情况，选择合适穿刺位置与路径，如图15-1-2。

（2）安装穿刺针　选择合适的穿刺针，将穿刺针插入活检孔道并固定于内镜活检口上，针要收入外鞘管内，如图15-1-3。

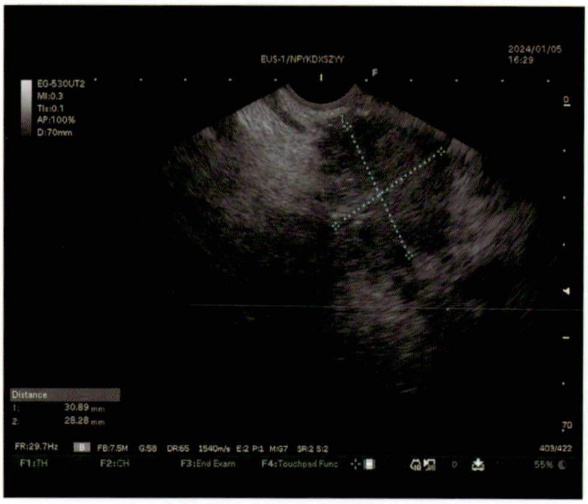

图 15-1-1 测量病灶大小

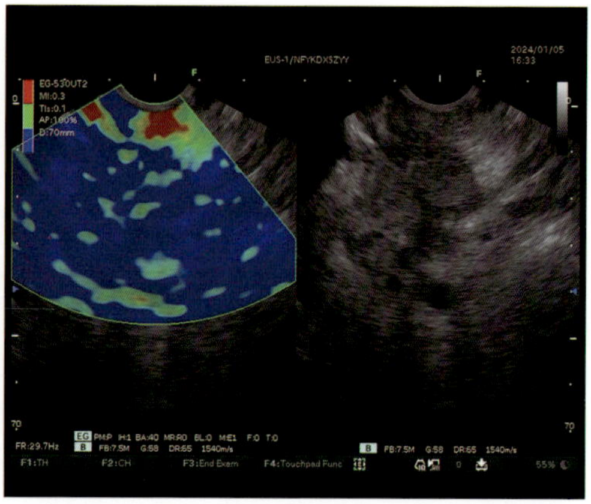

图 15-1-2 了解病变周围血流分布情况

（3）选择穿刺路径 待目标病灶稳定在超声影像视野内后，将穿刺针外鞘管缓慢伸出 1～2cm 以便超声显示针道轨迹，如图 15-1-4。

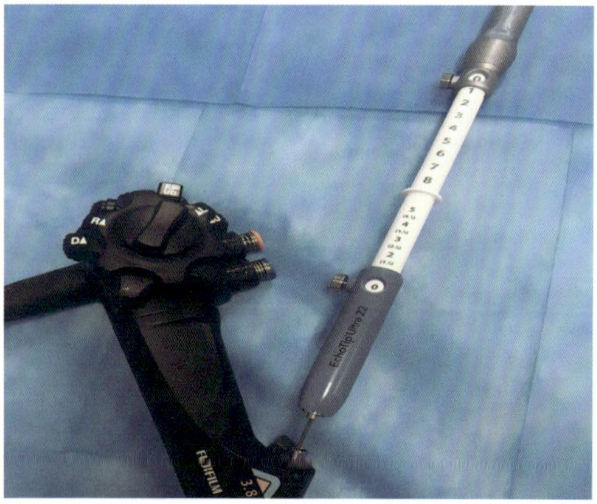

图 15-1-3 安装穿刺针

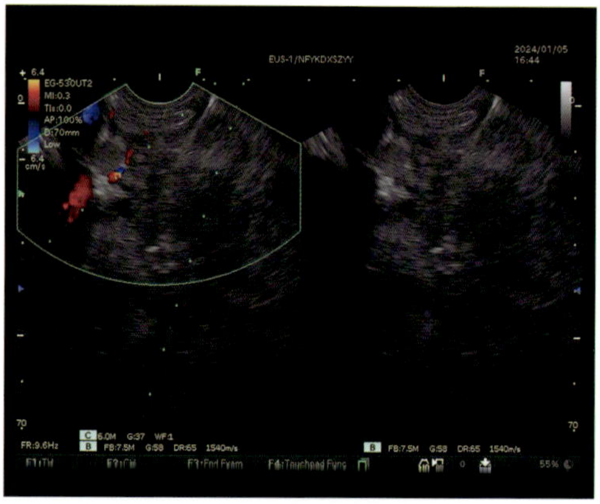

图 15-1-4 选择穿刺路径

（4）穿刺 准备出针时将针芯向外拔出 1cm，如图 15-1-5，露出针尖以便穿刺，穿刺时持续吸引保持超声探头与胃肠壁紧密接触，快速或缓慢将穿刺针刺入病灶，如图 15-1-6。

（5）连接负压注射器 穿刺成功后，先将针芯顶出针尖，如图 15-1-7，推出在进针时可能进入针腔的组织或体液，然后拔出针芯，在穿刺针上连接 5～10mL 负压注射器，如图 15-1-8。

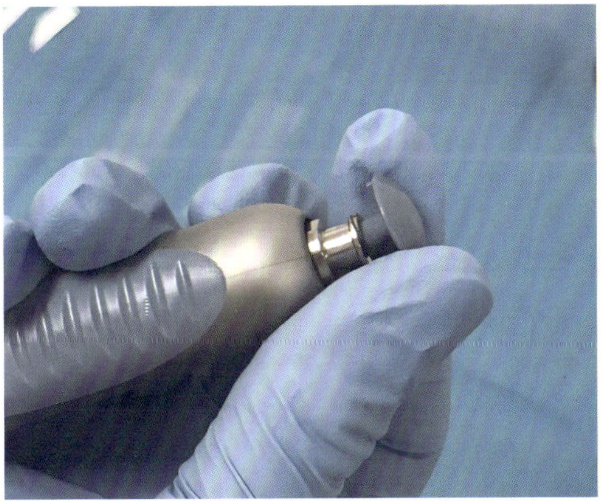

图 15-1-5 将针芯拔出 1cm 左右

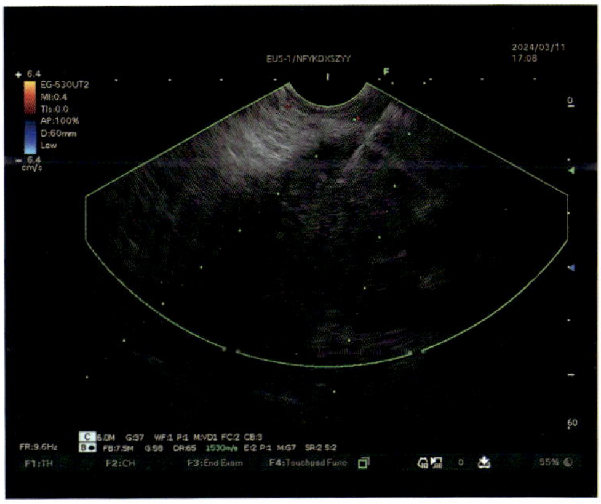

图 15-1-6 测量外销尖端到穿刺物远端距离

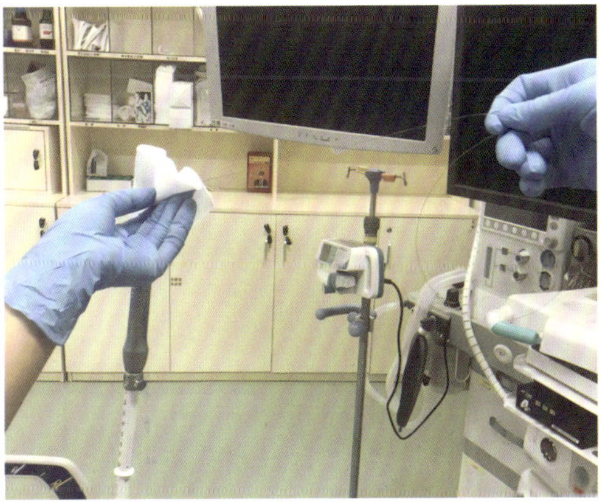

图 15-1-7 拔出针芯

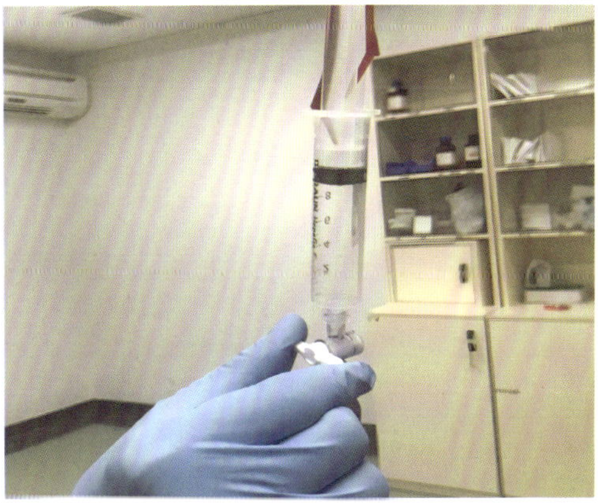

图 15-1-8 连接 5～10mL 负压注射器

（6）获取组织 将穿刺针在病灶内来回做提插运动 10～20 次，然后关闭注射器负压，穿刺针退回到外鞘内归“0”，将穿刺针从内镜活检孔道拔出。

（7）固定组织 分离负压注射器，将针芯插回针道，对准玻片推出组织和组织液，组织条放入 10% 甲醛溶液中固定，组织液涂片用 95% 酒精固定送病理学检查。

五、护理配合要点与技巧

（1）穿刺针刻度归零 在引入、推送或退出穿刺针之前，穿刺针外鞘和内鞘调节器刻度必须归“0”，针头必须退入外鞘，安全环上的螺丝必须锁定，将活检针固定在位。如果活检针未退入外鞘，将有可能损坏内镜。

（2）针芯的微调　确定穿刺位置，解除锁定，推进穿刺针约 1cm，在穿刺前内芯需先抽出 1cm，使针尖锐利，针尖进入穿刺部位后，将针芯推回原位，将针道内不需要的组织排除后拔出针芯。

（3）组织的获取

① 微负压法：使用微负压慢提拉法，使用“执笔式”穿刺，医生反复提插穿刺针 10～20 次。护士一边缓慢向外移开针芯，一边利用慢提针芯过程中产生的微小负压对组织进行抽吸。

② 负压法：拔出穿刺针芯，接 5～10mL 负压，将穿刺针来回在病变内做提插运动 10～20 次以获得满意的组织，提插结束后关闭负压（使抽吸到的组织保留在针管道内，避免退针时吸入其他组织引起组织破碎），针退回到外鞘内，将针由活检孔拔出。

（4）标本收集注意事项　使用针芯推出标本，穿刺针头露出针鞘外 5mm（以免组织条遗留在外鞘管内），对准玻片推出组织和组织液，将组织条放入福尔马林中固定，玻片上组织液涂片，送细胞学及病理学检查，用 5mL 注射器抽吸生理盐水冲洗穿刺针管内，将冲洗出来的细胞收集入细胞保存液中送检。使用针芯推出标本过程中注意避免污染穿刺针，以免影响下一针穿刺。

（5）评估是否重复穿刺。

（6）术中护理观察　操作全过程密切观察患者各项生命体征的变化及腹部体征变化。保持呼吸道通畅，注意观察血氧饱和度变化，及时抽吸口腔分泌物，防止呛咳、误吸。

（7）穿刺完毕，应观察患者穿刺点是否发生渗血，若有应给予对症处理。以上各项操作均应遵守无菌操作原则。

六、并发症

EUS-FNA 是一种相对安全的检查，并发症的发生率较低（约 1%），主要并发症是穿孔、出血、感染、胰腺炎、针道转移。

（1）穿孔　近年来国内外发表的大样本量研究或系统回顾报道的穿孔发生率在 0.02%～0.06%，穿孔的严重程度差异较大，其中大部分患者经内镜或外科处理完全康复。

（2）出血　发生率为 0.13%～0.69%，且大部分为自限性，无需内镜或其他介入治疗。

（3）感染　偶发感染性菌血症的发生率为 0%～5.8%，针对感染，可考虑术前预防性应用抗生素，尽量多抽取囊液可减低感染的风险。

（4）胰腺炎　文献报道的胰腺囊性或实性病变在EUS-FNA/B术后胰腺炎发生率为0.32%～0.92%，其中大部分为轻度或中度（91.7%），并发胰腺炎的原因，可能与黏膜水肿及术后的胰管堵塞有关，使用非甾体抗炎药进行预防。

（5）针道转移　目前针道转移的报道均为个案报道（根据《中国内镜超声引导下细针穿刺抽吸/活检术应用指南（2021）》的统计，截至2020年1月文献报道的个案共有33例）。针道转移的发生率与穿刺部位有一定的关系，为了避免出现针道转移可尽量使穿刺路径在切除范围内，如胰头癌进行EUS-FNA时尽可能在十二指肠进行，因为在行胰头癌切除手术时，可能的种植部位也在切除范围内，而经胃穿刺胰腺体尾部或肝门部则可能增加针道转移风险。

第二节　超声内镜引导胰腺假性囊肿和包裹性坏死的穿刺引流

一、概述

胰腺及胰周积聚继发于胰管系统局部断裂致使胰液漏出或胰腺坏死物质的液化，其病因多为急性胰腺炎、慢性胰腺炎、手术或外伤。2012年亚特兰大分类将胰腺及胰周积聚分为急性胰周液体积聚（acute peripancreatic fluid collection，APFC）、胰腺假性囊肿、急性坏死性积聚（acute necrotic collection，ANC）和包裹性坏死（walled-off necrosis，WON）。

胰腺假性囊肿多发生于间质水肿性胰腺炎4周后，由主胰管或分支胰管的破裂所致，由囊壁包裹，不含任何胰腺实质或胰腺周围组织的坏死。而包裹性坏死通常在坏死性胰腺炎发病4周后出现，由胰腺和（或）胰周的坏死物质被成熟完整的炎性囊壁包裹形成。

目前，胰腺假性囊肿和包裹性坏死可通过保守治疗，也可经皮穿刺引流、直接内镜下穿刺引流、超声内镜引导穿刺引流和外科手术等方法进行治疗。内镜超声（EUS）引导胰腺假性囊肿穿刺技术是目前治疗胰腺假性囊肿较为理想的非手术治疗方法之一。在EUS的引导下，可以选择最佳的部位对胰腺假性囊肿进行穿刺，并在消化道和假性囊肿之间放置引流支架或导管，这种方法不仅疗效显著，而且创伤小、并发症少。

二、适应证与禁忌证

1. 适应证

（1）胰腺假性囊肿，有明显的腹痛、十二指肠或胆管压迫症状，且长期迁延不能吸收者。

（2）无症状的胰腺假性囊肿，如有囊肿破裂或感染倾向，为防止并发症的发生，作为相对适应证也可考虑行引流治疗。

（3）囊肿形成时间大于6周，且囊壁完整成熟。

（4）囊肿直径大于6cm。

（5）EUS引导下引流术还应具备以下条件：假性囊肿与胃肠道壁之间紧贴，距离不超过1cm，无大血管阻隔。消化道局部受囊肿压迫隆起，黏膜有明显色泽改变的更理想。超声下应能显示较为清晰的囊壁。经造影显示囊肿与主胰管不相通，或虽然相通，但不能顺利将引流管经乳头插入囊肿的，或虽将引流管经乳头及主胰管插至囊肿但引流不畅的。

2. 禁忌证

（1）假性囊肿形成的早期，囊肿壁薄、形态不规则的。

（2）囊肿内有较多分隔。

（3）囊肿和胃肠道壁之间有大血管而且无法避开者。

（4）囊内出血，囊肿破裂。

（5）贲门、胃底静脉曲张。

（6）有凝血功能障碍者。

（7）患者一般状况差不能配合者。

三、术前准备

1. 患者准备

（1）术前了解患者病史，完善血常规、出凝血时间、肝肾功能、心电图、碘过敏试验、影像学资料等检查。严格掌握适应证与禁忌证、评估患者生命体征。

（2）患者签署知情同意书。

（3）术前禁食6～8h，禁水4h。

（4）建立静脉通道，口服去泡剂链霉蛋白酶，术前10min给予利多卡因胶浆10mL口服（麻醉咽喉部）。

（5）协助患者取左侧屈膝卧位，解开衣领扣，在嘴角下垫治疗巾，嘱患者咬住牙垫，并用胶布固定好，给予吸氧、心电监护、静脉麻醉或气管插管麻醉。

2. 器械准备

（1）内镜超声设备　推荐彩色多普勒线阵超声内镜 3.8mm 钳道，允许常用的内镜附件通过。

（2）附件及物品　19G 穿刺针、0.035in 导丝、囊肿切开刀、球囊扩张导管、多种型号扩张探条。

（3）支架　7～10F 双猪尾塑料支架、7F 猪尾状鼻胆引流管、覆膜金属支架、新型双蘑菇头“工”字形金属支架 LAMS。

（4）高频电发生器　通常选用 200D ERBE 高频电发生器。

四、操作步骤

如图 15-2-1 至图 15-2-6。

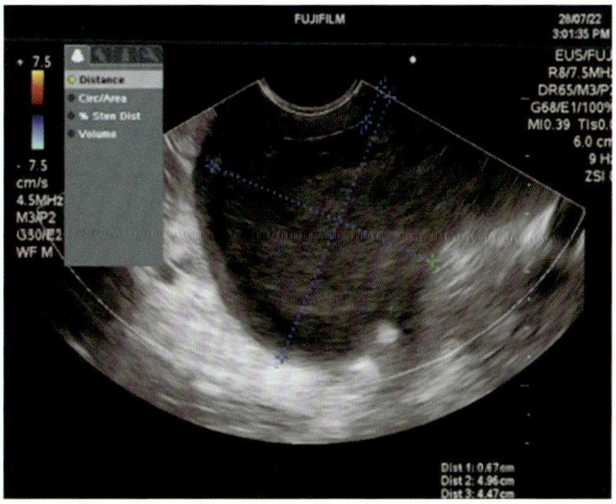

图 15-2-1　探查

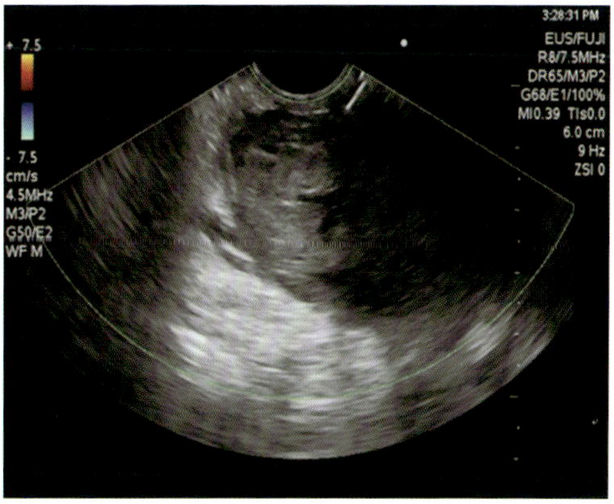

图 15-2-2　穿刺

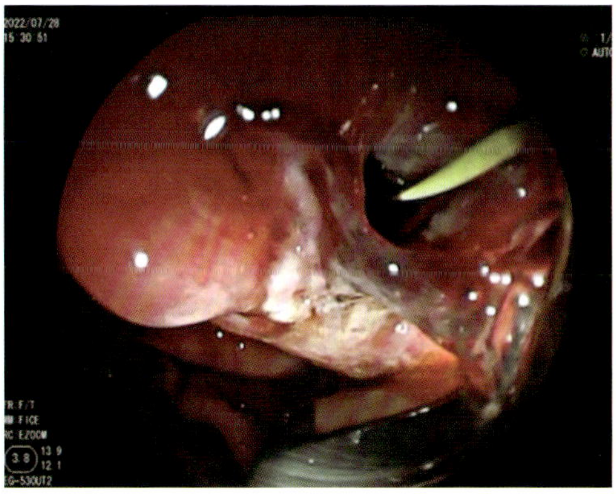

图 15-2-3　保留导丝

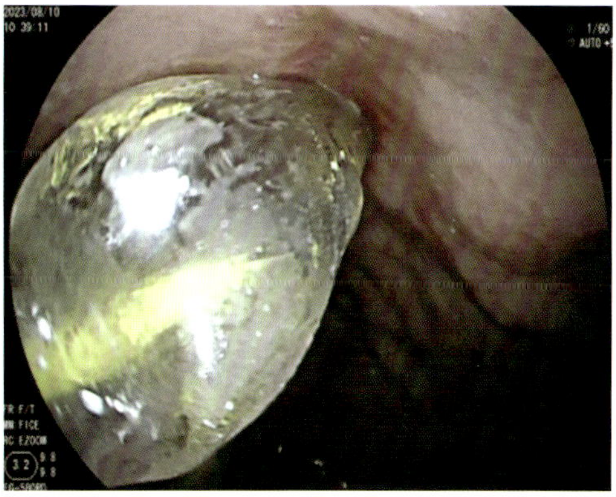

图 15-2-4　隧道扩张

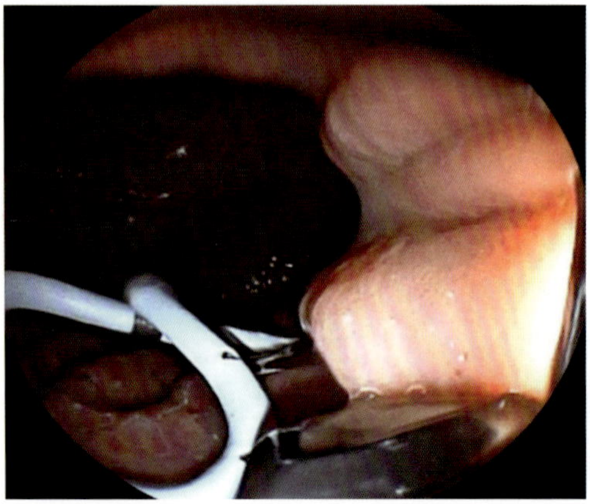

图 15-2-5　置入支架

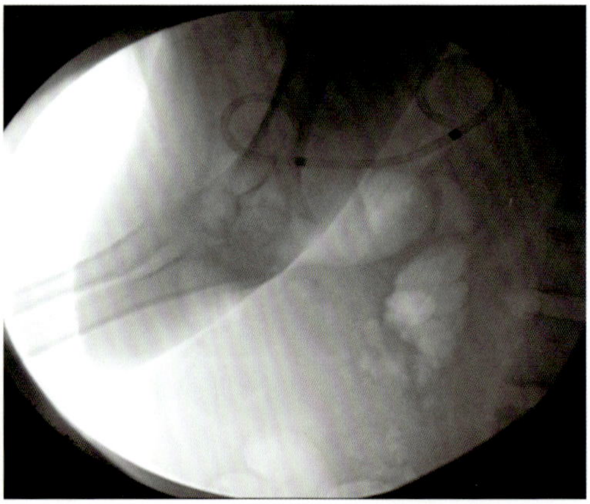

图 15-2-6　观察效果

（1）探查　在 EUS 引导下，探查胰腺假性囊肿位置、大小。

（2）穿刺　选择囊肿紧贴胃壁且彩色多普勒显示无血管经过的部位作为穿刺点，选择 19G 穿刺针经内镜活检孔将穿刺针连同针芯准确刺入囊肿腔内。

（3）进导丝　穿刺成功后，缓慢退出针芯，用生理盐水湿润导丝，沿穿刺针快速送入导丝，在 EUS 引导下，导丝在囊肿内盘圈 2～3 圈，如有必要，可在 X 线监视下进行。

（4）建立隧道　保留导丝，退出穿刺针，切换囊肿切开刀，沿导丝送入囊肿切开刀并切入囊肿腔内。

（5）如有必要，可对隧道用柱状球囊进行逐级扩张。

（6）置入支架　做好附件交换，保持导丝位置不动；选择合适的支架或鼻胰引流管引流胰腺囊肿坏死物至胃腔内或体外。

五、护理配合要点与技巧

（1）穿刺　选择合适的穿刺点定位后，协助医生将穿刺针插入内镜活检孔道，调整穿刺针进针深度，妥善固定滑环锁，防止进针过深。

（2）判断　在超声影像上再次识别针尖位置，穿刺针应避开胃肠壁及囊肿壁的血管。在超声影像指导下，将针刺入囊腔内，尽量使针头与囊壁垂直。如果穿刺困难，可将穿刺针接高频电切，接通纯电切电流，当有明显落空感时即表明穿刺针已进入囊腔。

（3）留取标本　在穿刺完成后，以 5mL 负压吸引管抽吸包裹坏死物内液体，确认在包裹性坏死囊壁内后，留存少量标本做微生物培养 + 药敏试验。

（4）保留导丝　关于导丝的保留至关重要，它是手术成功的生命线，需要共同确认导丝在囊肿腔内盘圈至少两圈，退穿刺针保留导丝时医护要同步，医生退针，护士进导丝，二者相对运动，保持导丝在内镜视野下纹丝不动。

（5）附件交换　关于沿导丝更换附件时，进附件时需要助手将导丝始终绷直，拉住导丝不随进附件而更多进入囊肿腔，造成囊肿腔导丝张力过大致使囊肿破裂。

（6）支架选择

① 塑料支架引流：囊液清亮时可行单根塑料支架引流，常选用 7F 或 10F 双猪尾塑料支架，操作方法同 ERCP 胆管塑料支架植入术。

② 鼻胰引流管引流：囊液清亮时也可行鼻囊肿引流，常选用 7F 猪尾引流管，该方法可以连接负压引流，可以通过引流液的量及性状判断治疗效果及是否存在堵塞等情况，必要时还可以行囊肿冲洗，但该术式不适用于合并食管胃 - 底静脉曲张的患者。

③ 覆膜金属支架引流：当囊液黏稠或有少量坏死物时可行多根塑料支架引流或单根金属支架引流，金属支架多采用覆膜胆道金属支架，长度根据实际情况选择。

④ LAMS 引流：当囊液黏稠、含有较多坏死物质并可能需要镜下囊肿清创时，需采用 LAMS 支架。当使用 LAMS 时，应在 X 线监视下先释放支架远侧端，当看到囊肿腔内蕈伞打开后随即牵拉支架输送器，使囊肿壁贴近胃（十二指肠）壁后再缓慢释放支架近端。X 线下显示双蕈伞完全打开、支架位置准确且内镜下见囊液流出后提示支架释放成功。

⑤ 联合引流：对于巨大胰腺假性囊肿且囊液黏稠或存在感染时，也可采用内镜下经胃囊肿穿刺支架引流联合内镜下鼻囊肿管引流，操作时可先行内镜下经胃支架引流术，后再行经胃的鼻囊肿引流术。

（7）术中密切观察患者生命体征及血氧饱和度的变化，保持呼吸道通畅。

六、并发症

常见并发症有出血、囊肿感染、腹痛、吻合口瘘，其他如引流管脱落、支架移位等。

（1）出血　穿刺前应当应用彩色多普勒仔细观察进针路径有无血管，这可有效防止出血。少量渗血常见，多是穿刺所导致，可服用止血药物或行内镜下止血，切开时大量活动性出血在内镜下止血无效时应及时外科手术治疗。

（2）囊肿感染　引流不畅或向囊肿内注入液体易导致囊肿感染，术后监测体温，出现发热时及时遵医嘱使用广谱抗生素。如药物治疗无效时，可考虑外科手术治疗。

（3）腹痛　一般为轻度腹痛，偶有剧烈腹痛，可能是由于少量囊液刺激腹膜所致，对症处理一般可自行缓解。

（4）吻合口瘘　表现为引流液淀粉酶含量高、腹腔积液、发热等。注意保持引流通畅，多能自愈。

（5）支架移位或脱落　术后定期B超观察囊肿大小变化，如发现囊肿无明显变化时可复查胃镜，检查支架管有无脱落及阻塞，必要时更换。一般数周后囊肿明显缩小或消失，支架管可逐渐退出，最后自行脱落至胃肠道内排出。

（6）术后应用生长抑素类制剂，不仅可以预防并发症，也有利于囊肿的消退。

第三节　超声内镜引导胆管引流术

一、概述

超声内镜引导胆管引流术（endoscopic ultrasound-guided biliary drainage，EUS-BD）是在超声内镜细针穿刺的基础上，发展而来的一种穿刺引流的微创治疗技术，是利用胆道内瘘的原理，以内引流的方式使胆汁从内引流到胃肠道，从而解决了梗阻性黄疸的问题，同时也是ERCP和PTCD的又一种胆汁引流的治疗手段。

近年来，EUS-BD作为ERCP失败后的备选方案逐步应用于临床，自2001年首次报道以来，EUS-BD技术发展日趋成熟，其有效性和安全性获得了国内外专家的广泛认可。目前临床上操作EUS-BD主要有两种侵入方式，包括经胃肝内途径和经十二指肠肝外途径。具体手术方法分为：① 超声内镜引导下经腔内胆道引流，包括胆管十二指肠吻合术（CDS）和肝胃吻合术（HCS）；② 超声内镜引导下对接技术；③ 超声内镜引导下顺行途径技术（EUS-AC）。

二、适应证与禁忌证

1. 适应证

（1）超声内镜胆道引流术主要应用于ERCP失败的病人。例如消化道重建术后解剖结构改变、胃流出道梗阻、内镜无法达到十二指肠乳头以及肿瘤导致胆道插管失败等。此时该部分患者无法行十二指肠乳头插管，因此可行超声内镜引导胆管引流术。

（2）大量腹水、肝内有占位病变等经皮肝穿禁忌证者也可以使用该种技术进行治疗。

2. 禁忌证

（1）有显著的凝血功能障碍以及血小板减少者。

（2）在囊肿和胃壁之间有无法避开的大血管，囊肿的性质未明确。

（3）血流动力学不稳，不适合麻醉者。

（4）不适合做内镜检查的病人。

三、术前准备

1. 患者准备

（1）术前评估及心理护理　了解病人的一般情况，包括现病史、既往史、药敏史、重要脏器功能状态、各项化验指标、磁共振成像。

（2）关注 1 周内有无使用抗凝药、抗血小板聚集药等。

（3）评估病人接受 ERCP 治疗的可行性，术前指导病人进行呼吸功能锻炼，严格掌握适应证和禁忌证。

（4）常规禁食 6～8h，禁水 4h。对老年病人或胃动力较弱者适当延长禁食时间，以免胃潴留影响内镜操作视野。

（5）向患者讲解检查治疗过程中可能存在的风险，并签署相关知情同意书。

（6）术前 30min 口服祛泡剂及达克罗宁胶浆 10mL。

（7）建立静脉通道，由于 EUS-BD 操作时间较长，建议行全身麻醉。如有上呼吸道感染等禁忌证，可选择盐酸哌替啶及咪达唑仑注射镇静。

2. 器械准备

（1）仪器设备　内镜主机、线阵扫描型超声内镜、图文报告系统、高频电发生器、X 线透视机。

（2）附件　19G 穿刺针、黄斑马导丝（0.035in）、针型切开刀、囊肿切开刀、胆道扩张探条、扩张球囊。

（3）支架　包括塑料支架和金属支架。塑料支架常选择双猪尾型塑料支架，金属支架常选择全覆膜自膨式金属支架，为防止支架移位，首选双喇叭口式金属支架。

（4）ERCP 所需附件。

四、操作步骤

1.EUS 引导下跨壁胆道穿刺引流术

（1）定位　内镜超声探及胆管定位，选定穿刺点，彩色多普勒显示穿刺路径上无明显血流信号。

（2）穿刺　选择 19G 穿刺针进针，抽取胆汁。

（3）造影　缓慢推入对比剂，观察狭窄情况。

（4）进导丝　沿穿刺针插入导丝，见导丝进入胆总管并尝试将头端穿出十二指肠乳头。

（5）建立隧道　保留导丝，更换 6F 囊肿切开刀，切开胃壁 / 肠壁与胆管之间的通道，更换柱状扩张球囊扩张隧道。

（6）支架置入　在隧道或狭窄处推入支架。

2.EUS 引导下顺行胆道穿刺引流术

（1）～（5）步骤同上，支架置入时顺着导丝将支架顺行越过十二指肠乳头，如图 15-3-1 至图 15-3-4。

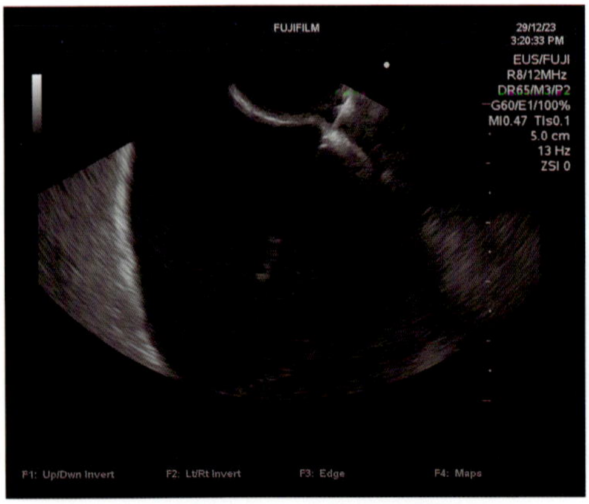

图 15-3-1　EUS 引导下 19G 细针穿刺左肝内胆管

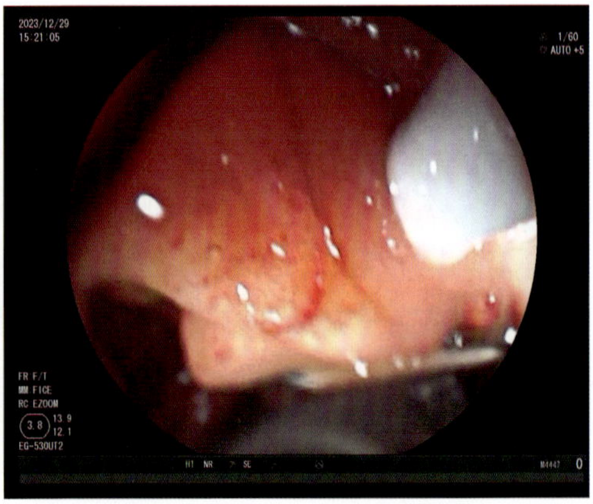

图 15-3-2　探条扩张穿刺道

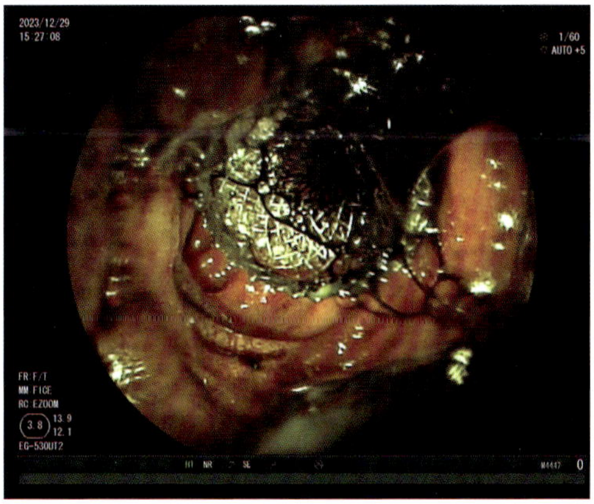

图 15-3-3　置入全覆膜金属支架

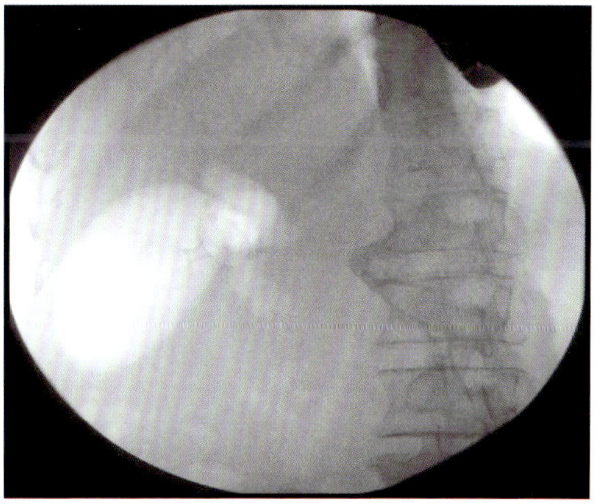

图 15-3-4　线下显示支架置入成功

3.EUS 引导下胆道会师术

（1）～（4）步骤同上，导丝头端穿出十二指肠乳头后，保留导丝，更换十二指肠镜进镜至十二指肠，用圈套器将导丝引出内镜活检孔道，在十二指肠镜下进行 ERCP 及放置胆管支架引流。

五、护理配合要点与技巧

（1）穿刺点选择　利用 EUS 测定穿刺点，以扩张胆管为目标，取与胃壁或肠壁距离最近处为穿刺点，避开血管，助手将 19G 穿刺针手柄外鞘管及安全环调整至“0”点位置，主要是防止穿刺针插入超声内镜钳道时而损伤内镜通道。

（2）穿刺目标胆管选择　如图 15-3-5、图 15-3-6。

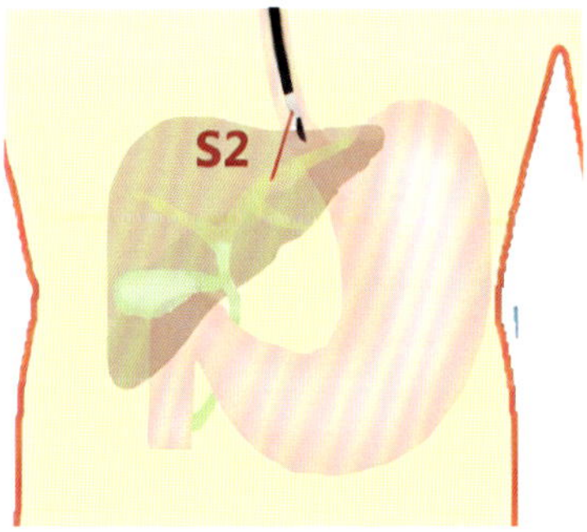

图 15-3-5　选择 S2

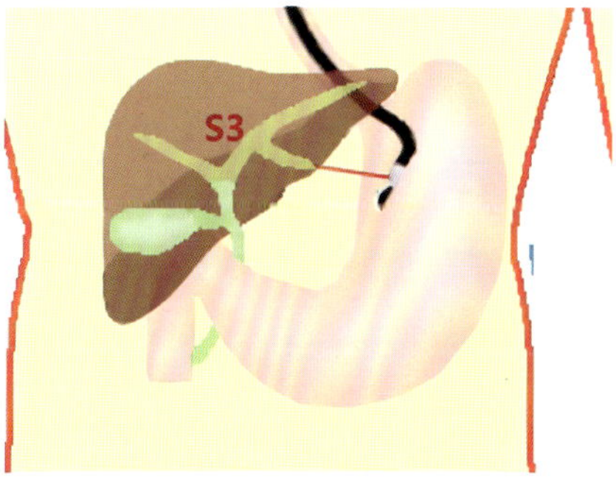

图 15-3-6　选择 S3

① 选 S2 穿：有食管和贲门固定镜子，活动度会小，导丝走行的路线也较直，便于留置导丝。S2 穿刺弊端是吻合口在齿状线，支架近端开口在食管，支架开

口向上会造成食物、水会进入支架，因此需要将支架开口推向胃内，最好在支架的边缘打一枚金属夹，防止支架开口弹回食管，如图 15-3-7。

② 选 S3 穿：对医生和护士都是一种挑战，因为超声镜在胃腔内，胃腔大，镜子活动度很大，留置导丝时，力量大了会使超声镜远离穿刺点。另外选择 S3 路径导丝走行路线有很大折角，插入导丝导丝容易顶在对侧胆管壁上，也会使超声镜远离穿刺点，造成导丝在胃内续集盘曲，起不到导引作用，因此要特别小心，稳妥操作。穿刺成功后，S3 路径放置的支架容易随着呼吸运动发生移位，可在支架横穿一根胰管支架，或在支架的胃端网眼处打一枚金属夹，防止支架移入胆管内，如图 15-3-8。

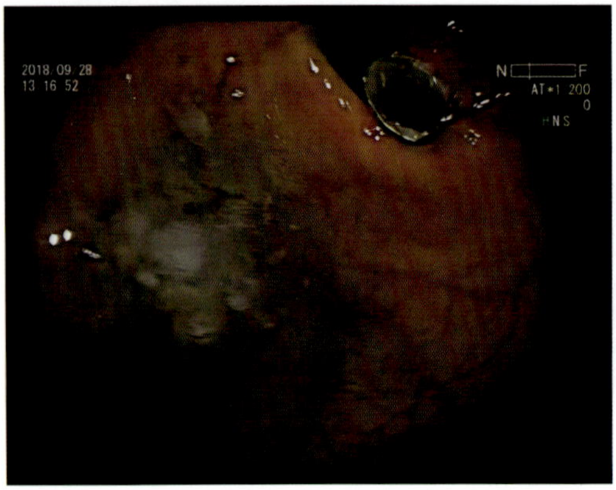

图 15-3-7　防止食物进入支架

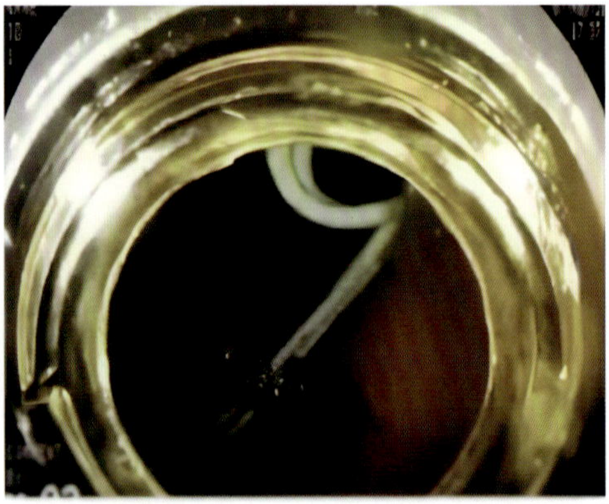

图 15-3-8　门栓法

（3）退针芯，抽取胆汁　缓慢退出针芯，迅速接好负压注射器，轻轻回抽胆汁。

（4）进导丝，退穿刺针　湿润导丝，快速滑进导丝，注意动作轻柔，不能太迅速回抽导丝，防止导丝削皮。如发现导丝走向相反，应继续向前送导丝，导丝进入长度不易脱出时，保留导丝，退出穿刺针，更换囊肿切开刀后，再调整导丝的方向。在 ERCP 监视下，导丝在胆管内探路，穿出十二指肠乳头；如无法穿出，导丝在胆管内盘圈两圈。

（5）顺导丝进囊肿切开刀或球囊扩张导管　沿导丝进囊肿切开刀或球囊扩张导管，沿导丝进附件时注意绷直导丝。

（6）保留导丝，置入支架　做好附件交换，保持导丝位置不动，放置鼻囊肿引流管时，引流管前端到位后撤除导丝，退镜，进行口鼻交换。放置金属支架时，动态调整位置，缓慢释放支架前半部分。

（7）全覆膜胆道金属支架释放时注意事项

① X 线透视下确定支架放置的有效长度和最佳位置。

② 护士释放支架时速度与医生保持一致，避免造成支架释放失败。

③ 经十二指肠壁与胆管壁之间放置金属支架要非常小心，需在 X 线透视下及超声内镜直视下确认金属支架近端位于十二指肠球部后再释放，防止金属支架近端回缩释放入腹腔内而导致胆汁进入腹腔引起胆汁性腹膜炎。

④ 支架释放后在 X 线透视下再次确认支架的远端及近端的位置及膨胀的状态。

⑤ 观察胆汁及对比剂排空状况。

⑥ 确认穿刺路径有无血管外露或活动性出血、穿孔等情况发生。

六、并发症

EUS-BD 作为近几年开展起来的新技术，其并发症发生率相关的数据目前还比较有限。穿孔比较罕见，一些关于远端胆管恶性梗阻行 EUS-BD 的 RCT 研究报道的穿孔发生率为 0～3.1%，出血发生率约为 3.6%，胆瘘引起胆汁性腹膜炎（2.2%），消化道内容物引起支架堵塞（0～14.3%），支架移位发生率为 2.7%。常见处理如下。

（1）穿孔　EUS 引导下透壁引流会在消化道壁制造人为穿孔，但这一穿孔是可控的。然而，此类操作发生失控的人造穿孔的风险亦有所升高。

（2）出血　少量渗血可使用止血药物或内镜下止血，大量活动性出血内科保守治疗无效者，行血管介入治疗或外科手术治疗。

（3）胆瘘及胆汁性腹膜炎　此并发症为最凶险的并发症，当患者术后出现腹痛不缓解或感染征象逐渐加重，需考虑胆瘘可能。当患者出现腹膜刺激症状时，需考虑胆汁性腹膜炎可能。尽早完善腹部 CT，禁食、补液、抗感染治疗。尽早行内镜检查，必要时调整支架或重新置入支架，如出现胆汁性腹膜炎表现，可视情况行 B 超引导下穿刺引流或外科手术治疗。

（4）支架堵塞　常表现为黄疸升高、肝功能损害加重，甚至出现急性胆管炎表现，此时应考虑支架堵塞的可能，应尽早行内镜检查明确诊断。

（5）支架移位　支架移位可发生在引流后任何时间，可行腹部 CT 检查明确诊断。早期发生者，需禁食、补液、抗感染治疗，尽早行内镜检查，必要时转外科手术治疗。晚期发生者，可再次行内镜下支架置入或行 PTCD。

第四节　超声内镜引导胰管引流术

一、概述

超声内镜引导胰管引流术（endoscopic ultrasound-guided pancreatic drainage，EUS-PDD）是指在线阵超声内镜引导下，经胃或肠向主胰管穿刺、造影、置入导丝并建立引流道的一种治疗方式。目前临床常用的术式主要有两种，即应用会师技术经十二指肠乳头或胰肠吻合口引流术（EUS-guided rendezvous，EUS-RV）以及直接经胃或肠壁引流术（EUS-guided transmural drainage，EUS-TMD）。前者是指导丝经穿刺点从胰管上游向下游方向越过狭窄段、通过乳头或吻合口进入肠腔，从而指导和辅助内镜下逆行建立引流道并支架植入；后者是指经胃或肠与主胰管之间直接建立引流道并支架置入，支架远端指向胰头者称顺行支架置入，指向胰尾者称逆行支架置入。

二、适应证与禁忌证

1. 适应证

由于 ERCP 治疗失败或者胰肠吻合术后不能行 ERCP 者，包括胰管梗阻造成胰管高压或者复发性胰腺炎。

2. 禁忌证

（1）有出血倾向的患者，如凝血功能障碍、PT 延长的患者。

（2）有肝功能明显障碍的患者，如肝硬化患者。

（3）严重心肺功能障碍的患者，此类患者无法耐受手术。

（4）近期服用抗凝药物或抗血小板药物的患者需停药后 1 周再进行穿刺检查。

三、术前准备

1. 患者准备

（1）术前询问过敏史、用药史和既往史，女性受检者询问月经史，询问有无活动义齿等。

（2）术前检查凝血功能、血小板、心电图，评估是否有高血压、心脏病等服用心血管类抗凝药物等情况。检查前明确是否有出血的高危因素，无出血风险的患者才可以进行细针穿刺检查。

（3）首先要明确患者是否有穿刺介入的适应证，是否需要进行这项检查。

（4）禁食　穿刺介入检查前患者需要禁食 6～8 小时、禁水 4 小时。

（5）向患者讲解检查过程及检查中可能存在的风险，并签署相关知情同意书。

（6）建立静脉通道，术前 30 分钟口服祛泡剂。

2. 器械准备

（1）仪器设备　内镜主机、线阵扫描型超声内镜、图文报告系统、高频电发生器、X 线透视机。

（2）附件　19G 穿刺针、0.035in 导丝、扩张球囊、扩张导管、ERCP 插管导管、电热导管等。

（3）支架　单猪尾或双猪尾支架、带侧隙及侧翼的一体式胆道支架、全覆膜自膨胀式金属支架（可选择 Axios 金属支架系统，图 15-4-1）。

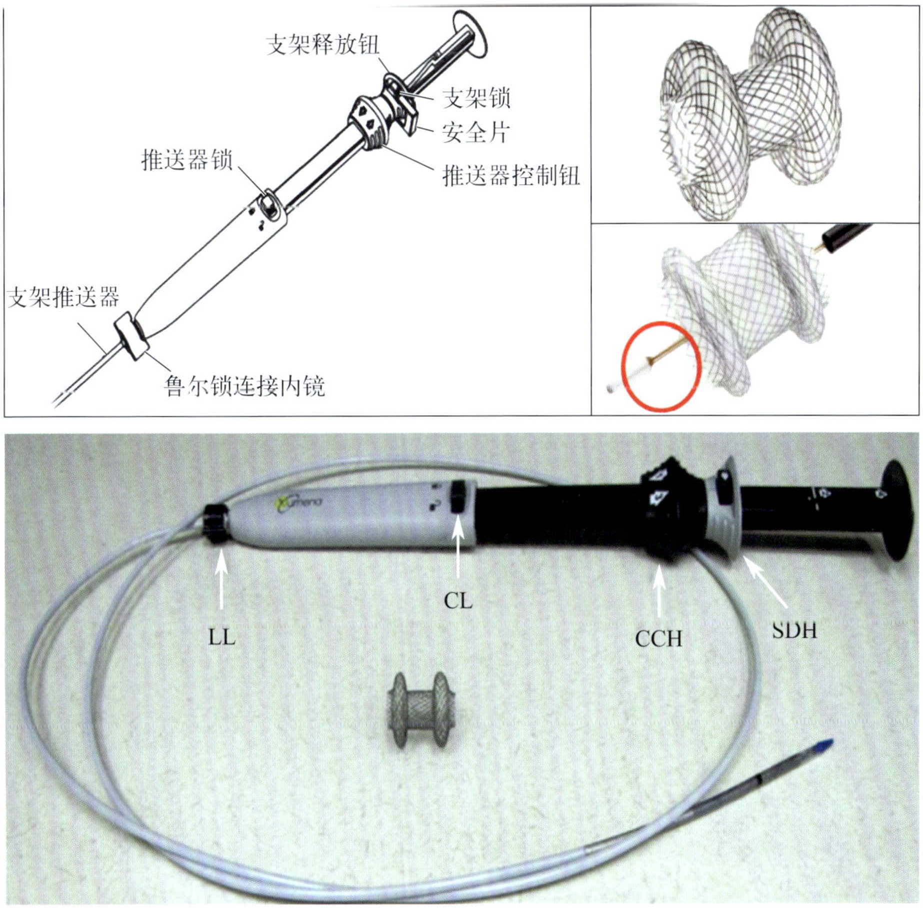

图 15-4-1　Axios= 穿刺针 + 囊肿切开刀 + 导丝 + 扩张球囊 + 金属支架

（4）EUS 会师术所需内镜及器械　上消化道解剖结构正常者，可用十二指肠镜进行会师术，如为 Roux-en-Y 术后或 Whipple 术后者，可用儿童或成人肠镜或单气囊小肠镜进行会师术。另外需准备圈套器及乳头切开刀等。

四、操作步骤

（一）EUS 引导下顺行胰管引流术

1.EUS 引导下会师术（EUS-RV）

（1）行 EUS 扫查确认胰管位置，选择最佳穿刺点，如图 15-4-2。

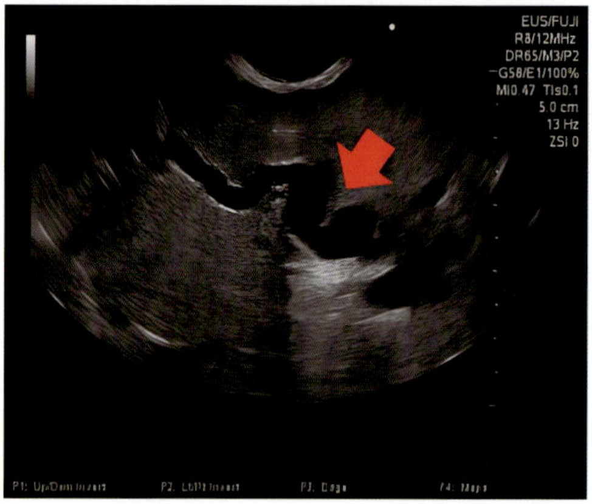

图 15-4-2　扫查确认胰管位置

（2）开启多普勒功能扫查，避开血管，如图 15-4-3、图 15-4-4，在 EUS 引导下将 19G 穿刺针刺入胰管内，拔除针芯，回抽胰液确认针尖在胰管内，注入对比剂行胰管造影。

（3）在穿刺针引导下置入导丝，使之通过乳头进入十二指肠或狭窄的胰肠吻合口进入空肠，使导丝在肠腔内盘成圈，以防导丝滑脱或发生移位，如图 15-4-5、图 15-4-6。

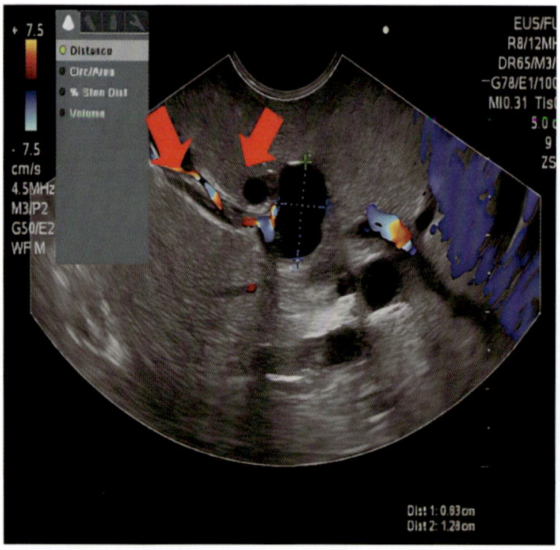

图 15-4-3　避开血管

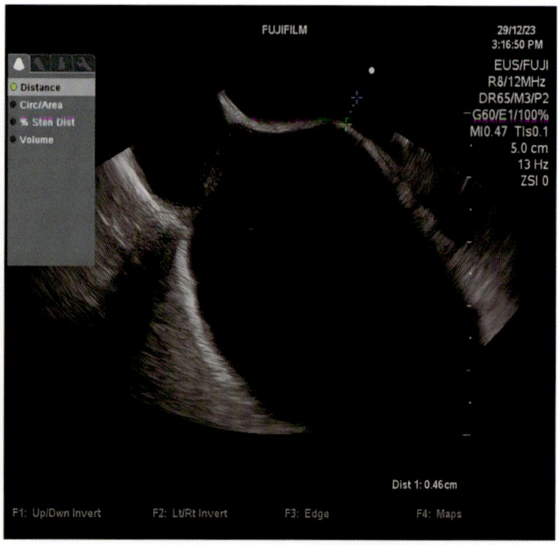

图 15-4-4　测量距离

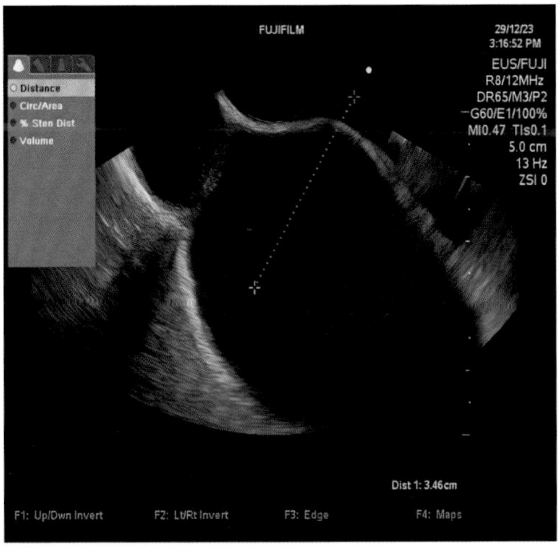

图 15-4-5　选择穿刺路径

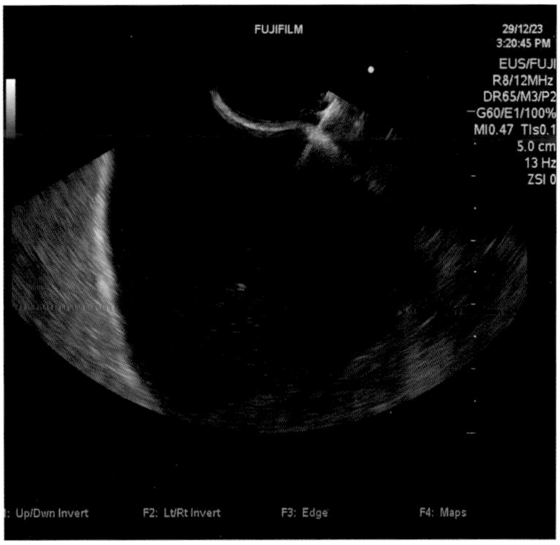

图 15-4-6　穿刺置入导丝

（4）保留导丝，拔出超声内镜，正常解剖者予更换十二指肠镜或肠镜到达十二指肠乳头或胰肠吻合口，用圈套器或活检钳将导丝从活检孔道引出体外，再导丝的活检孔道端逆行置入支架，使一端位于肠腔内，另一端位于胰管内或胃内。

2. 经乳头或胰肠吻合口引流

（1）同 EUS-RV 步骤。

（2）通过穿刺针置入导丝使其通过乳头或胰肠吻合口进入肠腔，在导丝引导下插入球囊、探条、ERCP 插管导管或电热导管扩张针道，再经导丝置入支架，一端位于胃内，另一端位于十二指肠或空肠内，如图 15-4-7。

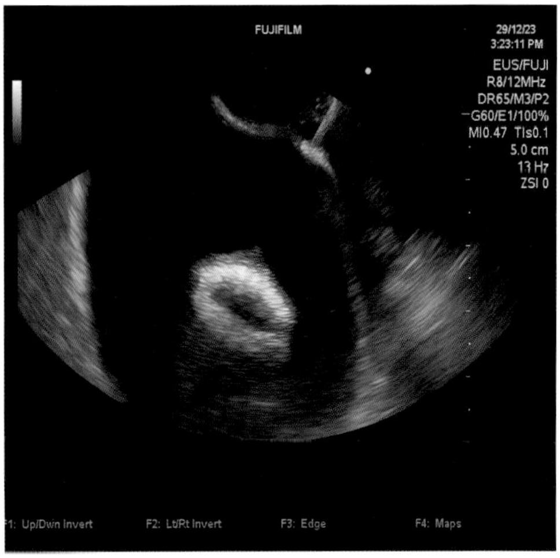

图 15-4-7　置入支架

（二）EUS 引导下透壁引流

（1）同 EUS-RV 步骤。

（2）置入导丝，如导丝无法通过乳头或胰肠吻合口，保留导丝前端于胰管内。

（3）在导丝引导下插入扩张球囊或探条等扩张针道，经导丝置入支架，一端位于胰管内，另一端位于胃腔内或十二指肠腔或空肠腔内。

五、护理配合要点与技巧

（1）常规行 ERCP，以了解胰管狭窄情况，如狭窄部位、长度、内漏部位、假性囊肿位置，并确定囊肿是否与主胰管相通，对疑为胰腺分裂症者，须经副乳头插管、造影。

（2）尽量选择胃肠壁与胰管之间距离最小的部位作为穿刺点，使用最小直径的扩张器械（选择 5～7Fr 扩张导管或 4mm 扩张球囊）来扩张针道，可减少术后胰液外漏的风险。

（3）穿刺时避免穿刺针与胰管纵轴成直角而影响后续操作，在拔出导丝时会增加导丝前端的软头被穿刺针尖削掉的风险。因此在拔出导丝时尽量调整好穿刺针与胰管之间的角度，遇阻力时不可强行拔出。

（4）如导丝通过胰管狭窄段或胰肠吻合口段困难时，可通过进退导丝、更换导丝、改变穿刺针角度或在梗阻部位附近打起球囊以改变导丝前端的方向。

（5）为保证胰管支架置放成功，对胰管狭窄明显者可先行气囊或探条扩张术，后再置入胰管支架。

（6）单纯性主胰管狭窄支架置入

① 经主乳头插管造影后，确定狭窄部位及长度。

② 置入导丝，越过狭窄段，沿导丝行狭窄段扩张，确定置入支架长度及外径大小。

③ 在 X 线及内镜直视下按 ERBD 操作技巧，将胰管支架置入。

④ 确认支架在胰管及十二指肠乳头处部位合适后，退出导丝及支架推送器，再退出内镜，让患者仰卧位摄腹部平片，进一步确定支架的部位。

（7）主胰管与假性囊肿相通支架置入

① 先行 ERCP 检查，确定主胰管与假性囊肿是否相通。

② 置入导丝并送达假性囊肿内。

③ 沿导丝行扩张术。

（8）确定支架长度及外径大小后，沿导丝置入支架，远端达囊肿内，近端位于十二指肠乳头外。若伴有主胰管狭窄，且假性囊肿与主胰管不相通，则须行超声内镜引导下的胃或十二指肠假性囊肿穿刺内引流术和内镜下主胰管支架引流术联合治疗，以提高治疗效果。

（9）伴有胆管狭窄的胰管支架置入

① 先行 ERCP，了解胆管、胰管狭窄部位及长度。

② 分别于胆管及胰管置入导丝（双导丝注意分别选择 0.025in、0.035in，便

于区分）。

③ 确定置入支架的长度及外径大小，再分别置入胆管及胰管支架。

（10）经副乳头胰管支架置入，主要适用于胰腺分裂症患者，如图 15-4-8。

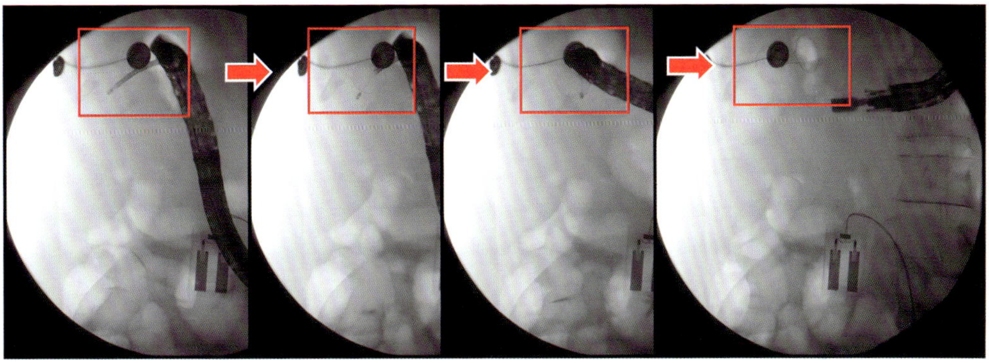

图 15-4-8　副乳头支架植入

① 经副乳头插管，行胰管造影，了解胰管狭窄情况，置入导丝，必要时行狭窄段扩张。

② 确定支架长度及外径大小。

③ 沿导丝经副乳头置入支架。

④ 退出导丝、支架推进器及内镜后，患者仰卧摄腹部平片，进一步确认支架位置。

六、并发症

据相关文献报道，有 6%～33% 的 EUS-PDD 操作会出现并发症，但严重的并发症并不多见。常见并发症为腹痛、急性胰腺炎、出血、穿孔、胰液外漏、胰周脓肿或导丝前端的软头被削掉滞留在体内，经积极的保守治疗多可痊愈。胰管支架远期并发症主要为支架移位、阻塞及胰管形态改变。

（1）支架移位　较少见。早期带有四个倒钩的支架移位于胰管内的发生率约为 3%，支架移位后患者常有轻至中度持续腹痛，一旦发生须经内镜方法取出，失败者则须手术治疗。

（2）支架阻塞　胰管支架放置后 6 个月内阻塞的发生率可达 50%。阻塞物多为细胞碎屑、钙碳酸盐结晶、钙胆红素盐及细菌等的混合物，蛋白质附着内表面可能起重要作用。一旦支架发生阻塞，患者可表现为反复腹痛、胰腺炎或囊肿感染，但大多数患者并无症状。

（3）支架放置后应密切随访，若有腹痛发作或 MRCP 显示支架上方主胰管扩张往往提示支架堵塞，须取出或更换。支架取出可用异物钳或微型网篮及微型支架取出器。

（4）胰管形态改变　胰管形态改变是胰管内支架独有的并发症，发生率约80%。长期主（副）胰管内支架引流可导致胰管不规则、变窄、侧支胰管扩张以及胰管周围纤维化、萎缩等形态学改变，EUS 还可显示支架周围实质低回声、囊性变以及回声不均匀，类似慢性胰腺炎特征，去除支架后多数会恢复正常。

第五节　超声内镜引导下弹簧圈置入术

一、概述

超声内镜引导下弹簧圈栓塞是指在超声内镜指导下将针刺入靶血管中并取出探针，使用导丝的较硬部分作为推进器展开较大的弹簧圈，使用相应导丝的松散部分展开较小的弹簧圈，通过注射对比剂确认血管血栓形成。

二、适应证与禁忌证

1. 适应证

胃底静脉曲张患者，尤其是具有门静脉 - 体循环间分流道的患者。

2. 禁忌证

（1）所有不适合普通上消化道内镜的患者，包括昏迷、精神障碍、有严重心脑血管疾病等。

（2）严重食管静脉曲张患者。

（3）不愿签署知情同意书的患者。

三、术前准备

1. 患者准备

（1）术前检查凝血功能、血小板、心电图，评估是否有高血压、心脏病等服用心血管类抗凝药物等情况。

（2）术前预防性使用抗生素至少 1 天。

（3）禁食 6～8 小时，禁水 4 小时。

（4）向患者讲解治疗过程中可能存在的风险，并签署相关知情同意书。

（5）建立两条静脉通道，术前 30 分钟口服祛泡剂。

2. 器械准备

（1）仪器设备　内镜主机、超声主机、治疗 580 胃镜、超声内镜、水泵、CO_2 装置、心电监护仪、氧气、急救设备等。

（2）附件及物品　19G 穿刺针、各型号弹簧圈、注射针、7 环套扎器，2mL、5mL、10mL 注射器各数个，无菌治疗巾、无菌手套。

（3）药品　组织胶、聚桂醇注射液、0.9% 氯化钠注射液、急救药品等。

四、操作步骤

（1）扫查　先用超声内镜扫查门静脉系统及食管壁、胃壁曲张静脉，了解门静脉系统与腔内曲张静脉关系，尤其是分流的位置。

（2）选择穿刺路径　精准选择胃底曲张静脉穿刺点。

（3）预装弹簧圈　拔出 19G 穿刺针针芯，预装所需弹簧圈。

（4）穿刺　穿刺针穿刺入曲张静脉。

（5）置入弹簧圈　利用穿刺针针芯将弹簧圈推入曲张静脉。

（6）组织胶注射　必要时弹簧圈推出后给予组织胶注射，注射完成后用硬化剂将针道内的组织胶推出，然后退针。

（7）退针　将穿刺针带针鞘退入内镜活检通道，注意防止活检通道被组织胶堵塞。

（8）观察效果　用多普勒再次扫查治疗效果。

五、护理配合要点与技巧

（1）无菌要求　铺无菌治疗台，护士医生操作时佩戴无菌手套。应配备两名操作助手。

（2）预装弹簧圈　医生完成常规内镜检查，选取最佳穿刺部位后，护士戴无菌手套取出穿刺针，拔出针芯，将弹簧圈鞘管一端与穿刺针尾部对接，并用针芯推出鞘管内的弹簧圈，使其进入穿刺针尾部，取下弹簧圈鞘管及针芯；再次送入针芯，不可将针芯全部送入穿刺针针道，尾部预留长度与弹簧圈鞘管长度相当，以保证弹簧圈位于穿刺针最前端且不露出。

（3）穿刺并置入弹簧圈　将装有弹簧圈的穿刺针递给医生送入超声内镜活检孔道并固定。医生再次确认最佳穿刺部位，待穿刺成功后，1 名护士用针芯匀速将穿刺针前端的弹簧圈推入血管，并立即拔出针芯。

（4）组织胶注射　另一名护士迅速通过穿刺针尾部按“三明治”法依次注入聚桂醇、适量组织胶、4mL 聚桂醇（推注过程中读秒报数），注射完毕后报告医生。退出穿刺针，并检查针道是否通畅，有无堵塞，以便再次置入弹簧圈。若注射困难，可由一名护士协助进行注射，对于合并有食管静脉曲张的患者，为防止再出血，配合医生进行套扎或硬化治疗。

（5）效果观察　医生应用超声内镜多普勒功能对胃底曲张静脉扫查，查看是否还有血流信号，以确认是否还需再次置入弹簧圈。

六、并发症

（1）EUS 引导下弹簧圈置入较传统组织胶注射更为安全。其常见并发症仍然是出血，一旦出现消化道出血，首先考虑内镜下止血，如治疗效果不佳可考虑介入或者外科手术治疗。

（2）相关文献报道静脉曲张治疗后患者出现发热，因此术后抗生素的使用应列为常规。

（3）肺栓塞是严重的术后并发症，发生率约为 25%，联合治疗理论上可以加速组织胶的快速聚合，从而减少异位栓塞的风险。在注射组织胶前先置入弹簧圈，可起到类似“支架”的作用。

（4）弹簧圈可以使组织胶保持在曲张静脉内，并减少闭塞血管所需的组织胶体积。

（5）弹簧圈置入术后并发症还包括弹簧圈移位以及弹簧圈突入胃腔等严重的术后并发症。

（黄凤桃　叶秀杰）

第十六章

内镜逆行胰胆管造影下介入治疗的护理配合

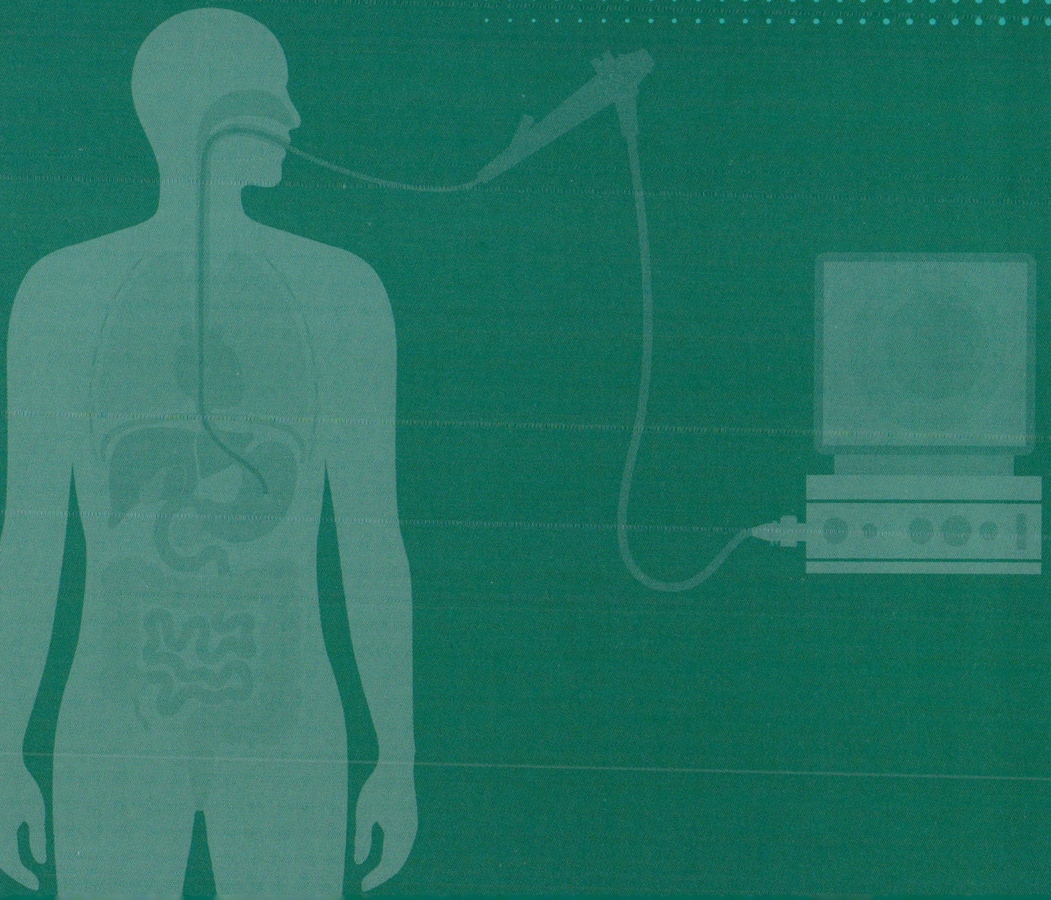

内镜逆行胰胆管造影（endoscopic retrograde cholangio pancreatography，ERCP）是将内镜经口插入十二指肠降部，经十二指肠乳头导入专用器械，进入胆管或者胰管内，在X线透视下注射对比剂等操作，完成对胆、胰疾病的诊断，并在诊断基础之上实施相应介入治疗的总称。

自20世纪60年代内镜逆行胰胆管造影问世以来，开创了胆胰疾病新的治疗领域，随着内镜设备及器械发展，影像学及临床经验的积累，ERCP检查诊断技术已基本发展到以介入治疗操作为主的技术，使治疗性ERCP的适应证和治疗领域大大拓展，已成为微创治疗胆胰疾病的主要手段之一。

第一节　内镜逆行胰胆管造影术的护理配合

一、概述

内镜逆行胰胆管造影术（ERCP）是在内镜下经十二指肠乳头插管注入对比剂，从而逆行显示胰胆管的技术。

二、适应证与禁忌证

1. 适应证

（1）怀疑胆管结石、肿瘤、囊肿、炎症、寄生虫病者。

（2）胆囊切除术后或胆管术后症状复发，疑有胆管损伤者。

（3）怀疑胆胰有先天性畸形、变异者。

（4）怀疑十二指肠乳头病变或壶腹部炎症、肿瘤或胆源性梗阻性胰腺炎者。

（5）怀疑有慢性胰腺炎、胰管结石、胰管狭窄、胰腺囊肿及胰腺肿瘤者。

（6）怀疑胰腺外伤后胰腺受伤狭窄或断裂者。

（7）不明原因上腹疼痛及肿块，怀疑有胆胰疾病者及不明原因的梗阻性黄疸。

（8）需收集胆汁、胰液或行奥狄（Oddi）括约肌测压者。

2. 禁忌证

（1）有严重心、肺功能不全者，不能耐受内镜检查及有内镜检查禁忌证者。

（2）上消化道狭窄内镜无法抵达十二指肠降段者。

（3）急性胰腺炎、慢性胰腺炎急性发作期（除结石嵌顿所致急性胰腺炎）。

（4）有胆管梗阻又不具备胆管引流技术者。

（5）呼吸道感染，ERCP 会加重呼吸道感染者。

（6）无法签署知情同意书的患者。

三、术前准备

1. 用物准备

（1）设备　X 线机及摄影装置、监护设备及氧气、负压装置、二氧化碳装置、

（2）侧视十二指肠内镜及配套的图像处理系统。

（3）器械　乳头切开器械或造影导管，导丝。

（4）防护设备　铅衣、铅围脖、铅帽、铅眼镜，正确佩戴放射计量仪（图 16-1-1）。

（5）其他　无菌纱布、酒精纱布、注射器、无菌手术包（内含治疗碗、弯盘）生理盐水、对比剂（碘过敏者，可用非离子型对比剂），必要时备抢救设备及药品。

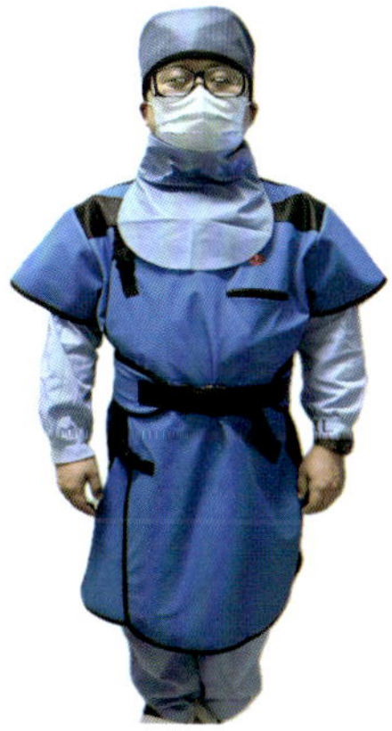

图 16-1-1　放射防护着装

2. 患者准备

（1）术前评估　ERCP 术前要评估患者是否适宜做 ERCP 诊疗，故要完善相关实验室检查及辅助检查，如心电图及肺、肝、肾功能和血淀粉酶；肝胆胰 B 超、MRCP、血常规、凝血功能等；并根据实验室检查结果评估患者心、肺、肾等重要脏器的功能。了解有无安装心脏起搏器，有无前列腺增生、青光眼及药物过敏史等，注意患者的生命体征，特别对高龄患者注意有无贫血、脱水、水肿，评估营养状况、饮食及其体力状况等，正确评估患者对 ERCP 诊疗的耐受性，严格把握适应证和禁忌证。

（2）知情同意　术者向患者或家属做好解释工作，告知其操作适应证、目的、替代方案、可能存在的风险及术后并发症，由患者或患者指定的委托人签署手术知情同意书。去除金属物品，取下活动义齿。

（3）预防用药　病情需要时应用预防性抗菌药物。

（4）禁食禁饮　禁食禁饮 6 小时以上，胃排空障碍或梗阻患者需适当延长禁食禁饮时间，必要时术前行胃肠减压，禁烟 48 小时。术前 30 分钟予口服祛泡剂。

（5）麻醉准备　无痛患者须建立静脉通道，尽量选择右前臂静脉。

（6）体位　常采用左侧卧位或俯卧位，头偏向右侧。

（7）辐射保护　为患者提供性腺、甲状腺等辐射保护。

四、操作步骤

（1）定位　十二指肠镜进镜到达十二指肠降部，找到十二指肠乳头开口并调整内镜位置。

（2）插管　以切开刀带导丝或者造影导管带导丝进行胆管插管（图 16-1-2）。

（3）显影　在 X 线透视下确保导丝在胆管或胰管内，顺导丝进导管，注入造影剂，透视下显示胆管 / 胰管（图 16-1-3）。

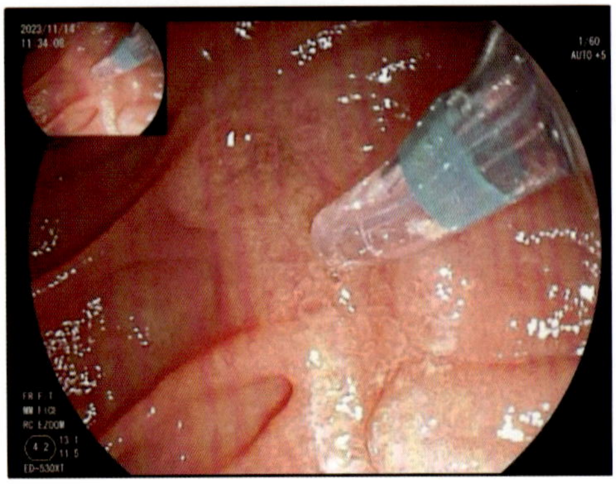

图 16-1-2　插管

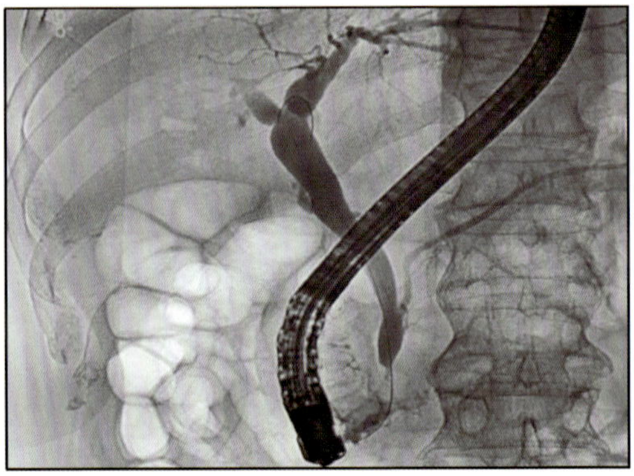

图 16-1-3　透视

五、护理配合要点与技巧

（一）体位摆放

根据各中心或医生手术习惯选择左侧卧位或头偏右侧俯卧位，使其颈部自然放松稍向后仰，使患者的食管和咽喉成一条直线。双手放于身体两侧或右手放于右胸侧，如手术难度大，预测手术时间大于 2 小时，可腋下及头部垫软垫，嘴角垫吸水垫巾，避免口水污染。

体位	优点	缺点
左侧卧位	患者舒适感较好	会影响术中透视观察
头偏右侧俯卧位	舒适度不佳且影响患者呼吸	术中透视图像较好，尤其是观察肝门部肝管

（二）器械选择

根据患者情况及医生手术习惯选择合适器械。

1. 选择合适导丝

先端部的形状	直形	弯曲形	J 形
形状	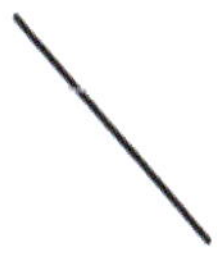	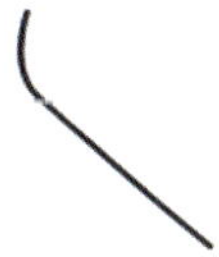	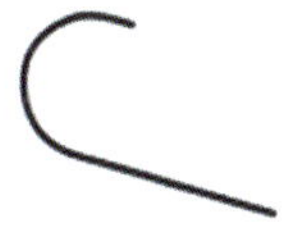
特征	对于乳头插管是有利的，但对于分支的选择是不利的	对分支的选择比较有利，易于形成环形，也适用于狭窄处的突破	由于一开始就形成一个环路，依靠导丝的通行比较容易，通过“推压”操作来实现乳头的插入

根据导丝外径分为：0.035in（1in=2.54cm）、0.032in、0.025in、0.018in，0.025in 是通常治疗的主流选择，但使用硬度较强的器械（如金属支架）时，选择 0.035in 是合适的，0.018in 的导丝由于弹性较弱，通常不使用，只有在应用极细导管时使用。

2. 选择合适的造影导管或乳头切开刀

（1）造影导管

① 短尖头型：适用于狭窄或开口部位较小的乳头插管，也适合小儿的乳头插管。

② 长尖头型：适用于开口部位较小或副乳头的操作。

③ 金属球型：适用于狭窄乳头和副乳头的插管。

④ 细长型：适用于狭窄乳头和副乳头的插管。

⑤ 先端可弯型：通过手持部位可以将导管的弯曲部进行弯曲。

⑥ 超细尖头型：适用于狭窄乳头和副乳头等插管困难的病例，对应导丝的外径只能是 0.018in。

（2）乳头切开器因具有造影管腔，先端部的角度也可以进行调节，可以用作造影导管使用。

① 乳头切开刀：形状像弓箭，专门用于乳头切开术。因为种类不同，有的带有绝缘涂层，避免对覆盖褶皱进行不必要的切开。

② 针状预切开刀：在结石嵌顿造成乳头紧满感的情况下比较有效。当插管

困难需要进行乳头预切开时也会用到。

3. 润滑导丝

亲水性超滑导丝表面涂有特殊的高分子材料，用水湿润后十分顺滑，便于插入乳头开口或狭窄的区域及各类器械交换，故使用前需充分湿润（图 16-1-4），向器械孔道内注水排气（图 16-1-5）。以防气体注入胆管、胰管，干扰造影结果，预装导丝（图 16-1-6）。

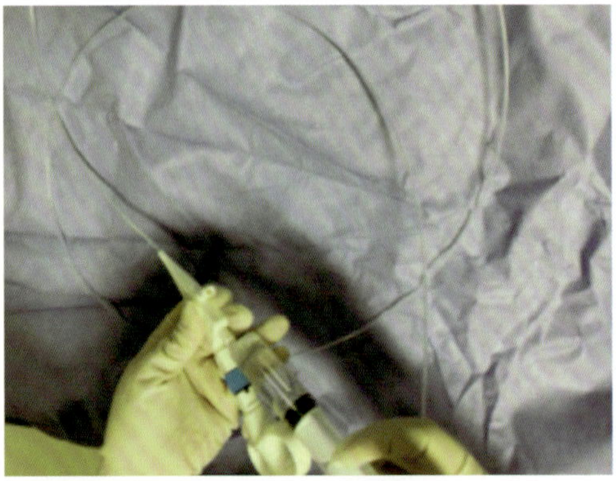

图 16-1-4　湿润

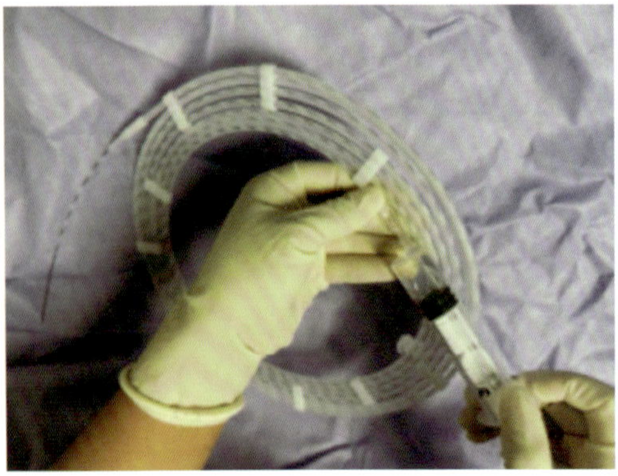

图 16-1-5　排气

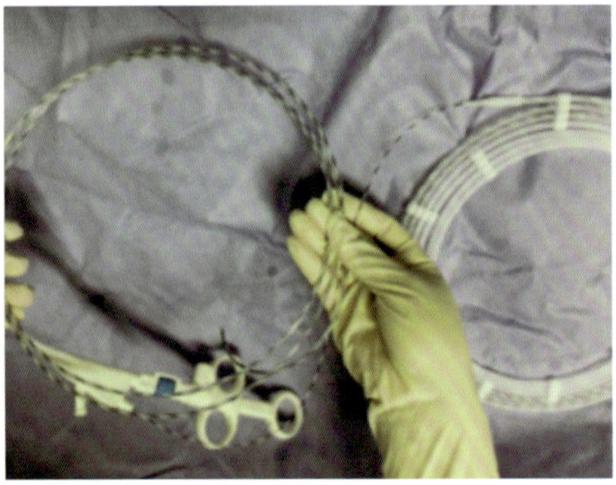

图 16-1-6　预装导丝

4. 导丝辅助插管

（1）选择插管点　十二指肠乳头是胆管和胰管的共同开口，通常两者开口紧贴，胆管开口多位于乳头左上方，位置相对靠上，所以护士可利用切开刀刀弓调节切开刀的落点，其落点通常在乳头开口顶点偏左 11～12 点处。

（2）插导丝　当医生将切开刀插入乳头开口并固定后，护士采用反复“插”“拉”结合，或“点插”方式插入导丝，有落空感则继续插入，遇阻力或镜下乳头被远离，则停止插管，通过刀丝的张力来改变切开刀先端部插入方向，使切开刀“先弓后松”，顺应胆道的走向，增加插管成功率，避免暴力插入将导管顶出或引起乳头黏膜水肿，必要时在 X 线监视下插管。

（3）进刀　一旦确认导丝进入胆管后切开刀应立即沿导丝跟进。

（4）塑形　多次插管未成功致先端弯曲部变形，护士可将切开刀或造影导管前端稍作塑形，使其先端部方向更加顺应胆胰管方向。

5. 造影

（1）对比剂稀释 通常用生理盐水稀释 1 倍。

（2）排气 插管成功后，保留导丝，切开刀退出乳头外，注入对比剂排出管腔内残余气体，再进入胆管，在 X 线透视下缓慢注入对比剂。

（3）注射速度 在没有退去导丝的情况下注射对比剂，由于注射腔的孔径小，对比剂流速慢，推注阻力大，使得护士操作困难，建议使用小容量注射器注射，推进速度以 0.2～0.6mL/s 为宜，注入量随胆管扩张程度不同而不同，一般胆管注入量为 10～20mL。

（4）注射方法 胆管梗阻患者应先显影梗阻段以下，然后再沿导丝将导管插入梗阻上方，先回抽胆汁再注入对比剂，以免胆管压力过高引起败血症。若为小结石，对比时要放慢注入速度以免将结石冲入肝内胆管，造成取石困难。

（5）胰管显影 胰管对比的量为 2～4mL。应避免反复显影及加压对比，一般能显示 1 级胰管即可停止注入，以免分支过度充盈或实质显影反而使胰管模糊不清，且易诱发胰腺炎。

（6）过敏 目前对比剂多使用非离子型对比剂且注入的对比剂是在胆管，理论上不会引起过敏反应，但对于过敏体质的患者应提高警惕，密切观察。

6. 无菌操作

ERCP 操作人员应具有无菌观念，并注意所有操作均严格无菌，将无菌技术始终应用于 ERCP 诊疗操作过程中。铺设无菌台，第一助手戴无菌手套，内镜器械始终要保持无菌应用，操作时左手始终拿一块无菌湿纱布，内镜器械经无菌纱布插入，所有的内镜器械避免碰触周围环境以免污染，护士站立的位置在与医师平行的基础上稍向前靠一点，以避免插入的器械碰到医师的手臂，同时在操作过程中需注意避免各器械接触检查床等造成污染。所有一次性产品均在手术后丢弃，禁止进行再生处理使用。

7. 术中观察

在整个进镜过程中应观察患者的反应，特别是十二指肠镜到咽喉部时敏感患者会有恶心反应，此时应注意防止口圈脱出，非无痛 ERCP 患者在操作过程中应注意安慰、引导并分散患者注意力。整个操作过程中应持续吸氧，氧流量控制在 3～5L/min，常规监测血氧饱和度，无创血压、呼吸频率及心电图，及时发现低氧血症、低血压及心律失常。对于无痛内镜诊疗尤其应注意巡视观察，由于丙泊酚对循环和呼吸均有抑制作用，可引起血压下降、心率减缓，其机制与丙泊酚降低外周血管阻力、直接心肌抑制以及对心血管神经反射抑制作用有关。可将右肩抬高，右侧肩下置斜坡垫抬高右肩及右胸以利于呼吸，颈部放松；同时密切观察患者的面色、呼吸、脉搏、心率、血压、血氧饱和度等情况；间断性清除患者口、鼻腔分泌物，以保持呼吸道通畅，防止误吸。若出现异常情况及时通知医师，必要时停止操作，配合医师一起处理异常情况。

8. 困难插管应对

（1）占位法　在尝试胆管插管时，如导丝反复进入胰管，可通过保留胰管内导丝的方法提高插管成功率，导丝占据胰管法又称双导丝技术（double guidewire technique，DGT）、DGT 是在放置胰管导丝的基础上沿活检通道送入另外一根导丝，并通过此导丝引导下继续尝试胆管插管（图 16-1-7）。

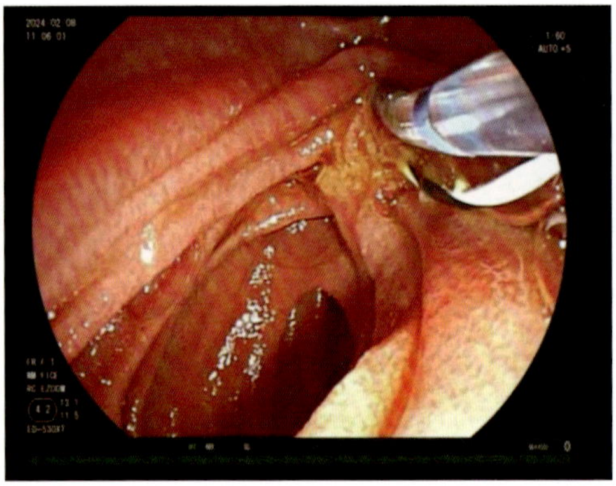

图 16-1-7　占位法

（2）预切法（endoscopic precut sphinctreotomy，EPS）　常规标准乳头插管失败后，通过仅切开乳头表面部分黏膜及少量括约肌，来寻找胆管开口，使导管或导丝进入胆管。包括经胰管胆管预切开术、乳头窦道切开术及乳头开窗术。

（3）胰管支架置入法（pancreatic stent occupation，PSO）　导丝进入胰管后沿导丝置入胰管支架，切开刀带导丝沿支架左上方 11～12 点尝试胆管插管，胰管支架占据胰管后可减少后续导丝及其他器械进入胰管的机会，减少胰腺炎的发生，但此法并未暴露胆管开口，且置入的胰管支架尾部会影响插管的视野，延长插管的时间，增加术后并发生症的发生风险。

（4）钛夹法　十二指肠乳头旁憩室（juxtapalillary duodenal diverticulum，JDD）指十二指肠乳头周围 2～3cm 区域内肠壁肌层缺陷形成的外向性囊袋状突起。部分改变了乳头的位置及开口方向，给成功插管带来困难。憩室与乳头的位置关系分为 3 组：憩室内乳头、憩室边缘乳头、憩室旁乳头。当乳头位于憩室边缘，此时憩室与十二指肠乳头关系极其密切，憩室压迫导致胆肠内段走向发生改变，使得插管困难。使用钛夹夹闭乳头远离憩室一侧黏膜，有可能改变乳头开口方向，拉直了胆管下段轴向，插管得以成功。当乳头位于憩室内侧缘，受憩室肠黏膜遮挡或受食物残渣的影响，使得乳头暴露不清，插管对点困难，钛夹可较多地使用夹闭憩室一侧“多余”的黏膜，将乳头从憩室内“拉出来”，充分暴露乳头，方便进一步插管。

六、并发症

（1）ERCP 术后胰腺炎　是最常见的并发症，表现为新出现的或加重的腹部疼痛、腹胀，术后 24 小时血淀粉酶超过正常上限的 3 倍。一般与反复进入胰管、高压对比等有关，因此，可在术前给予相应预防措施及注意术中操作。术前预防性应用非甾体抗炎药，如吲哚美辛纳肛，可以有效降低术后胰腺炎发生率及其严重程度；采用导丝辅助插管较对比剂辅助插管有助于减少术后胰腺炎的风险；ERCP 操作中置入胰管支架可以有效预防性降低术后胰腺炎的发生率及其严重程度。

（2）出血　常见于乳头括约肌切开处出血，包括术中出血和术后迟发性出血。内镜下可采用黏膜下注射止血（去甲肾上腺素冰盐水、硬化剂）、球囊压迫、金属止血夹、热止血钳、氩气烧灼（APC）等方法，对于胆、胰管内的出血，采用可回收覆膜金属支架压迫止血具有较高的成功率；对于内镜下无法控制的严重出血可采用血管介入栓塞止血，必要时行外科手术治疗。

（3）肠穿孔　对于微小穿孔，可先考虑行保守治疗，包括内镜下金属夹夹闭穿孔部位、鼻胆管引流、胃肠减压、禁食、抑酸、抑酶及抗炎补液等处理；对于症状逐渐加重，保守治疗效果不佳者，需及时行外科手术治疗。对于较大穿孔，估计保守治疗无效者，需及早行外科手术治疗。

（4）胆管炎　ERCP 术后并发胆道感染通常以革兰阴性菌、肠道细菌为主，可根据血培养及药敏结果选择敏感抗生素。美国消化内镜协会（ASCE）及英国胃肠病协会（BSG）指南均不建议 ERCP 术前预防性应用抗生素来降低胆管炎发生率；但对于部分特殊情况，如胆道感染 / 脓毒血症患者、肝门部胆管肿瘤患者、器官移植 / 免疫抑制患者、胰腺假性囊肿的介入治疗、原发性硬化性胆管炎患者，建议术前预防性应用广谱抗生素。

第二节　内镜十二指肠乳头括约肌切开术的护理配合

一、概述

内镜十二指肠乳头括约肌切开术（endoscopic sphincterotomy，EST）是通过十二指肠镜到达十二指肠乳头开口处，采用专用器械应用高频切开刀切开十二指肠乳头及胆管 / 胰管括约肌，使开口扩大后进行各种内镜下治疗。内镜下乳头括约肌切开术包括了胆管括约肌切开和胰管括约肌切开，其中胆管括约肌切开应用最多，如无特殊申明，一般 EST 是指胆管括约肌切开。

二、适应证与禁忌证

1. 适应证

（1）肝外胆管结石或异物。

（2）胆总管十二指肠乳头开口处良性狭窄或梗阻。

（3）胆管蛔虫病，特别是胆管内的死蛔虫。

（4）急性梗阻性化脓性胆管炎。

（5）急性胆源性胰腺炎。

（6）壶腹部恶性肿瘤的姑息性治疗。

（7）慢性胰腺炎、胰腺结石伴有顽固性腹痛者。

（8）胰腺假性囊肿。

（9）胰腺分裂。

（10）胰管狭窄需置入胰管支架者。

（11）胰瘘、胰管外伤。

（12）Oddi 括约肌功能障碍。

（13）胆漏的减压治疗。

（14）标准插管失败后为主胰管插管提供通路。

（15）便于胆道镜进入胆道或 ERCP 引导下胆道组织获取。

2. 禁忌证

（1）绝对禁忌证

① 有其他内镜检查禁忌证者。

② 无法配合或生命体征不稳定的患者。

③ 上消化道狭窄内镜无法抵达十二指肠降段者。

④ 急性胰腺炎、慢性胰腺炎急性发作期（除结石嵌顿所致急性胰腺炎）。

⑤ 有胆管梗阻又不具备胆管引流技术者。

⑥ 凝血机制严重障碍难以纠正 / 未纠正的患者。

⑦ 无法签署知情同意书的患者。

⑧ 需要通过新形成的胃肠吻合口进行治疗的患者。

（2）相对禁忌证

① 有心、肺功能不全者，严重肝硬化、门静脉高压的患者。

② 碘过敏者，可用非离子型对比剂（碘普罗胺、碘海醇等），应做好急救准备并在严密的心电监测下，在严密观察患者反应的情况下行 ERCP 操作。

③ 胆总管下端狭窄范围超过肠壁段，狭窄段不能完全切开的患者。

三、术前准备

1. 用物准备

（1）器械　十二指肠乳头弓形切开刀，对比导管，导丝，电极板，止血相关器械及药物。

（2）设备　高频电发生器，确定高频电刀工作状态。接好患者的电极板、操纵器等导电装置。

（3）其他同 ERCP。

2. 患者准备

（1）长期服用阿司匹林、氯吡格雷等抗血小板药物者需停药 1 周以上。

（2）其他同 ERCP。

四、操作步骤

（1）定位　十二指肠镜进镜到达十二指肠降部，找到十二指肠乳头开口并调整内镜位置（图 16-2-1）。

（2）插管　以切开刀带导丝或者对比导管带导丝进行胆管插管（图 16-2-2），在 X 线透视下确保导管在胆管内。

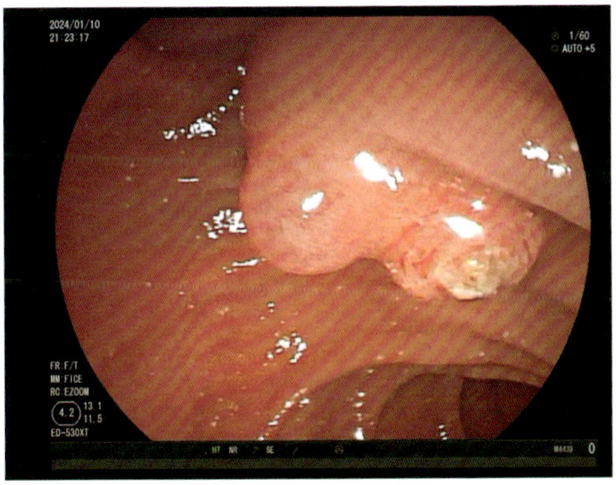

图 16-2-1　定位

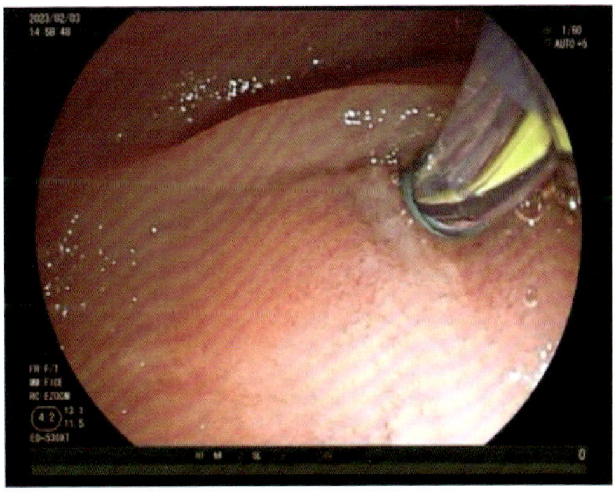

图 16-2-2　插管

（3）切开　应用高频乳头切开刀接通高频电，自十二指肠乳头 11 点钟方向切开乳头括约肌，切开的长度不超过乳头头侧隆起顶端距离的 4/5（图 16-2-3）。

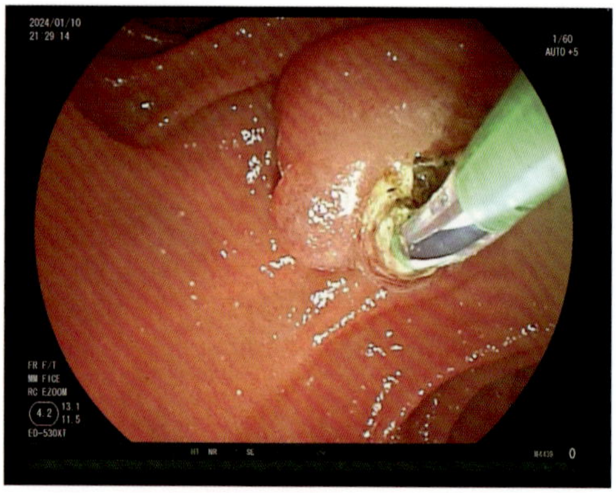

图 16-2-3　切开

五、护理配合要点与技巧

1. 胆管括约肌切开

（1）刀丝定位　切开刀的刀丝部分插入乳头内，使 1/2～2/3 刀丝露于乳头外侧，护士轻微拉动刀丝，使刀丝与乳头顶端组织调整在 11 点～1 点方向（顺应胆管方向），并保持一定张力，保持刀丝稳妥地紧贴于乳头组织。切开刀避免进入过深或刀弓张力过大，否则难以切开或难以控制切开速度。

（2）电流选择　连接高频电发生器，一般选择 ENDOCUT-I 模式，电流强度为 20～30W，电流波型可选择单纯切割电流，但易出血，也可选切割与凝固混合电流，但切割速度慢，医生根据需求选择合适电流及波型在内镜直视下对乳头逐层切开。凝固电流可导致导丝于组织粘连，增加阻力，影响切割，重新切割前必须拉出切开刀，清理刀丝。

（3）切开过程　切割位置在 11 点～1 点方向可减少出血及穿孔的发生，故医生在切开过程中要不断调整方向，当刀丝牵拉过紧，切开刀易偏向右侧，增加并发症发生率，故护士需配合医生的要求，不可自主改变刀丝的张力，需根据医生要求“先松后紧”逐渐拉起，避免过度和快速切开。若胆管内腔已完全可见或完全收紧刀丝的切开刀能够轻松通过乳头口时，要停止切开。通常切开长度不超过乳头之缠头皱襞。

（4）其他　肠蠕动时刀弓张力大，易损伤肠壁，故应及时放松刀弓，待肠蠕动接近静止、视野清晰后再拉起刀弓进行切开。

2. 胰管括约肌切开

对于 ERCP 操作中需行胰管括约肌切开者，留置导丝于胰管，循导丝插入切开刀，需注意导丝不宜置入胰管过深。一般采用纯切割电流，切开方向以 12 点～1 点方向为佳（顺应胰管方向），切开长度根据乳头隆起部长度及胰管刀宽度而定，一般切开 5～8mm。

3. 乳头预切开

对乳头开口较小，无法通过高频切开者，可先使用针状电切刀将乳头作小切开或称预切开，后插入高频切开刀继续切开乳头。对于结石嵌顿的患者，因胆内高压，胆总管末端与乳头膨隆，可使用针状电切刀在近乳头口侧做一造口引流，使胆管减压，再做乳头切开术。

4. 术中出血

切开的过程发生切口少量出血，一般可先不处理，多数可自行停止，若出血量多时可用 1 ∶ 10000 的去甲肾上腺素盐水 50mL 直接对切开创面进行喷洒，也可使用注射针在乳头切缘黏膜下（注意避开胰管开口）注射少量硬化剂或组织胶，起到压迫止血的目的，但需注意注射如果对胰管造成压迫，会引起胰腺炎。或可使用球囊扩张进行压迫止血。若有搏动性出血，可使用止血钳电凝止血，或止血夹夹闭止血。如仍出血不止，停止操作，立即输液，监测生命体征，必要时进行 DSA 止血或急诊外科手术止血。

5. 术中观察

除了密切观察患者的生命体征之外，还应特别注意患者的配合程度，术前应给与充分的镇静剂，或在静脉麻醉下操作，保证患者在操作中保持安静和充分配合。

6. 无菌操作

对于怀疑污染的内镜器械应予更换，一助护士应注意手臂等不要碰触治疗车台面，以保持台面及内镜器械不被污染，连接高频电极时注意用无菌纱布捏住电极，再与切开刀电极接口连接；需要医师自己操作 X 线机时，应在操作按钮上覆盖无菌纱布，操作时避免手套直接接触 X 线机，以确保手套的无菌应用。

六、并发症

（1）出血　一般为切口渗血，大多为延迟性出血，注意观察引流液的性状。若引流液中有鲜血，应警惕消化道出血的发生，及时报告医师，以便采取恰当的处理；若患者出现黑色软便或稀便或鲜红色血便，应立即安排患者绝对卧床休息、禁食、静脉应用止血药、补充血容量，必要时急诊内镜检查治疗，对失血量大有休克倾向的患者，及时与外科联系准备手术。

（2）穿孔　临床表现为进行性腹痛、腹膜炎体征、发热、白细胞升高。常见于切口过大，术后应密切观察患者腹部症状及体征、精神状况，如可疑穿刺应立即行腹部 CT 检查。如出现微小穿孔可保守治疗，予禁食禁水，持续胃肠减压，静脉补液，抗生素治疗和鼻胆管引流，多数可在 1 周内愈合，症状加重应及时行外科手术介入治疗。

（3）胆管炎　临床表现为寒战、高热、白细胞计数增高。常见于胆道引流不畅。应密切观察患者生命体征，有无寒战、高热，及时监测白细胞计数，术后常规预防性应用抗生素，给予鼻胆管引流，必要时经鼻胆管进行胆道冲洗。

（4）其他同 ERCP。

第三节　内镜十二指肠乳头球囊扩张术的护理配合

一、概述

内镜下乳头球囊扩张术（endoscopic papillary balloon dilation，EPBD）是不需要切开胆管括约肌而扩大乳头开口的方法，不仅不会对括约肌功能造成永久性破坏，还减少了出血和穿孔等并发症的发生。是 EST 的替代方法。

现在越来越多的内镜医生采用先行乳头括约肌小切开后再行球囊扩张术，EST 联合 EPBD 可以缓慢扩张乳头开口，不仅减少穿孔和出血的风险，也使得后续的操作更加简单、安全和高效。一般用于胆管大结石等困难病例的处理，乳头位置不佳，憩室旁或憩室内乳头、小乳头、扁平乳头、毕Ⅱ式胃大部切除术后、胆总管下端狭窄过长等。

二、适应证与禁忌证

1. 适应证

（1）胆总管结石＞ 10mm。

（2）良性十二指肠乳头狭窄。

（3）有出凝血功能障碍者和有此种潜在危险的胆胰疾病患者。

（4）胆总管下端狭窄较长，EST 不能完全切开狭窄段的患者。

（5）胆管乳头瘘，经瘘口切开受限的患者。

（6）因憩室原因难以做满意的乳头切开的患者。

（7）需要保留 Oddi 括约肌功能者。

（8）恶性梗阻需置入支架的患者。

（9）有解剖结构改变如毕Ⅱ式胃大部分切除术术后，做乳头切开困难太大的患者。

2. 禁忌证

（1）有 ERCP 禁忌证者。

（2）严重心、肺、肾、脑等器官功能障碍者。

（3）胆管下段严重瘢痕性狭窄，不宜扩张者。

三、术前准备

1. 用物准备

（1）各种型号的胆道柱状扩张球囊导管（图 16-3-1），专用压力注射器（图 16-3-2）。

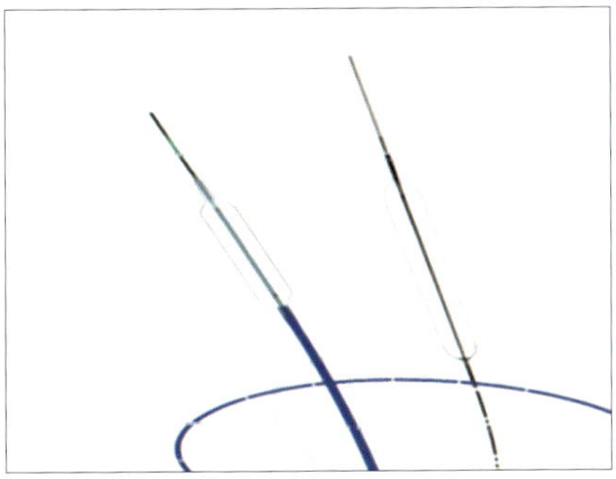

图 16-3-1　柱状扩张球囊导管

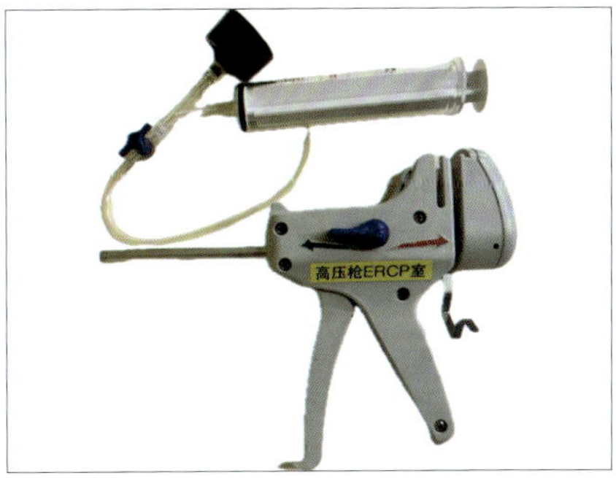

图 16-3-2　专用压力注射器

（2）其他同 EST。

2. 患者准备

同 EST 准备，可适当加用松弛十二指肠乳头括约肌药物，如丁溴东莨菪碱等。

四、操作步骤

（1）明确诊断　选择性胆管插管成功后行 ERCP 明确诊断，判断结石的大小及胆总管直径。

（2）留置导丝　保持导丝留置于胆管内，缓慢退出切开刀（图 16-3-3）。

（3）选扩张球囊　根据胆总管直径与结石的大小来选择合适直径的柱状扩张球囊。

（4）球囊插入　将扩张球囊导管沿导丝插入胆管（图 16-3-4）。

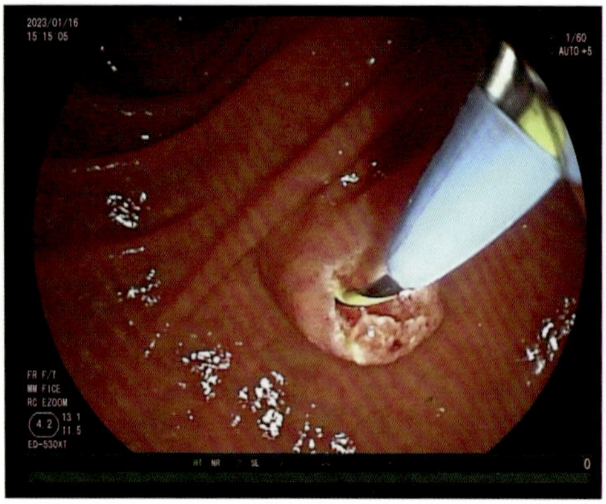

图 16-3-3　留置导丝

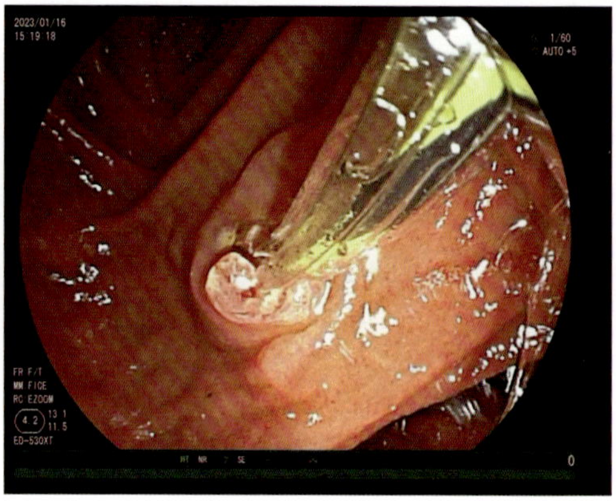

图 16-3-4　插入球囊

（5）球囊定位　在 X 线监视下，使球囊的中部定位于需做扩张的部位，也可 1/3 的球囊位于乳头外。

（6）球囊扩张　将压力注射器连接到水囊导管并缓慢匀速加压注入对比剂至目标直径（图 16-3-5），在透视下观察到球囊腰部消失（图 16-3-6），回抽对比剂（图 16-3-7）。

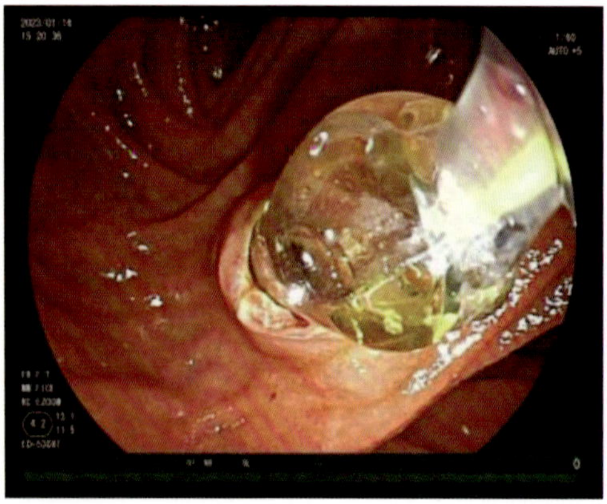

图 16-3-5　扩张

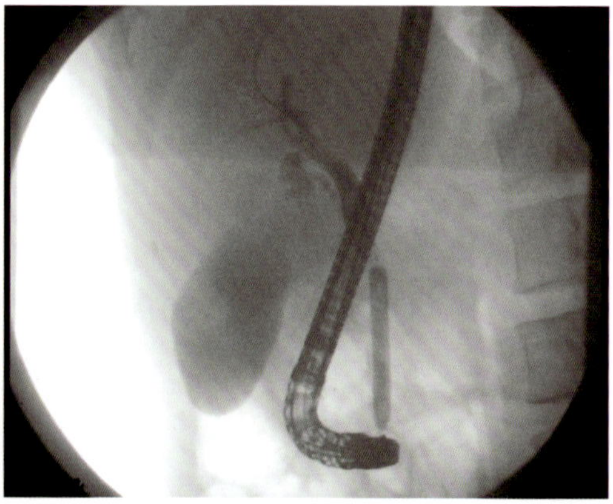

图 16-3-6　X 线监视

（7）退出球囊　留置导丝，退出球囊导管进行下一步治疗（图 16-3-8）。

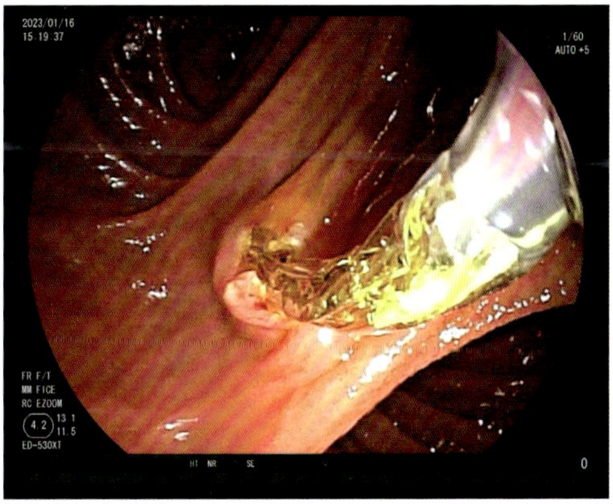

图 16-3-7　回抽对比剂

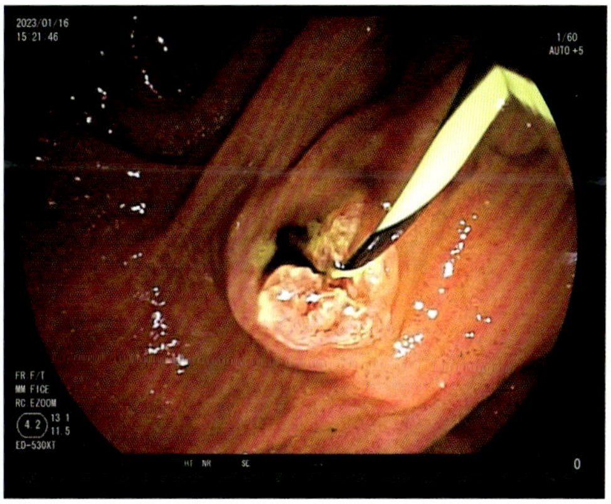

图 16-3-8　退出球囊

五、护理配合要点与技巧

（1）选择球囊　选择合适型号球囊，通常柱状球囊扩张的直径不超过最大结石直径或胆总管下段的最大径。使用扩张球囊前先取下钢丝内芯和保护球囊的外套管，球囊插入前必须保持球囊的负压状态，以方便通过乳头开口。球囊未通过乳头开口狭窄段之前不可在球囊内注入液体或气体使其充盈，以免球囊膨出影响通过狭窄段，导丝腔道需要注水润滑，避免误注入球囊腔。

（2）保留导丝　一助向内插导丝的速度应与医师向外拉器械的速度一致，医师拉得快，护士必须插得快，否则将不可避免地造成导丝移位。再者若医师拉器械动作慢，而护士插得快，可导致导丝在十二指肠乳头开口处形成“U”形襻而脱出。故医护必须步调一致、快慢统一，一助不仅要注意内镜图像中的导丝保持不动，同时要用眼睛的余光观察操作医师拉出内镜器械的速度，从而确保拉、插的速度一致。

（3）插入球囊　内镜器械退出后可透视查看导丝是否在位，若在位可将扩张球囊沿导丝插入，此时一助应绷紧导丝，确保内镜器械沿导丝前行而导丝保持原位不动。绷紧导丝提供的张力可最大限度地减少器械横向移位，并有利于力度沿导丝轴向前传递，从而方便各种器械的置入与操作，如若不能将导丝绷紧，在插入内镜器械的同时导丝会随器械一起前行，在十二指肠乳头开口处形成“U”形襻而脱出致使前功尽弃。为确保导丝在位，一助在绷紧导丝的同时，应注意内镜图像中导丝保持不动，有经验的医师和护士一般只看内镜图像即可；若经验不足可在透视下进行，确保 X 线下导丝在目标胆管内不动。若透视下导丝向胆管内移动可适当向外拉，若透视下导丝向外移动可稍放松导丝，当医师插内镜器械时可将导丝带入到位后立即绷紧导丝。绷紧导丝时护士应左手捏器械把手、右手捏导丝，左手随器械沿导丝向前走，右手保持在右胸前绷紧导丝直至左手伸直，此时右手逆时针将导丝盘成圈，以恢复左手与右手至原始位置，继续绷紧导丝，提供张力，方便医师插入器械，直到器械头端插至目标位置。

（4）高压注射扩张球囊　高压注射对比剂时先确认器械连接紧密，避免造成对比剂飞溅，再回抽空气，确保球囊内无残留气泡，注射时压力增加不可过大过快，根据球囊的指示标签将压力缓慢匀速加压至目标压力，以免造成胆漏和乳头开口撕裂。

（5）乳头扩张　扩张时医生需同时固定内镜和持住球囊导管，保持相对位置，避免球囊移位。在内镜下，可以看到括约肌扩张的表现（图 16-3-9），请注意有无出血的裂口。

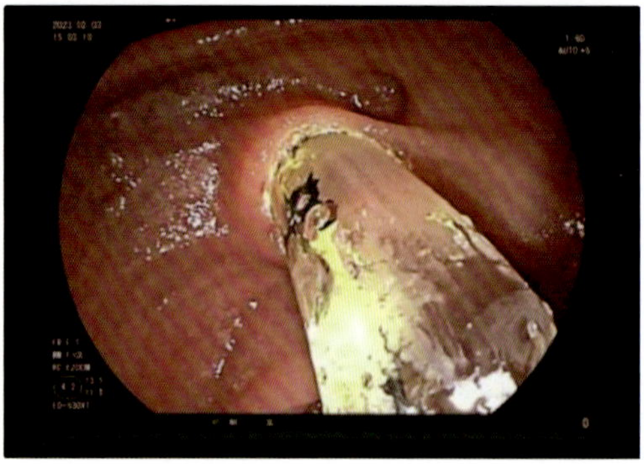

图 16-3-9　括约肌扩张

（6）球囊扩张目标　在透视下观察球囊的形状变化，在扩张过程中球囊“腰”样狭窄环逐渐消失，但“腰”完全消失并不意味着扩张已达到目标直径，应以球囊标签标注的相应压力为准，避免扩张过小导致取石困难，当“腰”消失后，立即放气，不要保持扩张状态，如有必要，间歇 30s 后再次扩张。应尽量充分扩张，以方便取石，减少操作时间，避免多次反复出入乳头开口而造成机械性刺激。如果达到最大规定压力的 75% 时球囊腰部仍未消失，则应怀疑末端胆管存在隐形狭窄，需停止进一步扩张以免穿孔。

（7）退出球囊　扩张结束后，利用注射器或高压枪将球囊内液体完全抽出，使球囊保持负压状态下拔出。

（8）术中出血处理　当球囊扩张引起出血时，可以通过球囊施压来进行压迫止血，故在治疗结束前不要扔掉球囊。如果在所有治疗完成后仍未能够止血，可用 1 ∶ 10000 去甲肾上腺素盐水通过切开刀注射接口对切口直接冲洗，也可使用注射针在乳头切缘黏膜下（注意避开胰管开口）注射少量硬化剂或组织胶，起到压迫止血的目的。若有搏动性出血，可使用止血钳电凝止血，或止血夹夹闭止血。如仍出血不止，停止操作，立即输液，监测生命体征，必要时进行 DSA 止血或急诊外科手术止血。

六、并发症

（1）ERCP 术后胰腺炎　主要是扩张气囊反复多次对乳头括约肌及胰管开口部位的机械性刺激及损害，造成胰液引流不畅，发生胰腺炎。因此，术后应采取必要的预防措施及检测手段，如禁食、应用生长抑素及其类似物、解痉药物及制酸剂，以松弛乳头括约肌，减少胰液分泌，保证引流通畅。

（2）胆道感染　由于乳头括约肌未切开，胆汁引流远不够畅通，加之注入较多的对比剂，胆道压力较高，碎石残留，器械污染等因素，可能发生胆道感染，因此，术后可考虑留置鼻胆管或应用抗生素 1～2 天预防胆管炎。

第四节　内镜胆管取石术的护理配合

一、概述

胆石症是进行治疗性内镜下逆行胰胆管对比（ERCP）最常见的原因。胆总管结石主要是由胆囊结石进入胆总管所致。胆总管结石的临床表现多变，包括无症状、胆绞痛、黄疸、胆管炎和（或）急性胆源性胰腺炎。ERCP 在胆结石胆道并发症的预防和治疗中起着重要作用。

内镜乳头括约肌切开术后，大部分直径＜ 1cm 的结石可自行排出。然而临床实践中应尽量取出所有结石并清理胆道，以避免继发结石嵌顿或其他潜在的不良事件。通常用柔软且顺应性好的取石球囊或网篮取出结石。然而，大结石（特别是直径＞ 2cm 的结石）很难取出，需要先行碎石再取出。最常用的碎石方法是使用坚硬的大网篮进行机械碎石。其他方法包括胆管内液电或激光碎石术和体外冲击波碎石术（ESWL）。少数情况下内镜取石失败，可使用外科手术取石或化学溶石治疗。内镜取石失败时，暂时置入胆道支架可减轻胆道压力，并能有效控制胆源性脓毒血症，随后再择期行内镜取石。部分患者的结石因巨大而无法取出，可长期置入塑料支架进行胆道引流，预防胆管炎。

二、适应证与禁忌证

1. 适应证

（1）原发性继发性的胆总管结石。

（2）取石网篮或球囊可以到达的肝内胆管结石。

2. 禁忌证

有 EST 禁忌证者。

三、术前准备

1. 器械准备

取石网篮，取石球囊，碎石器，应急碎石器，其他同 EST。

2. 患者准备

同 EST 准备。

四、操作步骤

（1）明确结石　在 ERCP 的基础上，了解胆管直径，胆管结石的部位、大小、数量（图 16-4-1）。

（2）取石方式选择　根据乳头形态、胆管直径、结石大小与多少及患者特点采用 EST（图 16-4-2）或 EPBD（图 16-4-3）打开乳头开口至合适大小方便取石。

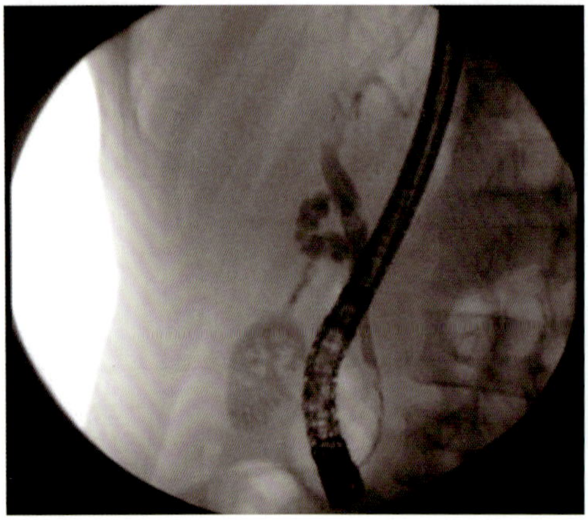

图 16-4-1　明确结石

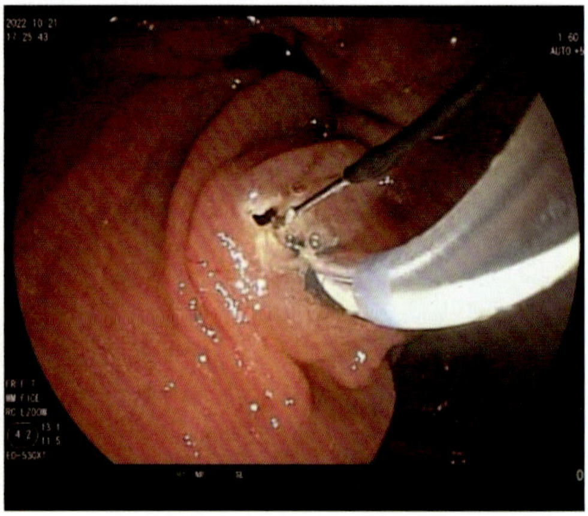

图 16-4-2　乳头切开

（3）选择合适器械取石　根据结石的大小及位置情况，选择合适的取石器械，一般结石直径≤ 1.5cm，使用取石网篮或球囊取出，直径＞ 1.5cm 的结石，应先经碎石器碎石后用网篮或球囊取出，并将结石释放于十二指肠肠腔，随粪便排出（图 16-4-4）。

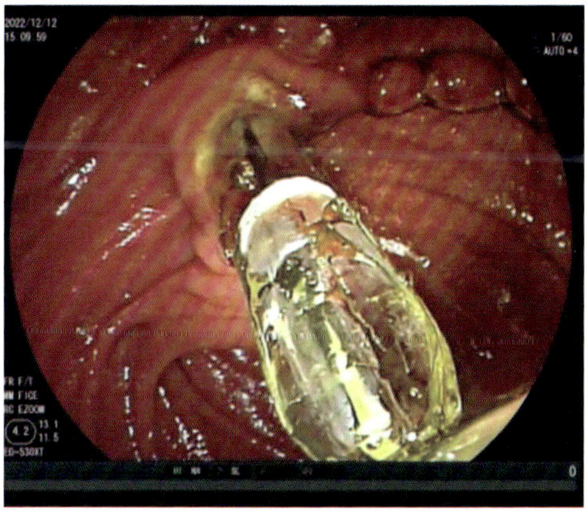

图 16-4-3 扩张乳头

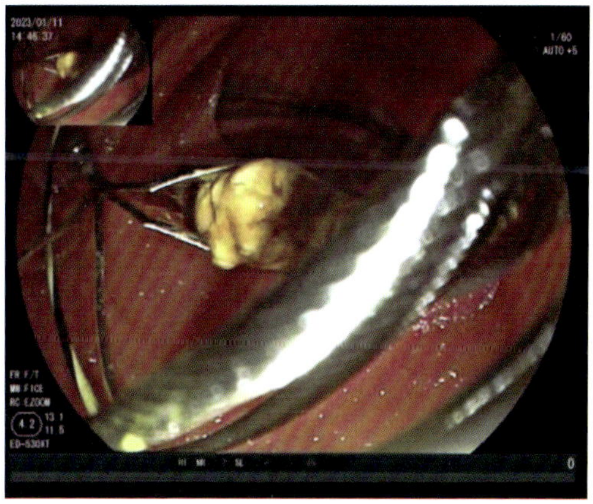

图 16-4-4 取石

五、护理配合要点与技巧

（一）网篮取石术

常用网篮清除大型、中型结石。在 X 线的监视下，将未打开的网篮尖端送至结石后方，紧贴结石后方张开网篮，术者回拉网篮套管套取结石、拉出乳头外，并将结石释放于十二指肠肠腔。

1. 网篮分类

取石网篮分为有导丝引导网篮、无导丝引导网篮和取碎一体取石网篮，根据网篮形状可分为六边形、钻石形（图 16-4-5）、螺旋形（图 16-4-6），其中钻石形网篮比较常用。由于钻石型网篮具有前端膨大、尾端缩小的韧性网篮结构，可以使网篮套取结石更加容易。如果因结石过大套住后无法取出时，松开网篮还可以顺利脱套。规整的六边形网篮则相对较少用，仅仅在碎石器的网篮中应用。而且由于菱形网篮的空隙较大，较小的结石容易从网篮中漏掉。螺旋形网篮具有“易上套而不易解套”的特点，在使用螺旋形网篮时需要对结石充分了解预估后才能尽量避免结石卡住，一般适用于小结石。取碎一体的快速交换网篮在较大结石的取石过程中使用，可以缩短操作时间，提高碎石成功率。另外在使用的时候如果需要用网篮进行对比，可以在网篮进入胆管前进行对比剂预冲排气。

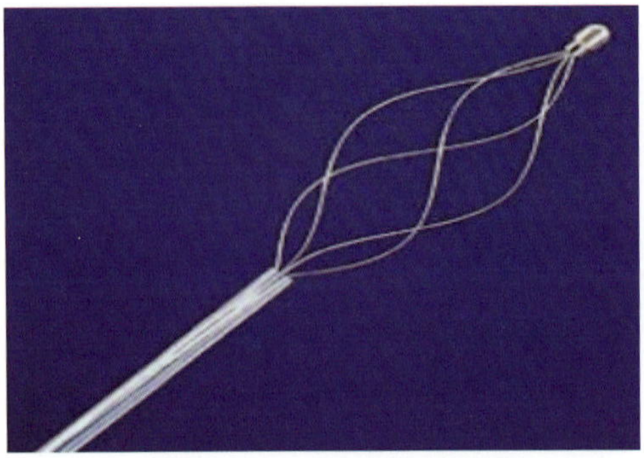

图 16-4-5 钻石形网篮

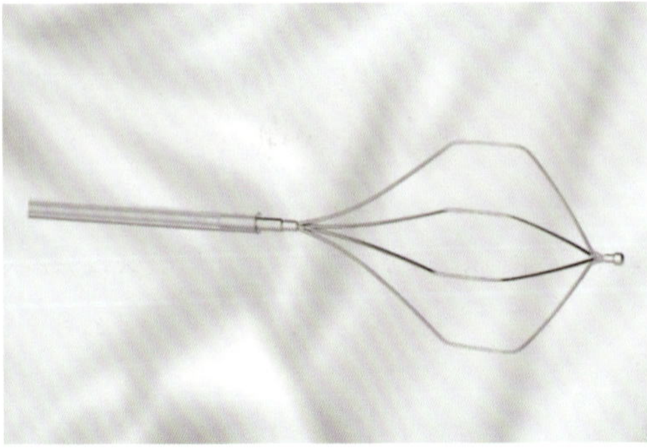

图 16-4-6 螺旋形网篮

2. 评估

对于结石的顺利取出，关键在于准确评估结石的大小（图 16-4-7）以及胆管远端和括约肌切口的大小（也就是所谓的“取石通道”）。括约肌切口的大小必须要足够让结石顺利通过，如果网篮在通过远端胆管时变形，或者在通过乳头切口时感受到过大的阻力，那么取石将会变得困难，此时可能需要采用其他治疗方法帮助取石。

3. 取石

在选择合适的取石网篮后，需要确保网篮收放自如、无变形。在 X 线监视下，护士应在术者的指导下在结石上方或有足够空间的结石旁打开取石网篮（图 16-4-8），术者将抖动网篮套取结石，若是可旋转的网篮，助手可转动手柄将小结石卷入网篮内。当结石被套入网篮后，在不收紧网篮的情况下进行牵引，将结石带出。在网篮带结石出乳头开口后，护士应缓慢张大网篮，反复抖动，以使结石脱出网篮并随肠蠕动排出体外（图 16-4-9）。

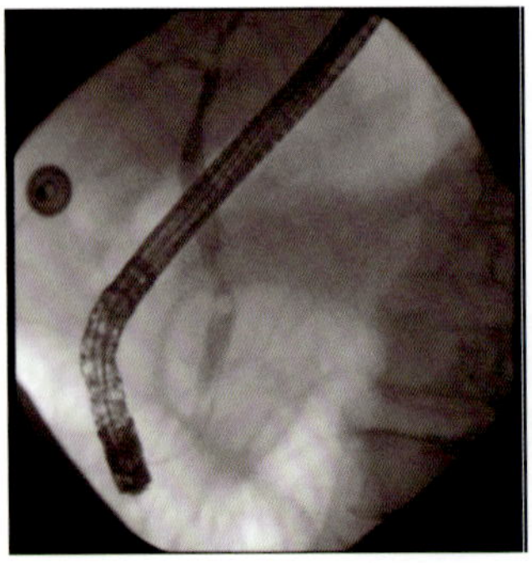

图 16-4-7 评估结石

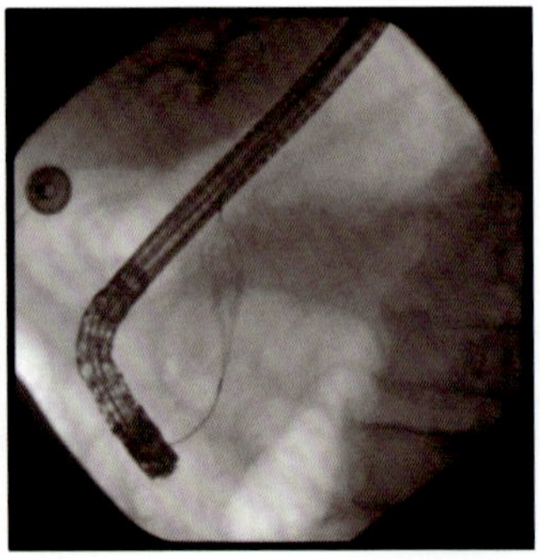

图 16-4-8 打开网篮

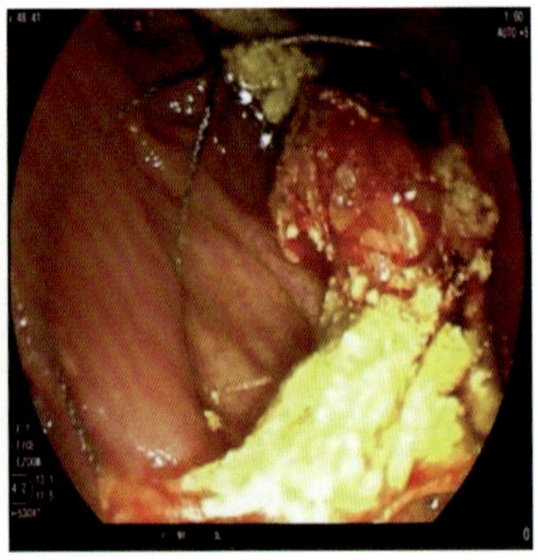

图 16-4-9 抖动释放

（1）注对比剂　术中注入对比剂时需要缓慢进行，以防止对比剂将小结石冲入肝内胆管，增加取石的难度。当结石过大时，取石网篮可能无法越过结石或者无法张开，此时可以根据术者的要求再次缓慢注射对比剂，以使胆管扩张。

（2）难取结石　对于胆管太宽或者结石较小时，可以抽出胆汁，缩小胆管直径，使取石网篮贴壁，也可以使用取石球囊或者改用螺旋形取石网篮。对于胆管高位结石不易套取的情况，可以使用带导丝的网篮越过结石再张开网篮套取结石。

（3）结石嵌顿　如果结石嵌顿在取石网篮内，应将结石推回胆管内，一边抖动取石网篮，一边将取石网篮松开并注入生理盐水，反复抖动取石网篮以将结石去掉，或者将取石网篮推到较粗的胆管或胆管分叉处，顶着胆管壁使钢丝弯曲，游离结石后收紧取石网篮。

（4）多发结石　在取石过程中，应遵循“先下后上”的原则，对于胆管多发结石的情况，先取距乳头开口最近的胆总管下端的结石。如果结石大小不等，应先取较小的结石，因为小结石取出后，剩余稍大的结石才能松动，有利于剩余结石的取出。要避免一次性套取多颗结石，因为这可能会导致网篮嵌顿在乳头开口内。同时也要避免将结石推入肝内胆管，避免暴力操作强行取石，以免造成乳头开口撕裂导致出血或穿孔。应顺应胆管轴向取石。如果取石时间较长，可能需要放置鼻胆管，以保持胆汁引流通畅，预防胆管炎的发生。

（二）取石球囊取石术

采用取石球囊清除肝内胆管结石或网篮不易套住的小结石、泥沙样。沿导丝插入取石球囊进入胆管，在 X 线监视下，将球囊导管越过结石上方后充盈球囊，根据胆管直径调整球囊大小，球囊充盈后术者由上向下缓慢牵拉（图 16-4-10），直到结石从乳头开口排出（图 16-4-11）。

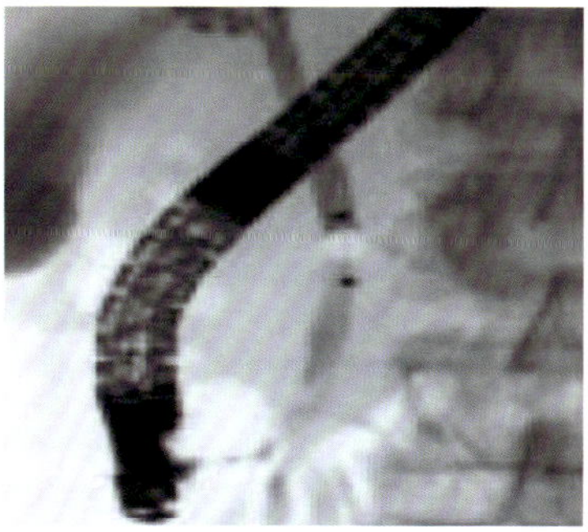

图 16-4-10　取石球囊

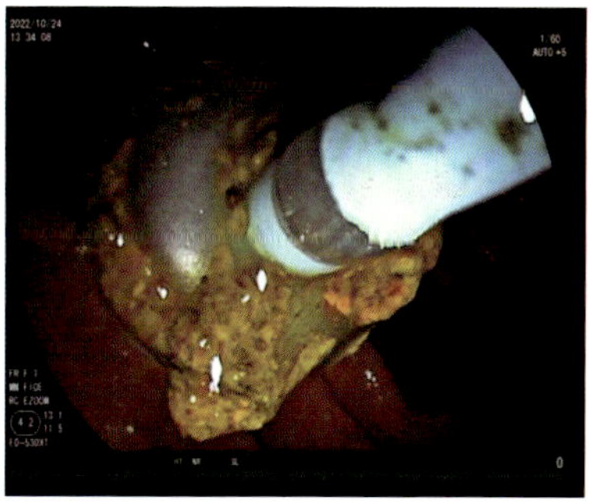

图 16-4-11　拖出结石

（1）评估　在实施胆管结石取出术前，分析结石形态，选择大小合适的取石球囊。

（2）球囊准备　确保球囊的适当容量、无漏气情况以及管道通畅。在X线监视下，球囊上下两端的标记应清晰可见。

（3）取石　在穿越结石后，对球囊进行充气或放气，以使其直径与胆管一致。若充气不足，球囊将失去作用；若充气过度，可能导致球囊破裂。在透视下，应能看到充满气的球囊，随后关闭球囊通道，自上而下缓慢牵拉，直至结石从乳头切口排出。

（4）难取结石　对胆总管上段结石，导丝越过困难时，可将气囊充气于结石下方，利用虹吸原理将结石拉至更方便套取的部位。

（5）结石出乳头口　当气囊退至胆管下段时，助手可根据乳头切口的情况，适当收小气囊，这有利于球囊从乳头开口拉出，避免撕裂Oddi括约肌。但胆总管下段有壶腹部，若取石球囊缩小，可能导致结石掉在壶腹部，难以取出。故需在切开刀进入胆总管时对比看清楚壶腹部情况，若壶腹部较大，需使用网篮取石。

（6）确认结石清除　在胆管内结石被取出后，应通过球囊导管对比来确认结石是否被完全清除。此时，应将球囊导管内的注液管腔注满对比剂，以排出管腔内的空气。将排出空气的球囊导管插入胆管上端，向球囊内注入适量空气，然后关闭球囊通道。在注液通道内，边注入对比剂边缓慢拉动球囊，将其拉至胆总管末端，仔细观察显影情况。若无残留结石，可排出球囊内的空气并退出球囊。

（7）球囊损坏　碎石后的结石通常呈多角形，易损坏球囊。如果在X线监视下看不到球囊充气影，表明球囊已破裂，此时应更换球囊或改用取石网篮。

（三）碎石器碎石术

对于直径大于1.5cm的大结石，特别是直径大于2cm的结石需先碎石后再进行取石。将安装好的碎石器经乳头插入胆管中，在X线透视下，待网篮越过结石，将碎石器手柄上的滑杆轻轻向前推，张开网篮通过上下抖动、反复进退等动作将结石完整套入网篮内，随即将滑杆缓慢向后拉，收紧网篮，待网篮在X线透视下呈球形，表明结石已完全收入至网篮内。然后拧松拉杆上的固定螺丝并向前推，将塑料管完全收回到金属鞘内，使金属鞘完全顶住网篮中的结石，将按钮固定到最后一档，在X线透视下将网篮拉至胆管直径较宽处，放松内镜各按钮和抬钳器，顺时针方向缓慢用力旋转手柄部旋钮，并使金属鞘紧密接触结石并在机械性外力作用下将巨大的结石碎裂成多块小结石，退出碎石器用普通网篮将碎裂后的小结石取出。

在决定使用碎石器碎石后，助手要挑选适合的碎石器和网篮（图 16-4-12），正确安装碎石器，连接碎石网篮和碎石手柄时要缓慢小心，网篮根部需笔直的插入碎石器，避免暴力安装使网篮根部发生弯曲。确认连接并确切关闭好制动器（图 16-4-13）

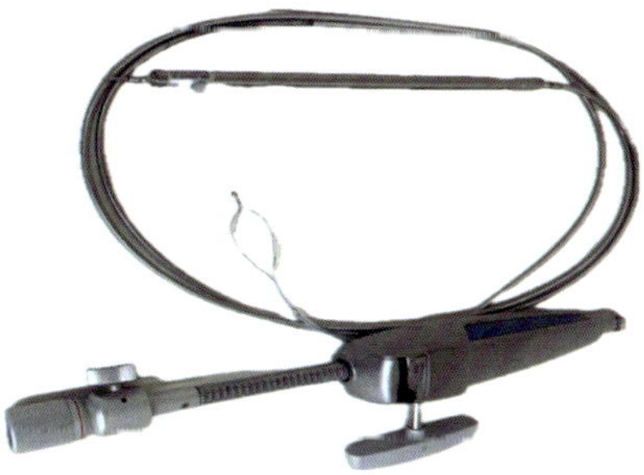

图 16-4-12 碎石网篮

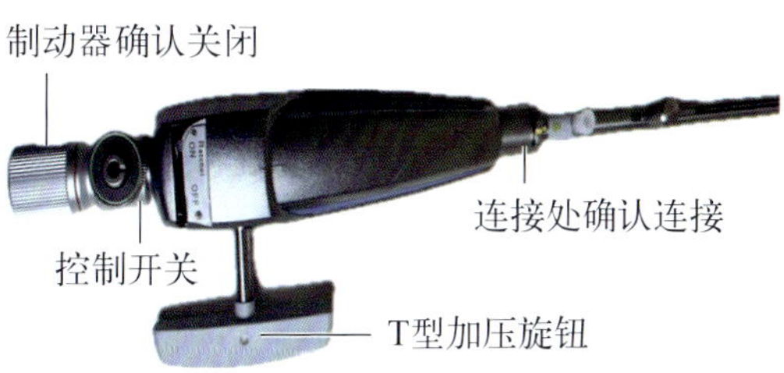

图 16-4-13 碎石器手柄

（1）检查碎石器性能 核实网篮的收放自如性，观察网篮有无变形，钢丝有无起毛，导管外观有无破损变形。同时，也要检查滑杆上的螺丝是否能正常滑动。将网篮杆完全拉出，插入手柄孔固定，通过手柄控制网篮，验证网篮的张合功能，确保推出和收回的顺畅性，以此确认安装是否成功。助手将网篮收回至塑料导管内，使塑料导管外露于金属外套管之外，然后将露出的塑料外套管插入内镜活检管道中。

（2）碎石 当碎石网篮及塑料导管在插入内镜管道前，应确保网篮已全部收回至塑料导管内；送入胆总管时避免插入部过度弯曲、折叠，降低控制性；确认塑料导管完全收回到金属外套管内后，再进行碎石，以防止损伤塑料导管。碎石时尽量在胆道内比较宽阔的部位进行碎石，避免在乳头口附近进行碎石，避免结石碎块伤到组织。

（3）碎硬度大结石 在碎石过程中，如果结石硬度较大，转动绞盘旋钮时要缓慢用力，间断用力，以防用力过大导致网篮杆折断。对较硬的结石进行碎石处理还会使导丝变形，需要密切关注透视屏幕，使用变形的导丝对结石进行再次的抓取和碎石很困难，可尝试手动塑形。碎石后建议使用取石球囊清理胆道。

（四）应急碎石器碎石术

在内镜手术中，当结石嵌顿且无法顺利排出时，可首先采用镜内应急碎石法。需要将取石网篮从手柄处剪断。接着，取出内镜以及网篮的塑料套管，将剪断后的取石网篮连接应急碎石器，当置入碎石器外套管后勒紧网篮钢丝，在X线透视下，以顺时针方向缓慢转动手柄，见金属外套管向网篮方向移动，逐渐收紧金属丝，使结石绞碎。再使用普通网篮或取石球囊将碎裂后的小结石取出。

（1）网篮嵌顿处理　当确定结石嵌顿时，护士需拉紧网篮的外套管，使网篮的钢丝充分勒紧结石，以防止结石滑脱。剪断网篮尾部钢丝（图16-4-14），剪断时注意钢丝的平整，避免碎石器的镜内外套管和钢丝发生摩擦，导致网篮钢丝不能顺利通过碎石器外套管。

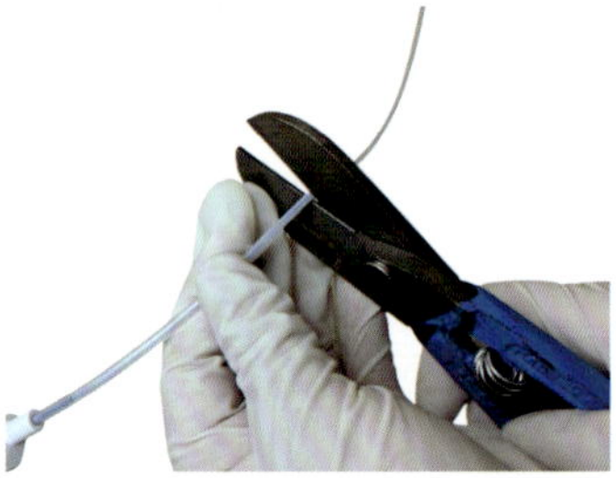

图16-4-14　剪断网篮尾部钢丝

（2）连接应急碎石器　将剪断后的取石网篮穿过金属外套管及摇柄中央的孔洞（图16-4-15）。在此过程中，还需将钢丝缠绕在摇柄的中央钢柱上（图16-4-16）。

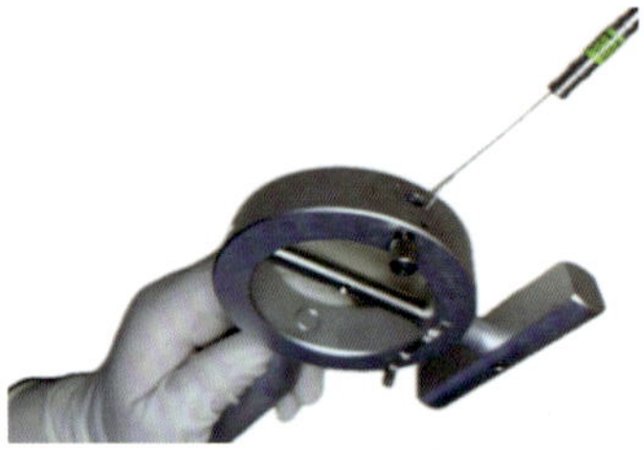

图16-4-15　连接应急碎石器

（3）碎石　金属外鞘管送入内镜工作孔道，直抵结石，外端金属丝接入碎石手柄中。在X线透视下，在胆总管的中间最宽处进行机械碎石。护士以顺时针方向缓慢转动手柄（图16-4-17），见金属外套管向网篮方向移动，逐渐收紧金属丝，根据具体情况控制碎石器摇柄的进退停顿，并注意感受钢丝的绷紧度，避免尾端钢丝断裂。结石绞碎后再使用普通网篮或取石球囊将碎裂后的小结石取出。

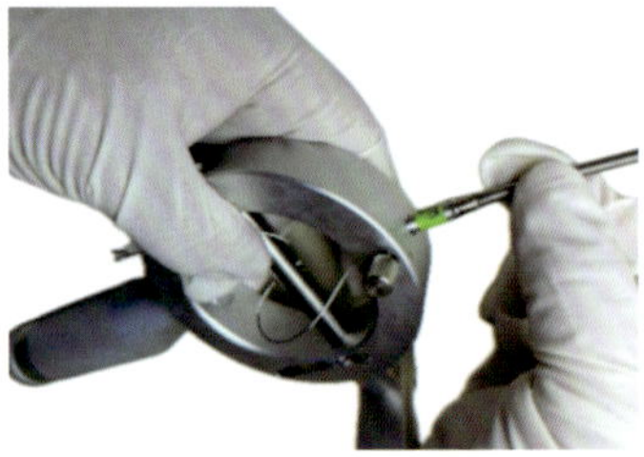

图16-4-16　缠绕钢丝

（4）注意点　标准取石网篮并非专门用于碎石设计。若强行施加牵引力，网篮可能在碎石完成前断裂。因此，碎石过程需缓慢且持续施力，以防断裂的网篮与未碎裂的结石发生嵌顿。同时，碎石器金属外鞘管顶端应紧贴结石，避免因过大旋钮旋转导致塑料内管撕裂。如有空隙，可轻抖金属鞘管，确保塑料鞘管完全进入金属外鞘管内。碎石器导管应保持抛物线弧

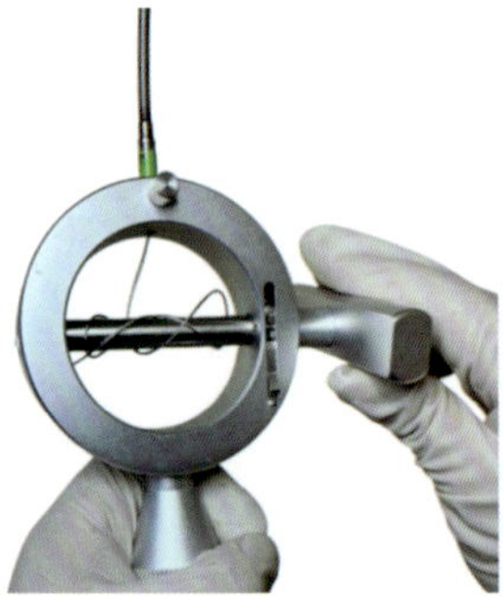

图16-4-17　顺时针转动手柄

度，以防止碎石后金属外鞘管错位。在碎石过程中，应尽量保持外端金属外鞘管呈直线状态。

六、并发症

同 ERCP。

第五节　内镜鼻胆管引流术的护理配合

一、概述

内镜下鼻胆管引流术（endoscopic naso-biliary drainage，ENBD）是经内镜胆管外引流的治疗方法，是将一根细长的塑料管，经内镜技术并根据对比诊断将一端放入胆管的合适位置，另一端经上消化道、鼻腔引出体外，达到胆管减压、减黄的目的。其优点是操作简便，成功率高，术后便于观察引流是否通畅及引流液的量与性质。其缺点是会造成胆汁丢失，增加引流管的护理工作，给患者生活带来不便，是一种临时性的引流措施。

二、适应证与禁忌证

1. 适应证

（1）用于胆管减压引流　急性化脓性胆管炎，胆管恶性梗阻，胆管结石，创伤性或医源性胆瘘、胆源性胰腺炎等。

（2）用于胆管注药　胆管感染的抗生素冲洗、胆结石的溶石治疗、硬化性胆管炎对激素灌注，胆管出血的止血药灌注。

（3）其他　胆管功能检测、做手术标记、胆管肿瘤腔内放疗等。

2. 禁忌证

（1）有 EST 禁忌证者。

（2）重度食管静脉曲张者并有出血倾向者。

三、术前准备

1. 器械准备

同 EST 准备，此外还应准备不同型号、不同规格的扩张探条，各种造型鼻胆管。

2. 患者准备

同 EST。

四、操作步骤

（1）插管　切开刀配合导丝进行选择性肝内胆管插管，将导丝插入所需要的目标胆管（图 16-5-1）。

（2）留置导丝　保持导丝留置于胆管内，退出切开刀，留置导丝，保持导丝位置不变（图 16-5-2）。

（3）置入鼻胆管　选择合适的鼻胆管顺导丝插入目标胆管（图 16-5-3）。

（4）留置鼻胆管　边退出导丝，边退出十二指镜，将鼻胆管留置于胆管内（图 16-5-4）。

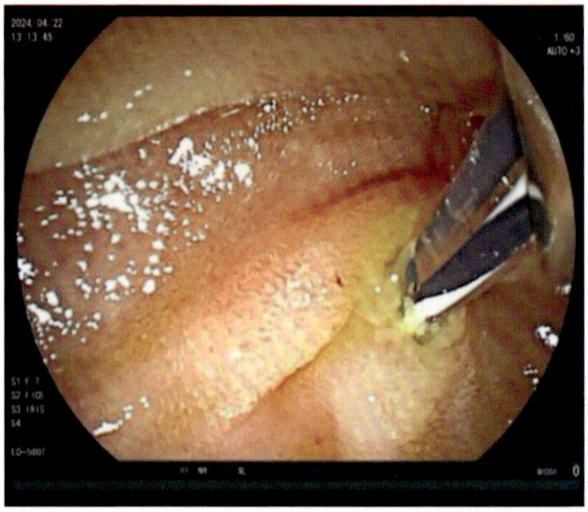

图 16-5-1　插管

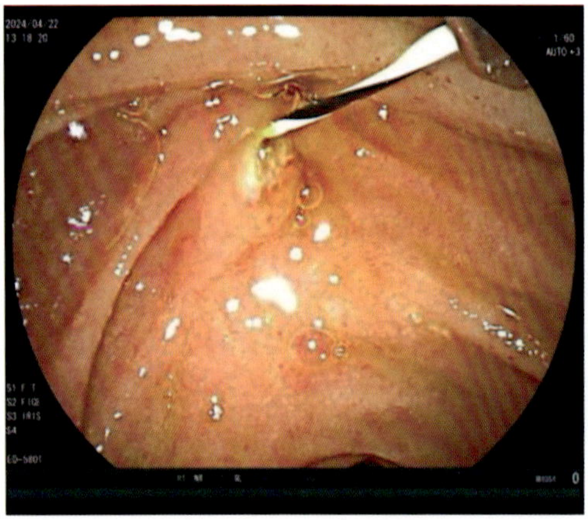

图 16-5-2　留置导丝

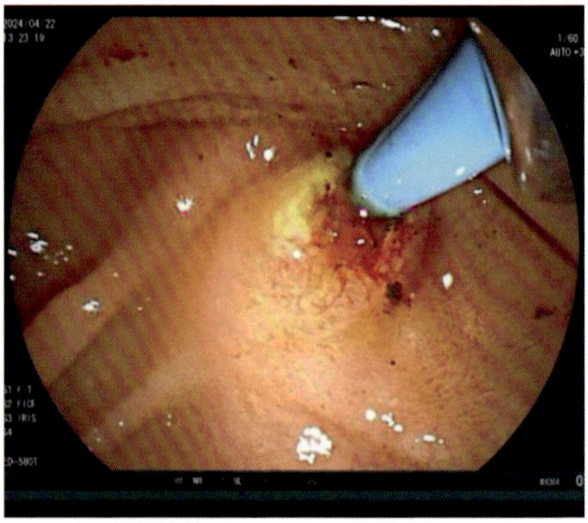

图 16-5-3　置入鼻胆管

（5）口鼻转换　行鼻胆管口鼻转换，固定鼻胆管，连接负压引流袋（图 16-5-5）。

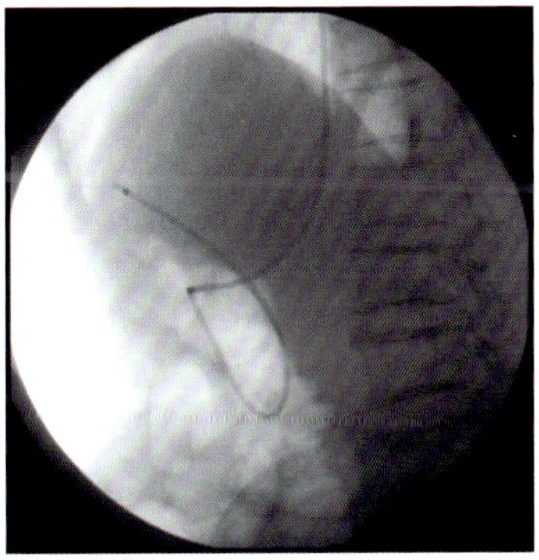

图 16-5-4　留置鼻胆管

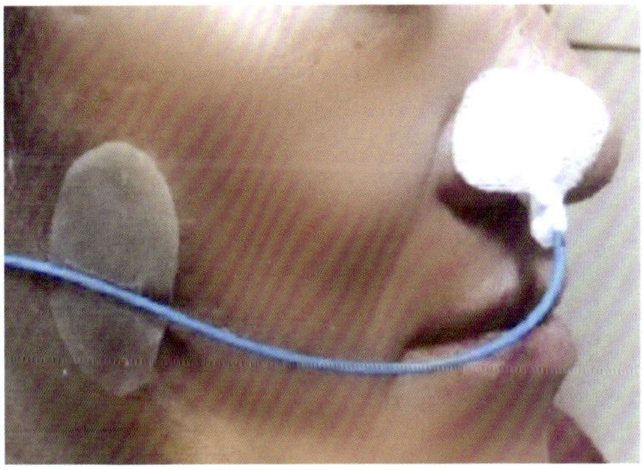

图 16-5-5　口鼻转换

五、护理配合要点与技巧

1. 选择合适鼻胆管

应根据留置的位置选择合适粗细和形状的鼻胆管，使用生理盐水湿润鼻胆管管腔。

鼻胆管前端形状				
分类	短 α 型	长 α 型	逆长 α 型	猪尾型
形状	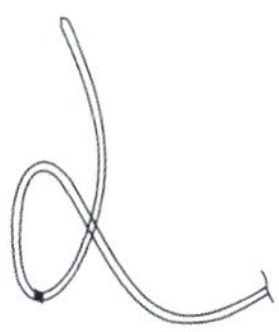	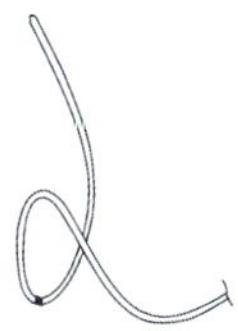	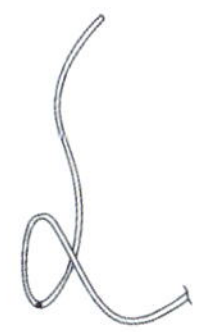	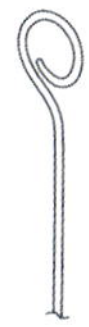
适用	适用于胆总管	适用于右肝管	适用于左肝内胆管	适用于胆总管和胆囊

粗细：4Fr 多用于从胰管进行外引流（ENPD），5Fr、6Fr、7Fr 多用于从胆管进行外引流（ENBD）。细径的鼻胆管有扭曲的风险，但粗径的鼻胆管会造成患者鼻部的不适。

2. 导管更换鼻胆管的配合

（1）退切开刀　在导丝超选到位后，留置导丝并退出切开刀。医生将切开刀向外拉，同时，护士需将导丝向内插入，护士需一边观察内镜图像，保持导丝不动，一边通过余光观察医生拉出切开刀的速度，以保持拉出和插入的动作同步、速度一致。以防止因速度过快而将导丝拉出，或因插入过快而在乳头口形成

“U”形襻导致导丝脱出。

（2）进鼻胆管　在切开刀退出后，需要更换鼻胆管。医生需将鼻胆管向内插入，此时，护士应紧绷导丝，以防止在插入鼻胆管的过程中，导丝也被同时插入，从而避免在乳头口形成“U”形襻导致导丝脱出。

3. 留置鼻胆管退出内镜的配合

（1）退出内镜　在内镜手术过程中，首先将鼻胆管插入目标胆管，然后将内镜退出。在此过程中，医护人员需要密切协调，保持同步移动，以防鼻胆管发生移位。接下来，在透视引导下，将导丝拉至乳头口，然后一边插入鼻胆管，一边退内镜。此时，需确保鼻胆管稳定保持在目标胆管内，并在十二指肠形成 α 形状，在胃底部形成弯曲使其难以脱出。

（2）留置鼻胆管　当内镜退出口腔时，护士需迅速用左手捏住近口侧的鼻胆管，同时用右手分别用生理盐水纱布捏住内镜先端部和鼻胆管。接着，将鼻胆管向左手方向盘绕成约 20cm 大小的圈，以防胆汁溅出造成污染。内镜先端部离开鼻胆管后，用纱布包裹鼻胆管末端，以阻止胆汁从鼻胆管末端流出。将已包裹好的鼻胆管头端置于患者口前，进行口鼻转换。整个过程中，医护人员需严谨操作，确保各步骤准确无误，以提高手术效果和患者舒适度。

4. 鼻胆管口鼻转换的配合

（1）插软管　在实施鼻胆管引流术时，首先需将导尿管或胃管等软管从鼻腔内插入至口腔，可使用电筒照亮咽喉部，以便观察到软管的位置。

（2）软管出口腔　利用卵圆钳夹住软管，或使用导丝盘圈置入咽后壁，当软管穿过导丝圈时，从口腔内将其拉出一部分，同时将另一部分软管留在鼻腔外。

（3）鼻胆管出鼻腔　将鼻胆管的尾端插入到口侧的软管腔内。操作时，一手需拉住鼻侧的软管，另一手则将鼻胆管送入鼻腔。在将鼻胆管从鼻腔内拉出的过程中，要特别注意防止鼻胆管在咽喉部弯折，否则可能会影响引流效果。

（4）确定通畅并固定　在操作完成后，需要检查鼻胆管是否有胆汁流出，以及注液是否通畅。确认一切正常后，将引流袋连接到鼻胆管，并将其妥善固定。

六、并发症

（1）恶心、咽痛　ENBD 治疗后咽喉部有不适感，其原因为鼻胆管刺激咽喉部所致，一两天后即可适应，不影响进食，向患者做好解释工作，消除患者顾虑。并注意保持口腔咽部清洁卫生。

（2）鼻胆管脱出　一般因患者有意识或无意识不慎拉出所致，向患者耐心仔细解释留置鼻胆管的必要性，并告诉保护固定鼻胆管的重要性，使患者及家属能自觉留意妥善固定；同时，建议患者在睡眠时确保鼻胆管周围有足够的空间，将其固定在床边，以防止在翻身过程中出现脱落。在外出时，应在鼻尖、耳朵、下颌处分别使用胶布交叉固定，并将引流袋固定在腰间。此外，还在鼻胆管出鼻腔处使用记号笔进行了标记，以便观察鼻胆管是否发生移位。必要时可通过透视或对比检查证实，一旦发生脱出，立即通知医生，必要时重新手术置入。

（3）引流不畅　一般与导管扭曲、受压、折叠、堵塞有关。术后需认真观察引流液的性状、颜色和引流量，并详细记录。若胆汁量突然减少，应查找原因如鼻胆管有无移位脱出、打折、漏气，排除上述因素后应检查是否有阻塞，可予生理盐水冲洗疏通，必要时透视下采用导丝疏通，或再次行 ENBD 治疗。

（4）逆流感染　当引流袋放置高于腹部的位置时，引流出的胆汁会发生逆流现象，会有引起逆行感染的风险。应将引流袋置于患者腰部固定，平躺时将其固定悬挂在床边，低于患者躯体位置。同时告知患者及家属，不可随意调动引流袋位置。若发现引流液内有絮状物等疑似胆管感染情况，应抽取引流液做细菌培养，必要时用抗生素溶液冲洗。但每次冲洗或注入药物前应先抽出等量胆汁，一般每次注入的液体量不超过 20mL，以免升高胆管内压力，加重感染。若发现颜色异常，必要时做隐血试验。

（5）胆管炎　主要发生在引流效果不佳的患者，可取胆汁进行细菌培养和药敏试验，加强并及时调整全身用抗生素，引流部位不合适者应尽早重新置管引流。

（6）其他　同 ERCP。

第六节　内镜逆行胰胆管引流术的护理配合

一、概述

内镜逆行胆管引流术（endoscopic retrograde biliary drainage，ERBD）是将胆汁经内镜塑料支架内引流的方法，能安全可靠地进行胆道减压，有效地解除末端胆道的梗阻。与直接取石比较，ERBD 不失为一种良好的选择，它避免了外科手术及直接取石的复杂操作，对于高龄胆总管结石患者的治疗是安全、有效并且微创的。其优点是无胆汁丢失、可恢复胆汁的生理流向，术后也无需特殊护理，提高了患者的生活质量；缺点是支架易阻塞与移位。

内镜逆行胰管引流术（endoscopic retrograde pancreatic drainage，ERPD）操作技术较胆管支架要求高，目前已用于胰管狭窄的治疗，常适用于胰管狭窄、胰管结石、胰腺假性囊肿、急性特发性胰腺炎、胰腺分裂、胰管损伤及破裂、胰腺癌等。其操作方法基本同胆管引流。

二、适应证与禁忌证

1. 适应证

（1）恶性肿瘤所致的胆道梗阻，可用作术前引流，降低黄疸指数，也可作为晚期肿瘤患者的姑息性治疗方法。

（2）良性胆管狭窄，置入支架后可达到引流减压和支撑狭窄段的作用。

（3）老年或其他手术风险大、不宜手术的胆管结石者；内镜取石不成功或取石不彻底者；结石巨大、无法碎石取石者；合并严重胆管炎者；预防结石嵌顿或胆管炎发作者。

（4）胆漏　外漏量较大的胆漏一般采用鼻胆管引流，外漏量较小的胆漏多采用塑料支架引流。

2. 禁忌证

（1）有 ERCP 禁忌证者。

（2）肝门部胆管肿瘤累及肝内多级分支胆管受侵，引流范围极为有限者慎用；行 ERBD 后引流效果不佳，术后易出现感染、发热者。

三、术前准备

1. 器械准备

同 ENBD 准备，此外还应准备各种类型规格的胆（胰）管支架、扩张探条或柱状水囊（主要用于狭窄部位的扩张）等。

2. 患者准备

同 ENBD 护理。

四、操作步骤

（1）明确诊断　选择性胆管、胰管插管，置入导丝，跨过梗阻部位，通过造影查明胆管、胰管病变，如狭窄、梗阻部位和范围，作出 ERCP 诊断（图 16-6-1）。

（2）测量　测量所需支架的长度。

（3）选定支架　确定拟置入支架的类型及直径。

（4）置入支架　支架沿导丝插入胆管、胰管。将支架引流管的引流口放置在胆管、胰管内合适的位置，使胆汁和胰液能够顺利引流（图 16-6-2）。

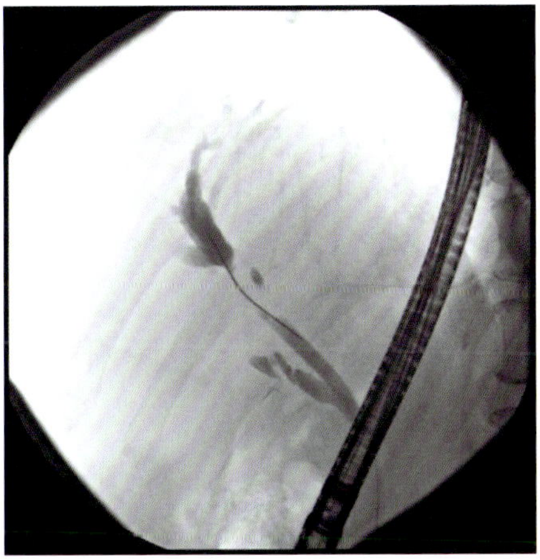

图 16-6-1　明确诊断

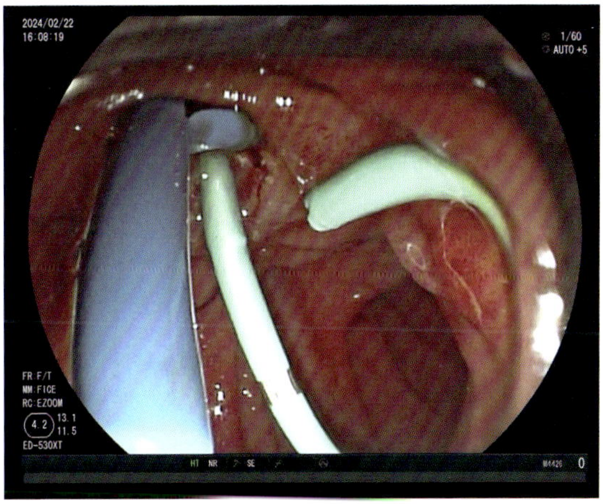

图 16-6-2　支架引流

五、护理配合要点与技巧

（1）选择合适的支架。

胆管支架类型	直型	猪尾型
图片	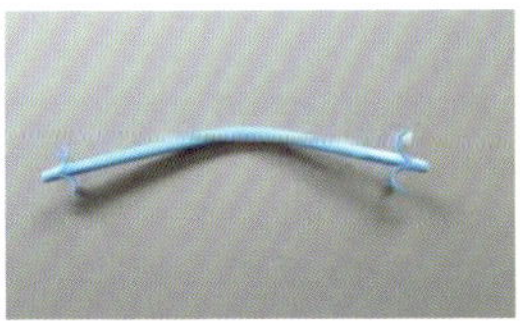	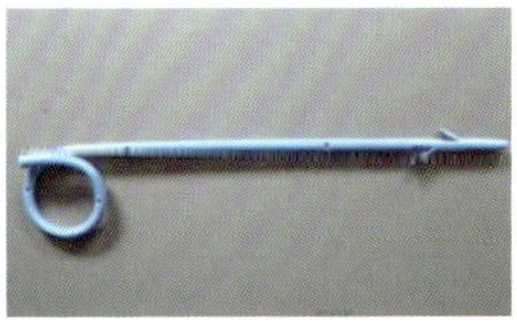
形状描述	呈直径相同的圆柱形。在支架两端附近设计有侧翼，防止支架的意外滑动	在支架两端或一端有一曲线弯曲
用途	适用于胆总管和相对直的胆管分支	适用于从肝门部开始的弯曲比较强的 B3、B6 等分支

（2）放置导丝　行 ERCP 对比，明确梗阻部位和狭窄程度后，确定是否需要 ERBD，使用高频切开刀配合导丝进行选择性插管，并在必要时以探条或柱状水囊扩张胆管。如果需要双侧以上引流，应放置双导丝。在放置导丝的过程中，不能置入过长，以防损伤肝脏或胰腺，在先端部做一个环是比较安全的，如果导丝刺到肝脏或胰腺，患者会有疼痛的感觉，需确认导丝先端部的位置。特别是胰腺，突然刺伤会有发生胰腺炎的风险。如果看到分支末端有导丝呈波浪形的画面，导丝可能已经刺到脏器上了。

（3）测量支架长度　可以选择使用扩张探条测量或导丝测量。在狭窄段上方 1～2cm 处（塑料支架必须超过狭窄部位才能展开侧翼），用手指捏住扩张探条或导丝，向外拉至乳头口，测量活检孔到手指之间的长度，以确定所需支架的长度。支架长度过短会使支架不能推送到位，过长会有从对侧的十二指肠壁穿孔的风险。一般情况下，胰管支架近端越过狭窄处 0.5～1cm，远端露出乳头外 0.5cm 即可，不宜过长。

（4）留置导丝　保持导丝不动，退出切开刀，必要时狭窄段可用扩张探条或柱状水囊先扩张。

（5）放置支架　对于一体式支架，无需安装；对于非一体式支架，应正确安装于支架推送器上。将安装好的推送器支架顺导丝插入，并在透视下逐渐将支架送入胆道。在内衬管超过预定部位 4～6cm 时，标记线到乳头口时，镜下看见支架末端与推送器衔接部再将推送器与内衬管分离，一手握住支架输送器的内芯固定不动，一手握住支架输送器的外套管，缓慢向后拉外套管，术者也将支架缓慢向后拉，以便调整位置，保持导丝和内衬管紧绷以避免呈“S”形，并与术者的插入动作协同用力，术者来回松动抬钳器，同时用推送器将支架末端顶出钳道，当末端倒刺紧贴十二指肠乳头时，用推送器顶住支架，助手依次拔除导丝、内衬管和推送器。最后，在 X 线下透视以确保支架位于所需部位。

（6）支架释放困难　一般是因抬钳器过分抬举外套管变形起皱，支架前端金属丝刺入外套管壁，可以退出后检查整理，在体外试放一下，再重新置入。当连接线无法断开释放时可将抬钳器卡住支架末端，拉动内衬管，必要时退出支架，镜外剪线后再次重新放置支架。

（7）支架缩进乳头口　当释放后发现支架缩进乳头口，若镜下可见支架末端，可使用异物钳向外拉，重新放置支架；若镜下不见支架末端，可 X 线下支架旁重新置入导丝，取石球囊越过支架或与之平行，充气后外拉带出支架，取出后重新调整位置置入。

（8）置入多根支架　置入多根支架前，可先预置多根导丝（图 16-6-3），或者在置入一根胆管支架后再次用导丝超选。但往往需要进行十二指肠乳头括约肌切开术。放置原则为“先左后右、先难后易、先大后小”。第一根内支架乳头外需多留置 1cm 左右，避免后续支架置入时将其带动移位，进入胆管内。准备放置最后一根时，可先使用同等规格扩张探条扩张胆管后再置入。

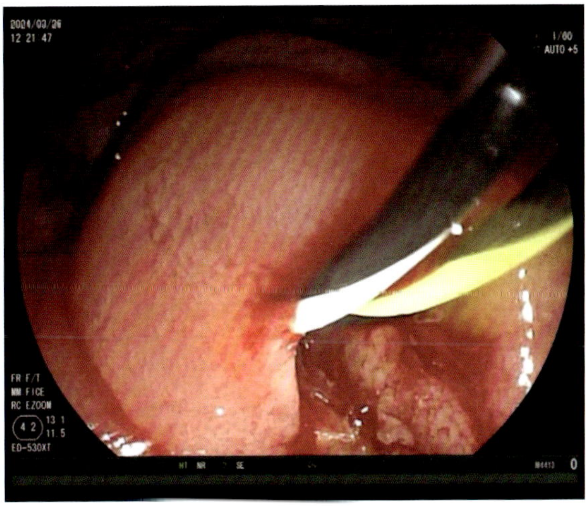

图 16-6-3　预置多根导丝

六、并发症

（1）支架堵塞　支架堵塞后，患者会再次发生黄疸、腹痛和寒战高热的 Charcot 三联征，堵塞的最主要的原因是胆泥淤积和支架内细菌过度生长。95% 以上的患者通过更换新的胆管支架可使胆管复通。

（2）支架移位　胆管塑料支架移位的发生率约 5%，比较常见于良性胆管狭窄支架引流术后。当塑料支架向胆管外移位时，大多经肠道排出体外。支架发生移位但未排出胆管时，建议拔除支架，必要时重新置入支架。对于胆管良性狭窄，可考虑置入多根支架，以降低支架移位的风险。

（3）十二指肠损伤　支架向远侧移位、在十二指肠内露出太多时，有造成十二指肠损伤的风险，可形成溃疡甚至穿孔。猪尾型支架则很少引起十二指肠损伤。尤其在选用长而细的弧形支架时，要警惕十二指肠损伤的风险。

（4）其他　同 EST。

第七节　内镜胆管金属支架引流术的护理配合

一、概述

内镜胆管金属支架引流术（endoscopic metal biliary endoprothesis，EMBE）和 ERBD 同属经内镜胆管内引流的方法，是将长短不一、构造不同的自膨式金属支架，通过 ERCP 技术将金属支架置入胆管以达到解除梗阻的目的。

目前常用的金属支架材料为镍钛合金丝，形态记忆特性好，弹性好。金属支架具有自膨胀性，被压缩在双层结构的推送管鞘间，释放完全膨胀后的口径一般可达 10mm（30Fr），是普通塑料支架的数倍，引流效果及支架的通畅时间明显优于塑料支架。金属支架分为无覆膜和覆膜两类，覆膜支架可防止肿瘤组织通过金属网眼向腔内生长。仅用于胆总管下端梗阻的治疗，但由于置入胆管后不易取出，故多用于恶性胆管梗阻患者的姑息治疗。

二、适应证与禁忌证

1. 适应证

无法手术切除的恶性肿瘤患者的姑息治疗。

2. 禁忌证

（1）有 ERBD 禁忌证者。

（2）肝门部或肝内胆管多处狭窄的患者。

（3）无覆膜金属支架　良性胆道狭窄、腔内生长型肿瘤或有病灶出血者。

三、术前准备

1. 器械准备

同 ERBD 准备，此外还应准备各种类型规格的胆道扩张球囊导管或扩张探条及金属胆道支架。

2. 患者准备

同 ENBD 护理。

四、操作步骤

（1）评估　在 ERBD 的基础上，了解病变性质、部位、范围，确定所需金属支架的长度。

（2）确定病灶　导丝通过狭窄段，进入目标胆管中，此时应尽量抽出淤积的胆汁，再注射适量对比剂，以清晰显示病灶范围。

（3）扩张　顺导丝插入胆道扩张球囊导管或扩张探条对狭窄段进行充分扩张后，保留导丝，退出扩张球囊导管或扩张探条。

（4）支架置入　将准备好的金属支架输送系统顺导丝插入梗阻部位以上 2～3cm，支架尾端留在狭窄的胆管下端约 2cm 或十二指肠乳头外 0.5～1cm（图 16-7-1），确认无误后在 X 线监控下将支架缓缓释放。最后退出导丝和输送器（图 16-7-2），观察支架释放情况（图 16-7-3）。

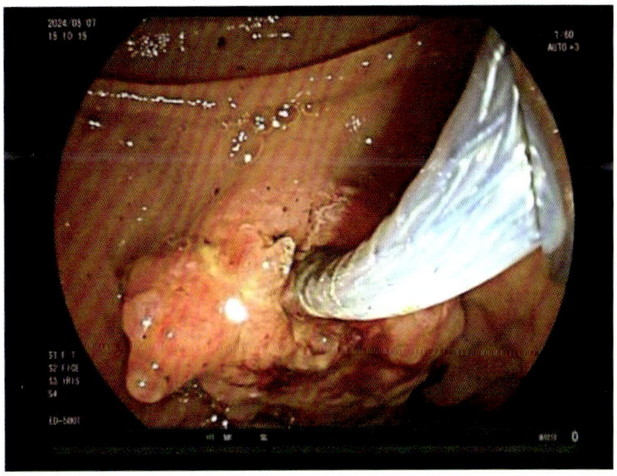

图 16-7-1　支架尾端定位

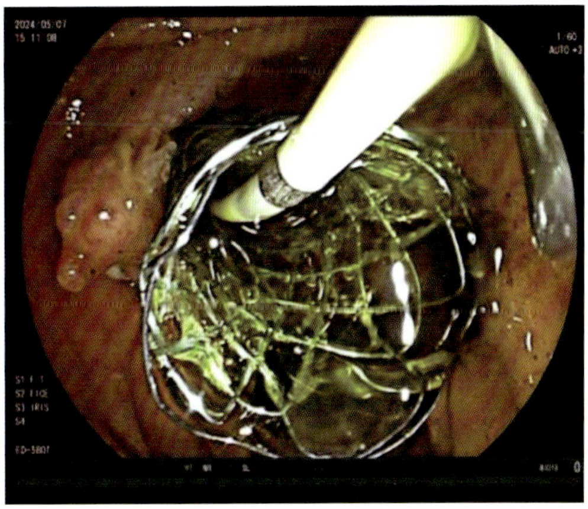

图 16-7-2　退出导丝

五、护理配合要点与技巧

1. 网状支架

可分为编织型和激光切割型。

（1）编织型　顾名思义，就是通过编织制作而成的，可以伸缩，但短缩率根据产品的不同有 15%～40% 的差别，有些产品可以进行 3 次展开到极限标记的反复操作。因编织类型可以拉伸和收缩，因此在支架阻塞时很容易拔除。

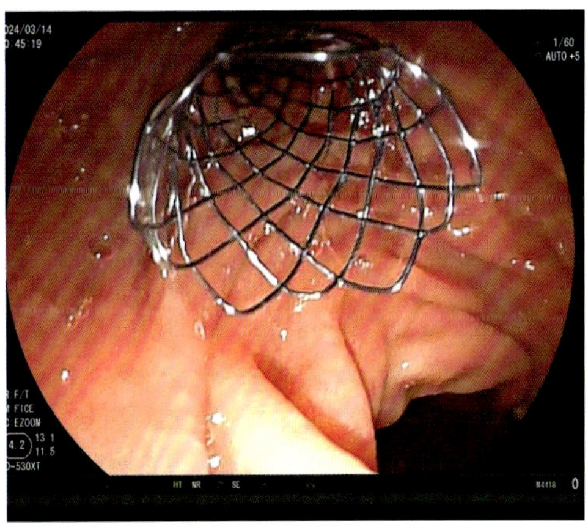

图 16-7-3　观察支架释放情况

（2）激光切割型　是一个金属管，激光切割制作而成，因为短缩率小，留置时更容易进行支架定位，但一经展开则不能重新收纳。

2. 根据有无覆膜分类

分类	全覆膜支架	部分覆膜支架	无覆膜支架
图片	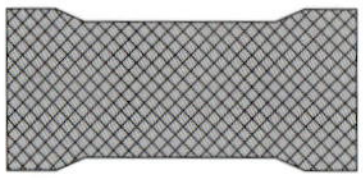	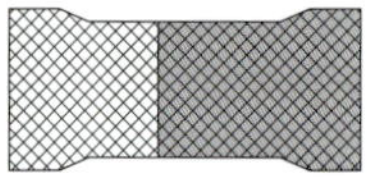	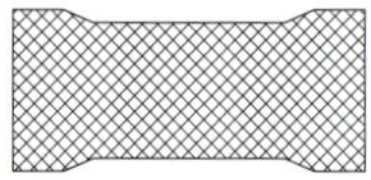
描述	从远端处到近端处全都是覆膜状态	虽然是覆膜支架，但一部分（远端 / 近端）是无覆膜的	只有金属支架，没有覆膜
优势	防止肿瘤在金属支架内生长导致支架功能障碍	能够提供更低的轴向力，可调整支架特性及胆道解剖结构，可预防胆囊炎	管腔固定较强，不易移位

3. 扩张力

（1）径向力　一种以圆柱形扩展的力（图 16-7-4）。

（2）轴向力　试图伸直的力量（图 16-7-5）。

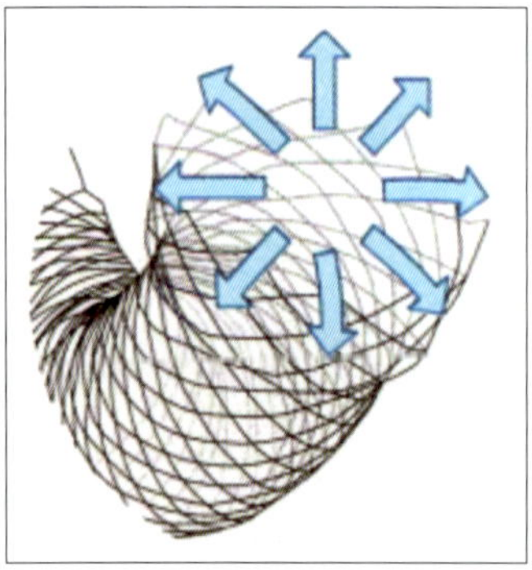

图 16-7-4　径向力

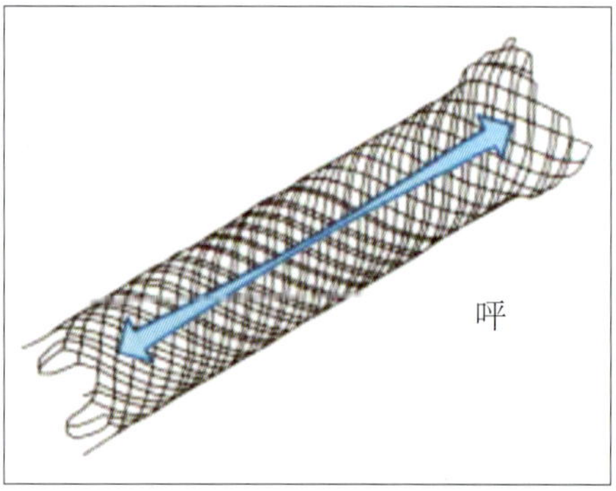

图 16-7-5　轴向力

因材料、合成比、编织的厚度、方式等不同，会有不同的扩张力。扩张力越大，通畅性越好，但穿孔等并发症的风险也会升高。考虑灵活性和扩张力之间的平衡是选择金属支架的重点。

4. 支架长度测量

在进行支架长度测量时，应遵循与 ERBD 相同的原则。支架长度的选择至关重要，因为在扩张过程中，支架长度可能会缩短。因此应以扩张后的长度作为参考。同时，考虑到肿瘤的进展，梗阻段两端的支架长度应至少为 2cm。

5. 支架置入前准备

为了使操作顺利，事先在金属支架内外鞘管腔隙内注入生理盐水，轻揉金属支架区域使金属网与外鞘管间松动，便于释放。由于各种胆道金属支架的构造及释放方式不同，使用前必须认真阅读产品说明书，并根据要求进行准备。

6. 支架置入

支架置入过程应在持续透视和内镜监视下进行。在内镜监视下，应保持导丝固定不动，输送器顺导丝插入。对于没有卡锁的金属支架，应左手固定输送器外鞘管与内鞘管，以免在插入过程中提前释放。右手绷紧导丝，以便支架输送器顺利插入。

7. 支架释放

在支架插入到位后，应在透视下释放。右手紧握内鞘管手柄固定于右胸前，左手缓缓匀速向后拉动外鞘管，使输送外鞘管后退。在确保外鞘管顺内鞘管后退的同时，使支架在胆管缓慢释放，同时保持支架位置不变，在 X 线下缓慢释放至 2/3，在透视图像上确认支架已经超过狭窄段后继续向后拉动外鞘管，直至完全释放。需要注意的是，在释放过程中，由于支架前端释放后支架只能后退不能前进，因此可以在插入时略深，然后在释放过程中不断后拉调整至合适位置。如果释放过程中发现过深，可以在透视下后拉调整至超过狭窄 2cm 处。部分厂家的支架在释放至一定位置前仍可回收，但一旦超过该位置即无法回收。因此，使用中必须定位准确，确定释放部位准确后方可完全释放。在取出输送器前，尽量吸出胆汁及对比剂，确认支架引流通畅后方可退出内镜。

8. 常见问题处理

（1）支架置入困难　在胆管狭窄程度、胆管走行及支架硬度的影响下，支架置入过程可能会遇到困难。此时，应考虑扩张狭窄段。如果必要，可以根据胆管的走行对支架进行塑形。

（2）支架释放困难　可能是由抬钳器的过度抬举引起的，这可能会导致外套管的变形和起皱，或者支架前端的金属丝刺入外套管。另一种可能的原因是支架位于内外鞘管之间过深。对于这种情况，可以先退出并进行检查和整理，然后在体外试释放无误后重新置入。

（3）输送器退出困难　通常与胆管狭窄的明显程度和支架输送器顶端的蘑

菇头卡在狭窄段有关。在这种情况下，可以将输送器内芯和导丝重新插入，等待片刻，然后轻轻左右晃动内镜，促使金属支架稍微膨胀。接着，边抖动支架外鞘管边拉内芯并保留导丝，直至输送器头端通过狭窄段，然后再将输送器与导丝拉出。如果在输送器退出过程中遇到困难，应避免暴力外拉，以防止造成头端嵌顿或内鞘管断开。

六、并发症

（1）腹痛　手术后由于金属支架的持续膨胀，可能会出现轻微的腹部胀痛。一般情况下，这种现象无需特殊治疗，多数患者在手术后 1～2 天可以自行缓解。

（2）胆管感染　在术后的早期阶段，我们需要密切关注可能出现的胆管感染。这种感染的发生可能与胆管的引流选择不当、引流效果不彻底、引流区域过于局限等因素有关。因此，我们可以考虑对患者进行预防性的抗生素治疗。同时，应密切观察患者的生命体征，并在必要时进行血常规检查，关注白细胞的变化。若发生胆管感染，单靠抗生素的治疗效果可能不佳，此时应及时采取再次内镜或 PTCD 介入治疗的措施，通过在支架网眼中置入鼻胆管、使用塑料支架进行引流治疗等方式。

（3）支架堵塞　在术后的后期阶段，我们需要重点关注支架的阻塞情况。金属支架的通畅期通常为 6 个月，其可能的原因包括肿瘤生长进入支架网眼、超出支架端部以及胆泥的阻塞等。在这个阶段，我们应特别注意观察患者的皮肤、巩膜黄染情况、胆红素水平的变化以及是否有发热等胆管炎的表现，以便及时发现并处理问题。

（4）其他　同 EST。

（程庆　贺尚平　郑清文）

第十七章

内镜射频消融术

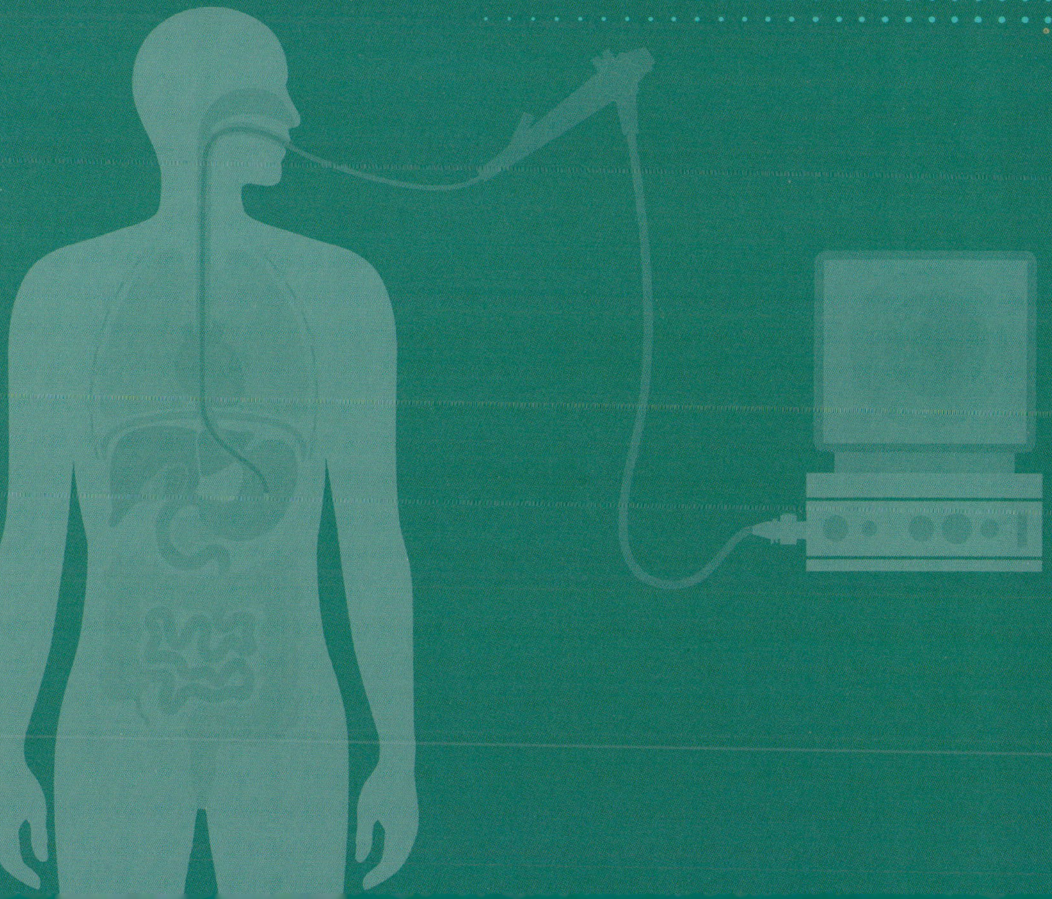

一、概述

1. 背景

内镜射频消融术（endoscopic radiofrequency ablation，ERFA）是指在消化内镜直视下将不同类型射频消融电极贴敷于消化道扁平黏膜病变处，通过射频电流产生凝固坏死而消除病变的一种内镜微创治疗技术。射频消融的深度为500～1000μm，可有效损毁病变黏膜，且安全性高，发生相关并发症的概率低。内镜下射频消融主要用于食管、胃黏膜层病变的治疗，在Barrett食管（Barrett's esophagus，BE）的治疗中取得了显著的临床效果。此外，在食管疾病的治疗中，胃食管反流（gastroesophageal reflux disease，GERD）射频消融治疗逐渐成为GERD患者重要的治疗选择之一。本章主要介绍ERFA在Barrett食管及GERD中的应用。

2. 国内外现状

自2006年获得美国食品药品监督管理局批准应用于临床以来，ERFA已成为Barrett食管合并异型增生及GERD的治疗重要方式之一。近年来，ERFA的治疗范畴进一步扩大到平坦型消化道早期癌及其癌前病变、消化道毛细血管扩张症、重度萎缩性胃炎等。此外，ERFA应用于胃黏膜低级别上皮内瘤变，短期临床疗效较为显著，且并发症较少，但尚未经充分临床验证。

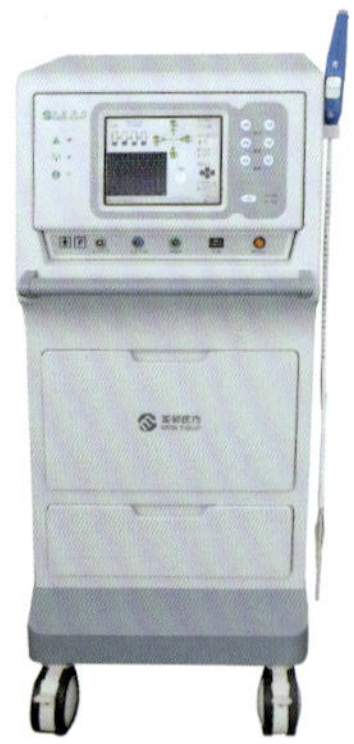

图17-0-1　美顿Medi®射频治疗仪系统

我国于2015年批准内镜下射频消融术在临床应用，目前国内已有近百家单位开展ERFA治疗消化道疾病。近年来研制出了我国第一台针对GERD的射频治疗仪（图17-0-1），该仪器能够进行多层次、多位点的射频消融治疗，且操作较为简便。目前尚未见ERFA治疗消化道疾病相关指南，但中国消化道疾病内镜下射频消融术临床应用专家共识（2020）已明确指出该项技术的适应证、禁忌证、操作规范及相关并发症防治，可为国内规范开展ERFA提供指导和参考。

3. 内镜射频消融术的设备及原理

（1）目前ERFA主机主要使用BARRX射频消融发生器（Covidien，美国），附件包括环周消融导管（BARRX^{360}和BARRX^{360} Express）和局灶性消融导管［各型号导管大小不同，包括 13mm×40mm（Ultra^{90}）、13mm×20mm（BARRX^{90}）、10mm×15mm（BARRX^{60}）、7.5mm×15.7mm（BARRX TTS-1100）］，其中环周消融导管用于独立治疗或主要治疗，局灶性消融导管一般用于补充局部治疗。

① 环周消融导管：包括一个测量球囊导管以及多种不同型号的气囊辅助消融导管。射频消融发生器能够为测量球囊与消融导管提供自动化、压力可调节的充气功能，并且能为导管消融电极传输预设数值的射频能量，从而对病变实施环周射频治疗。

② 局灶性消融导管：是置于内镜头端帽状结构的分节状电极，适用于治疗节段性黏膜扁平病灶。BARRX TTS-1100 新型消融导管适合通过内镜工作通道进行射频消融治疗，能有效减少内镜进出的次数，大幅改善内镜下治疗视野，提升消融导管灵活性。

（2）胃食管反流射频消融系统　包括进口的 Stretta® 系统（Restech，Americal）和国产的美顿 Medi® 射频治疗仪系统（图 17-0-1）。胃食管反流射频消融术的原理是将射频能量传导至食管下端和贲门处的肌层，进而产生热能，致使局部组织出现靶向性破坏及凝固性坏死，增加食管下括约肌的厚度与压力，与此同时，还能通过直接对迷走神经传入纤维或疼痛感受器进行干扰，降低食管的疼痛敏感性，以达到防止胃内容物反流入食管、减少下食管括约肌一过性松弛的效果（图 17-0-2）。

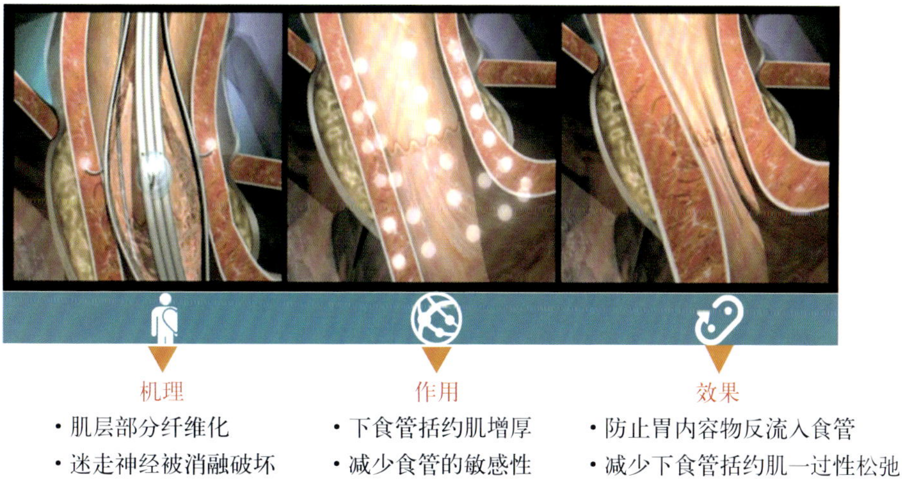

图 17-0-2　胃食管反流射频消融术原理

二、适应证与禁忌证

1. 适应证

（1）用于治疗消化道平坦型上皮内瘤变和 Barrett 食管，局限于黏膜层病变。

（2）消化道毛细血管扩张性病变（包括胃窦毛细血管扩张症、放射性直肠炎等）。

（3）确诊为 GERD，具有射频治疗适应证：有明显反流症状（持续 3 个月以上）、需要每日进行药物控制、24 小时 pH 监测异常（pH ＜ 4 的时间百分比＞ 4%）。

2. 禁忌证

（1）严重心肺疾病不能耐受消化内镜检查者。

（2）怀疑消化道穿孔者。

（3）消化道急性腐蚀性炎症患者。

（4）患者拒绝接受该治疗。

三、术前准备

1. 患者准备

（1）知情同意　实施 ERFA 前，应向患者及其家属详细讲解 ERFA 操作过程、治疗效果及存在的手术风险，并签署知情同意书。

（2）术前评估　需完善上消化道内镜检查、食管测压和反流监测、血常规、凝血功能、心电图、胸部 X 线片等检查。对于服用抗凝药物的患者，需评估原发病风险，酌情停药。

（3）术前禁食 8h。常规使用祛泡剂和黏液去除剂可改善 ERFA 手术视野。对于行镇静 / 麻醉 ERFA 的患者，应在术前禁食至少 6h、禁水至少 2h。

（4）建议使用解痉药减少胃肠蠕动对操作的影响，但伴严重心脏病、胃肠道机械性狭窄、重症肌无力、青光眼、前列腺增生症的患者禁用或慎用。

2. 器械准备

内镜主机、带附送水胃镜、超细胃镜、附送水装置、二氧化碳气装置、纯水 8～10℃冷却液（灭菌注射用水）、双负压吸引 0.04MPa、导丝、人体润滑用凡士林或石蜡油、射频消融设备（测量球囊导管、气囊消融导管、射频消融发生器）。

四、操作步骤

1.Barrett 食管行 ERFA 术环周消融

（1）内镜直视下确定病变部位，记录胃食管交界处与 Barrett 食管的顶端位置，置入导丝后退出内镜。

（2）沿导丝置入测量球囊导管，在内镜直视下测量食管内径，测量从病灶口侧端上移 2cm 开始，以 2cm 为间隔，测量内镜，自近端至远端，直到通过贲门。

（3）根据所测得的食管内径来选取最小内径的气囊消融导管。

（4）沿导丝置入气囊消融导管后再插入内镜，在内镜直视下确定消融导管在相应的病变部位。在气囊充气完毕后，射频消融发生器传输射频能量至消融导管进行消融治疗（图 17-0-3）。

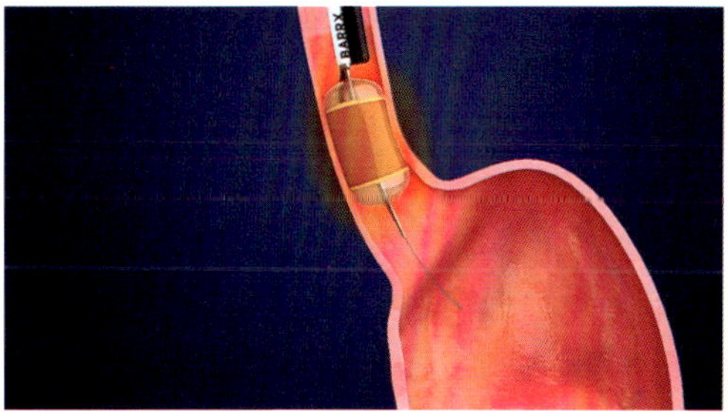

图 17-0-3　环周消融

（5）在首次消融术治疗后，撤出导丝、消融导管及内镜，重复上述步骤再次进行消融至治疗完成。

2. 局灶性消融

（1）将局灶消融导管置于内镜头端，与内镜一起插入食管，消融导管一般于内镜视野的 1 点钟方向。

（2）将消融导管紧贴病灶黏膜，启动消融治疗（图 17-0-4）。

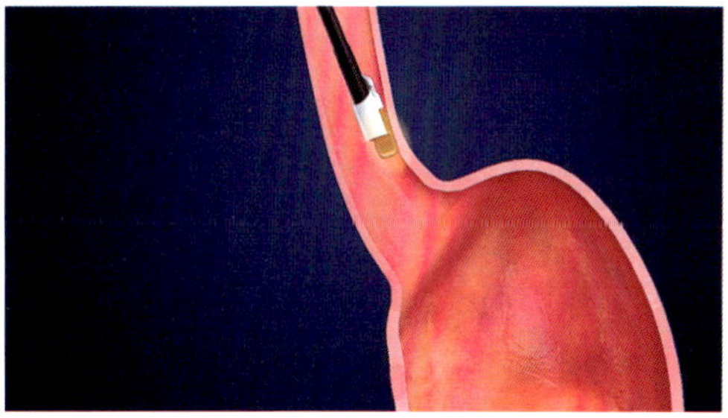

图 17-0-4　局灶性消融

（3）内镜下冲洗消融表面坏死黏膜。

（4）重复上述步骤再次进行消融治疗至治疗完成。

3.GRED 行 ERFA 术

（1）体位准备　患者取左侧卧位，静脉全身麻醉。

（2）齿状线测量　胃镜下首先测量齿状线距门齿距离为“L”。

（3）确定治疗层面和次数　通常包括食管和贲门两个治疗平面，食管治疗平面通常选择以下 7 个治疗层面：齿状线上 1.5cm、齿状线上 1.0cm、齿状线上 0.5cm、齿状线、齿状线下 1.5cm、齿状线下 1.0cm、齿状线下 0.5cm，分别在

0°、旋转45°行2组顺行（口侧—肛侧）治疗。然后将导管球囊推至胃内，分别在气囊内注气25mL和22mL后外拉导管，选择贲门下0.5cm、贲门下1.0cm这2个治疗平面，在0°、左旋30°、右旋30°进行3组逆行（肛侧—口侧）治疗。以上共计20组治疗80个治疗点，每组应治疗持续1min（图17-0-5）。

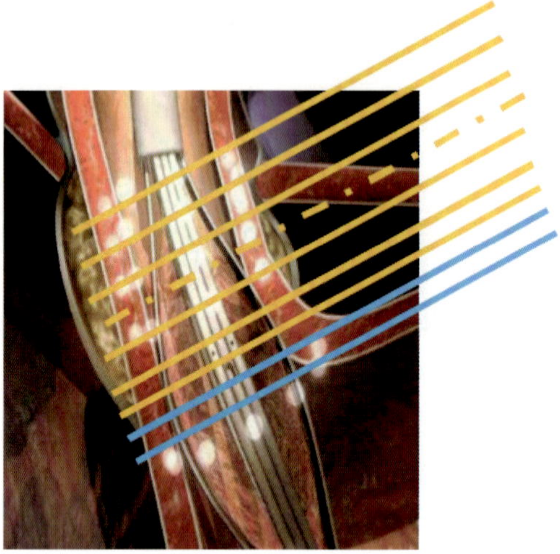

图17-0-5　治疗层面

（4）导丝置入　通过胃镜的活检孔道引入导丝，将导丝置于十二指肠后，撤出胃镜。

（5）导管置入　通过导丝将美顿MER-200G射频治疗导管（图17-0-6）引入食管。

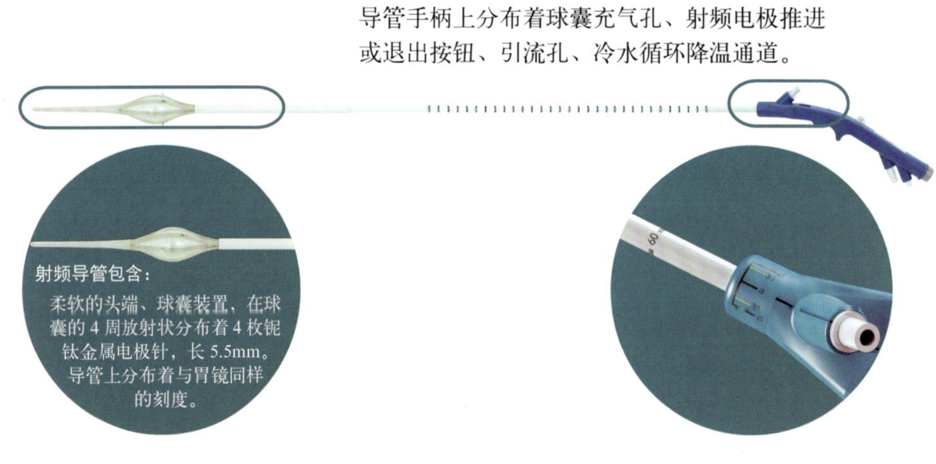

图17-0-6　美顿MER-200G射频治疗导管

（6）启动仪器　将导管球囊放置在上述治疗层面后，适当注气扩张球囊，然后将电极针插入食管壁内。通过观察显示屏上的电极电阻值，确认无误后启动美顿Medi® 射频治疗仪，连续完成上述各层面的治疗程序。在治疗过程中，设定射频能量温度为85℃，确保黏膜表面温度＜50℃；治疗前、中、后内镜下图像分别如图17-0-7、图17-0-8、图17-0-9所示。

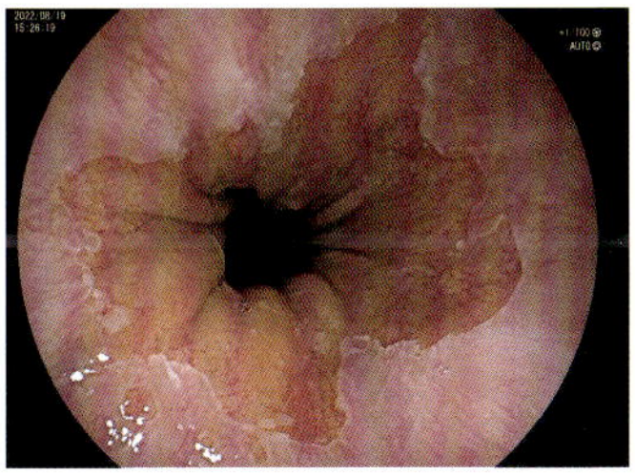

图17-0-7　治疗前

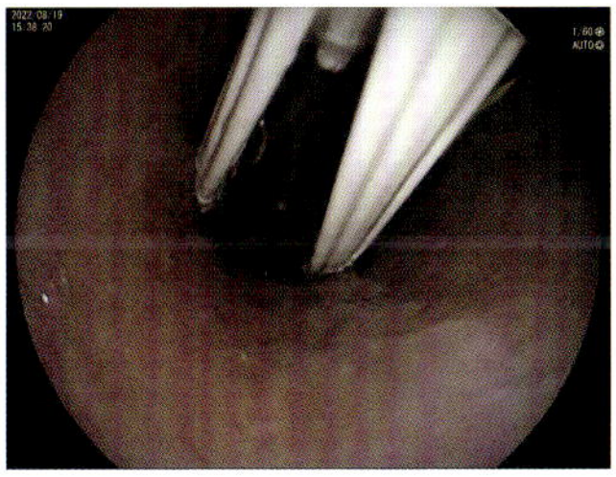

图17-0-8　治疗中

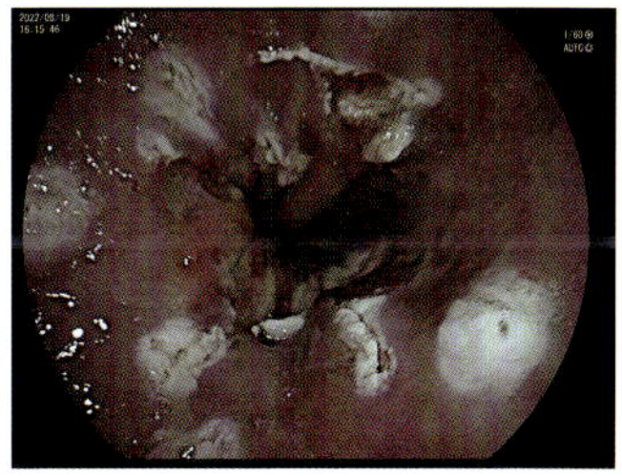

图17-0-9　治疗后

五、护理配合要点与技巧

1.Barrett 食管行 ERFA 术

（1）在进行消融前，应先对病灶进行仔细观察，必要可使用放大内镜及窄带成像技术对病变进行观察，以确定病变大小和范围。

（2）预设消融能量般为 12J 或 15J。

（3）根据电极与病变的贴合程度，在治疗区域可选择是否注射一抬高病灶黏膜。将电极置于病变处进行消融，消融后病灶表面通常会凝固坏死并变白。

（4）一次消融完成后，需要清除电极表面上已凝固坏死的组织，再进行下一次消融。

2.GRED 行 ERFA 术

（1）术前应仔细观察治疗导管的针和球，测试出针状态是否正常，以及球囊打气之后是否膨胀均匀，若出现膨胀不均匀，可尝试少打或者多打气体。

（2）术前应确认泵冷却水流动是否正常。

（3）术前应充分润滑射频导管，置入时应轻柔，避免发生黏膜撕裂。

（4）患者应取左侧卧位，麻醉前将电极片贴于患者两肩胛骨中间。

（5）一次消融完成后再进行下一次消融前，应及时退出内镜，使用 75% 酒精清洗气囊消融局灶性消融导管上的凝结物，避免凝结物影响热传导从而降低疗效。

（6）手术过程中确保连接负压吸引且堵上流量控制阀，避免患者出现呛咳。

（7）手术过程中操作者手臂需保持不动，减少晃动，正确收针、出针，控制针长短。

六、并发症

既往研究显示，Barrett 食管患者接受 ERFA 术、GRED 患者接受 ERFA 术后总体并发症均较低，其中Barrett食管患者接受ERFA术发生率为8.8%，常见并发症包括食管狭窄、食管出血、穿孔、食管黏膜灼伤和吸入性肺炎等。

（1）狭窄　对于ERFA术后的食管狭窄，多数予内镜下气囊扩张治疗后即可缓解，亦有狭窄较顽固者，可反复内镜下扩张治疗。

（2）食管出血　在手术过程中或术后可能发生出血，大多表现为点状出血。轻微出血时仅有轻微的创面渗血或缓慢流出，可自行停止。如出血多时，可行内镜下氩离子束凝固术（APC）电凝止血或其他止血治疗。

（3）穿孔　ERFA术后穿孔可分为与ERFA直接相关的穿孔和ERFA术后食管狭窄扩张治疗导致的穿孔。治疗首选内镜下钛夹夹闭穿孔，如未能成功夹闭穿孔，则主要通过临时放置覆膜金属支架并对症治疗。如内镜治疗失败，需及时行外科手术治疗。

（4）食管黏膜灼伤　温度过高可能灼伤食管黏膜。能进食者以流食或软食为主，禁止服用硬物，不能进食者可暂给鼻饲高营养饮料或静脉输液，以利损伤的食管黏膜得到充分的休息和恢复，同时服用消炎、止痛、抗酸、收敛的药物。

（5）吸入性肺炎　极少可能发生吸入性肺炎，通常是由于误吸胃内液体或注入过多水量所引起，可予吸氧，纠正血容量可用低盐人血白蛋白（白蛋白）或右旋糖酐40等，细菌感染时选用合适的抗生素。

（陈依平　王莉慧）

第十八章

内镜阑尾支架置入术

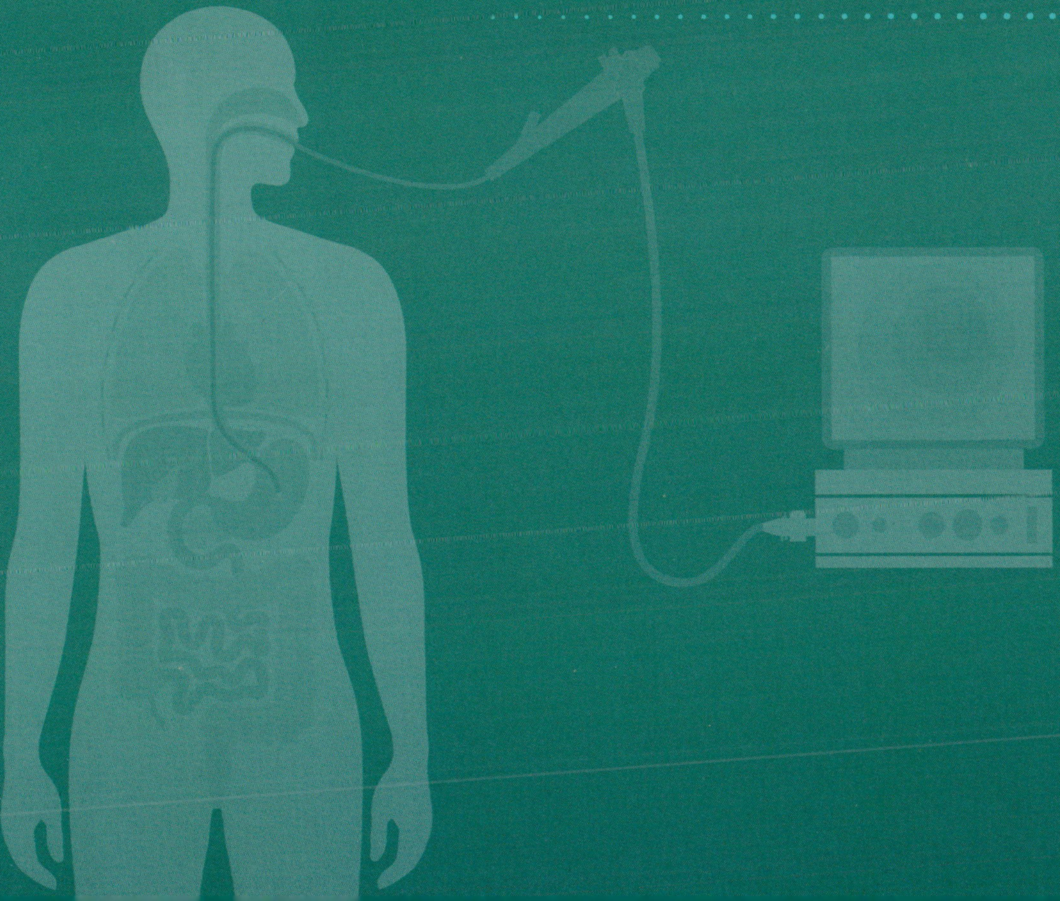

一、概述

1. 内镜阑尾支架置入术的提出

内镜阑尾支架置入术（endoscopic retrograde appendicitis therapy，ERAT）是在内镜下直接进行阑尾插管引流，并可选择性进行抗生素或无菌水冲洗、球囊取石等操作，支架的置入可解决狭窄部位，并可长期进行引流、持续减压。

自 1995 年，Said 等在结肠镜下用 ERCP 管引流脓液成功缓解急性阑尾炎之后，国内外陆续也有相关的病例报道。项文坤等报道了一项单纯性急性阑尾炎的临床对照研究，证实肠镜下冲洗引流治疗单纯性阑尾炎安全有效。2012 年刘冰熔教授进一步改良完善该疗法，首先提出并开展了内镜下逆行性阑尾炎治疗术，取得了新的突破。

2. 技术原理

近年来新兴的阑尾炎内镜下微创治疗技术，其能够保留阑尾解剖结构的完整及潜在的生理功能，技术原理受启发于 ERCP。阑尾炎的主要病因是粪石或淋巴滤泡增生造成的阑尾管腔阻塞，这在一定程度上保证了内镜下阑尾支架置入术的可行性以及有效性。

3. 国内外发展现状

关于 ERAT 共有 2 项临床研究发表在美国 GIE 杂志上。一项多中心研究表明逆行性阑尾腔插管成功率为 97.6%，无出血、穿孔、感染等并发症发生，长达 3 年的随访显示患者无长期并发症的发生，阑尾炎复发率为 6.2%，肯定了 ERAT 诊断明确、操作简单、创伤小、恢复快、费用少等优势；另一项研究比较了 ERAT 和腹腔镜阑尾切除术（laparoscopic appendectomy，LA）在急性非复杂性阑尾炎治疗方面的临床疗效及安全性，发现 ERAT 组平均手术时间、术后体温恢复正常时间、白细胞恢复正常时间、卧床时间、平均住院日均明显低于 LA 组（$P < 0.05$），且并发症发生率为 5%（LA 组为 15%），进一步证实了结肠镜下无创治疗急性阑尾炎的临床价值，特别是针对伴有粪石、阑尾腔狭窄的急性非复杂性阑尾炎患者。

二、适应证与禁忌证

1. 适应证

（1）急性非复杂性阑尾炎。

（2）伴有粪石、管腔狭窄的患者，阑尾粪石梗阻致急性阑尾炎。

（3）阑尾炎反复发作。

（4）阑尾化脓腔内高压。

（5）阑尾腔局部狭窄。

（6）阑尾穿孔脓肿局部包裹等。

2. 禁忌证

（1）对于复杂情况下穿孔引起腹腔感染、肠道下端狭窄肠镜通过困难等不宜进行内镜治疗者。

（2）不能耐受内镜检查者。

（3）无法行肠道准备者。

三、术前准备

1. 患者准备

（1）做好患者的心理护理，术前主动与患者交谈、沟通、详细讲解该治疗方法的优点、手术方法和过程，帮助其消除紧张、恐惧、焦虑的心理，使其积极主动配合治疗。

（2）向患者讲明术中配合的要领及注意事项，并签署肠镜检查知情同意书、阑尾支架置入知情同意书。

（3）术前完善血常规、凝血四项、心电图等常规检查，并完善腹部 X 线平片以排除肠穿孔、肠坏死。

（4）嘱患者术前禁食 8 小时，并进行肠道准备，直至排泄物为清水样便。如准备不理想，予以生理盐水灌肠。

（5）患者取左侧卧位并固定，予心电监护、吸氧，并将检查床调整至可透视部位。

2. 物品准备

对比剂、甲硝唑注射液、山莨菪碱注射液、生理盐水 1 瓶（500mL）、75% 酒精 1 瓶（500mL）、50mL 注射器 1 支、20mL 注射器 1 支、10mL 注射器 2 支，5mL 注射器 1 支、无菌碗 2 个、无菌纱布 1 包。

3. 仪器设备器械准备

结肠镜（选择 3.8 钳道并含附送水功能）、造影导管、塑料支架（图 18-0-1）、导丝（图 18-0-2）、取石球囊、取石网篮、二氧化碳装置、附送水装置、X 线胃肠机。

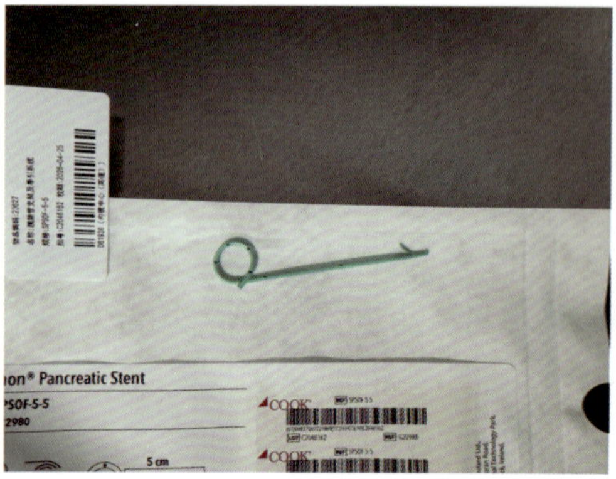

图 18-0-1　塑料支架

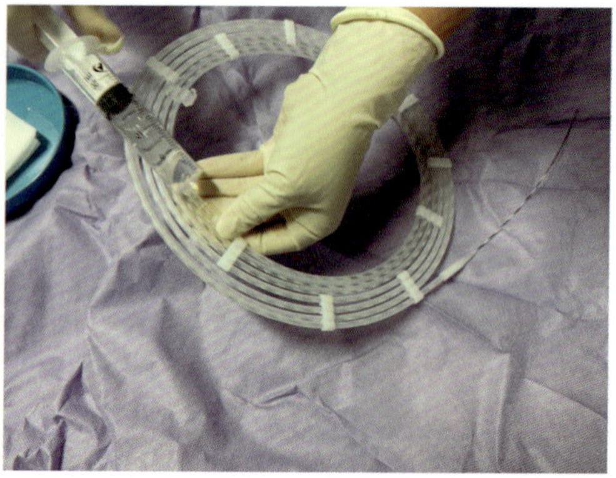

图 18-0-2　导丝

四、操作步骤

（1）内镜下阑尾插管。

（2）结肠镜顺利到达回盲部，导丝在镜身的支撑下进行阑尾插管（图 18-0-3）。

（3）内镜下逆行性对比。

（4）插管成功后，在 X 线下确定对比导管沿着导丝路径插入阑尾腔，向阑尾腔内注入对比剂，进行造影（图 18-0-4）。

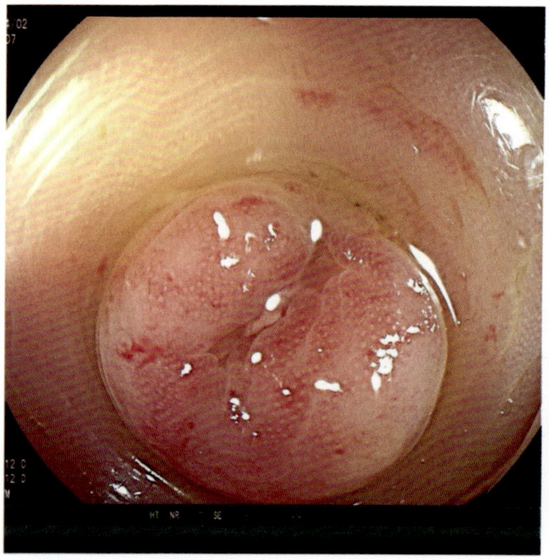

图 18-0-3　暴露阑尾

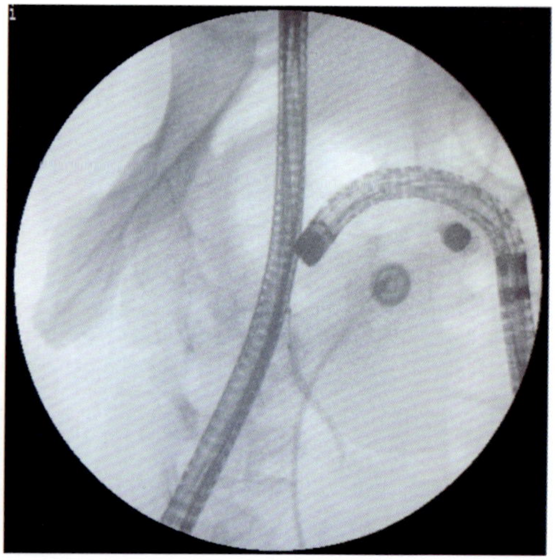

图 18-0-4　阑尾造影

（5）内镜下阑尾取石。

（6）如对比显影可见结石影，则需先行取石，在X线透视下，保留导丝，利用取石球囊或取石网篮取石。

（7）内镜下阑尾支架置入。

（8）在X线及内镜监视下，放置阑尾塑料支架，持续减轻阑尾腔内压力，引流腔内脓液（图18-0-5、图18-0-6）。

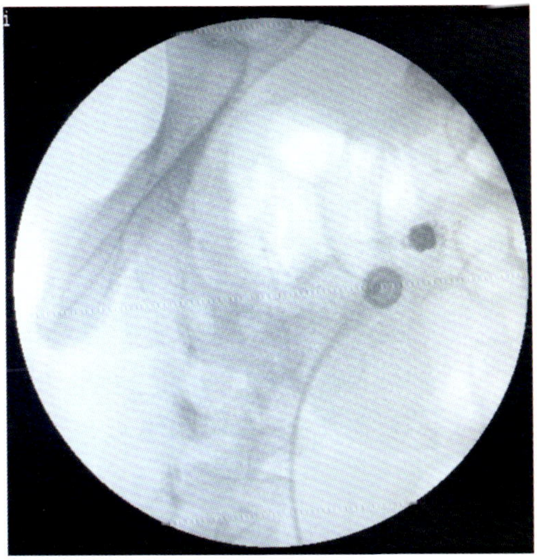

图18-0-5　放置阑尾支架

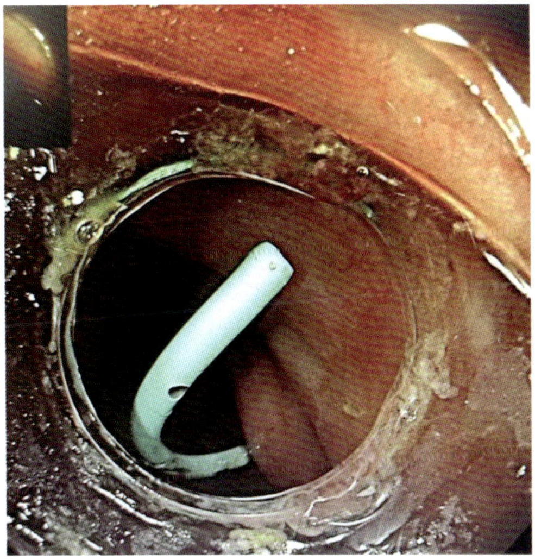

图18-0-6　阑尾支架引流

五、护理配合要点与技巧

1. 插镜的配合

结肠镜前端安装透明帽，透明帽超出肠镜前端2～3mm，胶布妥善固定，防止插镜或放置支架时透明帽松脱。术中采用CO_2气体，降低气体并发症风险。协助患者取左侧屈膝位，双膝尽量向腹部屈曲，暴露臀部，注意保暖并保护隐私。取适量甘油润滑肛门及镜身，将装有透明帽的结肠镜自肛门插入，过程中配合按压腹部，避免肠镜打襻，协助医师在镜身取直的状态下到达回盲部。暴露阑尾开口，用西甲硅油5mL加生理盐水50mL冲洗盲肠，观察阑尾开口黏膜形态，是否存在充血、水肿和脓液流出等。

2. 阑尾插管的配合

巡回护士帮助患者改变体位，使肠镜与阑尾开口成一直线，透明帽推开阑尾开口的Gerlach瓣后，协助固定肠镜，暴露阑尾腔，器械护士应用造影导管-导丝（Selidinger）技术，对准阑尾开口轻柔地点插或旋转方式反复试插导丝，动作不可过猛，直至导丝无阻力且较顺利地进入阑尾腔。

注意：导丝应选择柔软、顺滑的亲水导丝。插入前，导丝要充分以无菌生理盐水或注射用水湿润。插导丝的时机和力度要掌握准确，切忌粗暴和过度用力，以免引起阑尾水肿、出血甚至穿孔。

3. 阑尾减压的配合

导丝进入阑尾腔插管成功后，在X线透视下，确定对比导管（前端有Mark标识）沿着导丝路径插入阑尾腔内，随即抽出导丝。20mL注射器外接对比导管，抽吸阑尾腔内脓液，以降低阑尾腔内压力。

4. 阑尾对比的配合

阑尾腔减压后，在X线透视下确保对比导管在阑尾腔内。向阑尾腔内轻轻注入对比剂碘海醇（用生理盐水1：1稀释，速度0.5mL/min），以显影阑尾全貌。观察管腔形态，管壁是否光滑，有无充盈缺损或对比剂外漏，寻找腔内粪石梗阻位置或管腔狭窄处；测量阑尾内径及长度，从而明确阑尾炎诊断，并可排除非阑尾炎患者。

注意：注射对比剂前需排尽注射器内空气，以免气泡干扰对比结果。注射对比剂压力不可过大，防止阑尾腔内压力过高致患者疼痛，甚至穿孔。

5. 阑尾冲洗与取石的配合

明确阑尾炎诊断后，针对造成阑尾腔梗阻的原因，选择不同的治疗方法。在X线透视下，导丝置换出对比导管，确保导丝在位，取石球囊沿着导丝进入阑尾腔内，并且越过粪石梗阻处，向球囊内注入一定压力的气体并锁住，护士边进导丝，医生边向外拉取石球囊，将梗阻的粪石由阑尾腔拉出。可反复多次。

注意：此过程必须在X线透视下完成。最后使用生理盐水和甲硝唑的混合液反复冲洗、抽吸，清除阑尾腔内的积脓及残余粪渣，直至流出液体清澈。再次行阑尾腔对比，确定无粪石、无脓液，阑尾腔通畅。

6. 放置支架的配合

根据对比测量出的阑尾长度和内径以及管腔梗阻的位置选择支架的类型和长度。医生、巡回护士与器械护士三者协调配合，防止置放支架过程中导丝脱出；巡回护士固定肠镜，器械护士眼观内镜图像，同时用余光观察医生退导管速度，手上沿着退导管的反方向跟进导丝，确保内镜可视下阑尾开口处导丝固定不动。

沿导丝置入 7Fr～8.5Fr 侧翼塑料支架或 5Fr～7Fr 单猪尾塑料支架。X 线透视下，护士用一定的力量绷直导丝，使导丝有一定张力又不至于脱出，与医生送支架同步，直至支架置入到位，从而解除腔内狭窄，利于阑尾腔引流。这一过程中应该根据 X 线影像图及手术医生的指令进行插拉操作，遇有阻力时不可强行通行。最后经 X 线透视确认支架在位，阑尾腔引流通畅后，退出结肠镜结束治疗。待阑尾炎症消散后，取出阑尾支架，即可达到治愈阑尾炎的目的，支架引流 1 周左右，于门诊结肠镜下拔除阑尾支架。

六、并发症

（1）肠道出血　肠道出血的原因常为支架置入过程中导丝、导管、支架推送器对组织的损伤及支架扩张后局部组织的压迫而导致，表现为少量便血；远期出血易发生在术后 2 周，术后监测患者生命体征，观察有无暗红色或鲜红色血便，发现后通知医生及时止血处理。

（2）肠穿孔　术后观察患者有无剧烈腹痛、压痛和反跳痛，如果发生，需立即腹部平片检查，明确诊断后可在内镜下行钛夹夹闭手术。

（3）支架移位脱落　支架移位或脱出可能为支架直径长度与置入段不匹配，支架移位常导致支架脱落，若支架脱落至腹腔需至普外科行手术治疗。

（曾依婷　王莉慧）

参考文献

[1] 柴宁莉，熊英，翟亚奇．消化内镜隧道技术专家共识（2017，北京）[J]. 中华胃肠内镜电子杂志，2017，4（4）：145-158.

[2] 中华医学会消化内镜学分会食管胃静脉曲张学组．消化道静脉曲张及出血的内镜诊断和治疗规范试行方案（2009 年）[J]. 中华消化内镜杂志，2010，27（1）：1-4.

[3] 中华医学会消化内镜学分会．中国上消化道异物内镜处理专家共识意见（2015 年，上海）[J]. 中华消化内镜杂志，2016，（1）：19-28.

[4] 中华医学会消化内镜学分会，中国医师协会内镜医师分会，北京医学会消化内镜学分会．中国食管良恶性狭窄内镜下防治专家共识意见（2020，北京）[J]. 中华胃肠内镜电子杂志，2020，7（4）：165-175.

[5] 中华医学会消化内镜学分会内痔协作组．中国消化内镜内痔诊疗指南及操作共识（2021）[J]. 中华消化内镜杂志，2021，38（9）：676-687.

[6] 中华医学会消化内镜学分会小肠镜和胶囊内镜学组，国家消化系统疾病临床医学研究中心（上海）．中国小肠出血内镜诊治专家共识意见（2023 版）[J]. 中华消化内镜杂志，2023，40（12）：949-960.

[7] 金震东，李兆坤．消化超声内镜学．3 版．北京：科学出版社，2017.

[8] 王书智，胡冰．ERCP 护理培训教程．上海：上海科学技术出版社，2016.

[9] 李兆申，令狐恩强，王洛伟．中国消化道疾病内镜下射频消融术临床应用专家共识（2020，上海）[J]. 中华消化内镜杂志，2020，37（2）：6.

[10] 沈哲民，孙培龙，蒋淼，等．内镜逆行阑尾炎治疗术诊治急性阑尾炎的初步尝试 [J]. 中国临床医学，2021，28（4）：614-617.